yoga JOURNAL Presents

통증 완화, 체중 감량 등을 위한
다양한 회복요가 자세

회복요가

RESTORATIVE YOGA FOR LIFE

스트레스 감소, 원기 회복,
균형 찾기를 위한 편안한 방법

게일 부어스타인 그로스먼 지음
요가릴라 옮김

대성의학사

일러두기

- 이 책의 원서명은 『Yoga Journal Presents Restorative Yoga for Life』이다. 역서명은 『회복요가』라고 한다.
- 본문은 가능하면 한글 전용으로 한다. 필요한 경우 한자와 영어를 병기한다.
- 해부학용어를 비롯한 의학용어는 『해부학용어』(여섯째판)와 『지제근 의학용어사전』(제2판)을 참고하여 옮긴다.
- 회복요가의 아사나 명칭과 다른 요가의 아사나 명칭이 같다고 하더라도 실제 자세는 다른 경우가 대부분이다. 수행자의 편안함을 위해 자세를 변형하고 다양한 소도구들을 사용하기 때문이다. 그러므로 반드시 "제5장 자세"를 숙지하기 바란다.
- 옮긴이는 요가 전공자로서 이 책의 내용에 동의하지 않는 부분이 있지만, 지은이를 존중하여 대부분 그대로 두었음을 밝힌다.

이 책의 정보는 건강 문제를 진단하거나 치료하는 데에 사용되어서는 안 된다. 모든 운동 계획이 모든 사람에게 적절한 것은 아니다. 모든 신체 단련이나 웨이트 트레이닝 프로그램을 시작하기에 앞서 훈련을 받은 의학 전문가와 항상 상의해야 한다. 저자와 출판사는 이 책을 사용함으로써 직간접적으로 일어나는 모든 책임과 무관하다.

헌사

어머님과 이모님께 이 책을 바칩니다.
당신들께서는 제가 당신들처럼 멋진 여성이 되도록
매일 저에게 영감을 주십니다.

차 례

옮긴이 머리말

몸과 마음, 영혼의 회복을 위한 예술과 과학

회복요가가 다소 생소하게 여겨질지도 모릅니다. 그럼에도 불구하고 우리는 스트레스와 긴장으로부터 벗어나려고 여러 가지 방법들을 시도해 오고 있기에 어쩌면 친숙한 단어이기도 합니다. 누구나 몸과 마음의 원래의 건강한 기능을 회복하고자 합니다. 하지만 누구나 그 방법을 알고 있는 것은 아닙니다. 이 책을 눈으로 대충 훑어보았을 때는 다른 여러 요가 책처럼 도구를 사용하는 그렇고 그런 책으로만 알았습니다. 하지만 자세히 보았을 때 몸과 마음의 스트레스와 무의식적인 긴장으로부터 벗어날 수 있는 통합적인 방법을 제시하고 있음을 알게 되었습니다.

우선, 단순히 육체의 긴장으로부터 조금 벗어나는 것이 아니라 마음의 깊은 층인 무의식적인 긴장으로부터 휴식하게 하고 있습니다. 의식과 무의식을 이어주는 호흡을 강조하고 있으며, 요가 명상의 주요 방법인 시각화 및 만트라와 요가 니드라를 활용하고 있습니다. 신체의 긴장을 이완하는 요가 자세에서 그치는 것이 아니라 마음을 고요하게 하고 명료하게 하는 내적인 이완 명상을 가져오도록 구성되어 있습니다.

또한 이완이나 스트레스 해소에 대한 관련 책이나 명상법을 보면 몸의 긴장을 해소하는 방법에 대해 등한시 되어 있는데, 이 책은 신체의 깊은 이완을 가져오도록 합니다. 특히 자신의 몸이 긴장되었는지조차 모를 수 있고, 긴장된 몸을 어떻게 풀어야 할지 모를 수도 있는데 간단한 소도구를 쉽게 이용하여 몸의 긴장을 이해시키고 이완을 가져오도록 하고 있습니다.

이처럼 몸과 마음의 깊은 휴식을 동시에 가져다 줄 수 있는 방법을 제시하고 있는 장점 이외에 이 책은 아유르베다의 도샤 간의 균형과 불균형을 고려하여 자신에게 적합한 자세와 유지 시간을 알려주어 체질에 따른 맞춤 요가를 강조하고 있습니다. 또한 자세마다 해당되는 에너지 센터(차크라)의 정화와 각성을 다루고 있어서 단순히 육체의 이완보다 미세한 몸과 잠재

의식 및 무의식의 긴장된 에너지를 자유롭게 하도록 하고 있습니다.

『회복요가』는 요가에 좀 익숙한 사람이라면 스스로 치유할 수 있도록 구성되어 있을 뿐만 아니라, 요가 선생의 입장에서 보면 여러 시퀀스를 제시하고 있어서 회원들에게 적용하기에도 편리합니다. 몸과 마음의 스트레스 완화를 넘어서서, 일상에서 경험할 수 있는 여러 가지 크고 작은 질환들의 치유를 위한 시퀀스를 제시하고 있습니다. 개인의 맞춤 요가 형태이든 그룹의 형태이든 좀 더 색다른 깊은 휴식을 통한 치유를 원하는 수업에서 이보다 더 간편하고 효과적일 수 있는 것도 없을 것입니다.

어떤 사람들은 도구 사용이 만만치 않다는 것을 알 것입니다. 집에서 이런저런 도구들을 갖추어 놓고 있는 것도 아니라고 할지도 모릅니다. 예전에 비해 이제는 요가 도구가 많이 활성화되어 있을 뿐만 아니라 꼭 요가 도구가 아니더라도 일상에서 접할 수 있는 소품들을 충분히 활용할 수 있을 것입니다. 도구 사용에 익숙한 사람들은 쉽게 이해할 수 있을지라도 그렇지 못한 사람은 책의 도구 사용 사진과 설명만으로는 어려울 수도 있습니다. 이런 점을 감안하여 옮긴이들은 스스로 도구를 사용해 보고 도구 사용을 지도해 보고 그 체험들을 함께 나누기도 하였습니다. 그 과정에서 도구를 처음 사용하는 사람과 익숙한 사람 사이에 섬세한 차이가 있다는 것을 알게 되었으며, 쉬워 보이는 것도 교육이 필요하다는 것을 한 번 더 확인하게 되었습니다.

앞으로 스트레스와 긴장이 있는 한 회복요가의 필요성은 지속적으로 부각될 것입니다. 그리고 회복요가를 전문적으로 지도할 수 있는 능력이 요구될 것입니다. 이런 점을 감안하여 먼저 그 필요성을 알고 번역을 이끌어 가도록 모든 과정을 맡아 준 요가과 재학생 최우석님에게 깊은 감사를 드립니다. 그의 요가에 대한 헌신과 열정이 남다르다는 것이 이 책을 통해서도 느껴지리라 봅니다. 함께 교정을 하고 직접 회복요가의 체험과 피드백을 서로 나누면서 번역이 더 매끄럽고 요가 전문가에게 쉽게 이해되도록 아사나 명칭을 새롭게 부여하도록 도움을 준 이연희, 박제민 교수님을 비롯하여 요가과 2학년 재학생들의 노고에 감사를 드립니다.

이 책을 통하여 더 많은 사람들이 회복요가의 필요성을 인식하고 요가를 통한 치유와 휴식에 관심을 기울였으면 합니다. 더 나아가 이 책은 몸과 마음의 건강한 기능의 회복뿐만 아니라 영성의 회복까지도 기대해 보게 합니다. 그리하여 요가의 진정한 건강을 의미하는 '존재(Being)'에 머무는 것이 가능하길 기도해 봅니다. 역자를 대표하여 이 글을 쓰게 된 것을 감사히 여기며….

옮긴이 대표 곽미자 드립니다.

머리말

제가 요가를 처음 수행하기 시작했을 때, 저는 완전히 다른 직종에 있었고 도시로 출퇴근하며 집에는 두 어린아이가 있었습니다. 저는 침술사의 권고에 따라 요가를 배우기 시작했습니다. 요가가 저의 부어오른 림프절을 치유하는 데에 도움이 될지도 모르기 때문이었습니다. 저는 부어오른 림프절 때문에 처음에는 제 주치의에게 갔고 그에게서 걱정할 것이 없다는 말을 들었지만, 왠지 마음이 편치 않았습니다. 저는 저 자신과 교감하고 기분이 더 좋아지는 더 좋은 방법이 있음을 알고 있었고 그것이 바로 요가라고 생각했습니다. 저는 일주일에 한 번 강습을 듣기 시작했는데 제 일정으로는 그렇게 밖에 할 수 없었기 때문이었습니다. 하지만 곧 하루라도 수행을 하지 않으면 몸이 편하게 느껴지지 않음을 깨닫기 시작했습니다. 저는 저도 모르는 새에 요가 강사가 되기 위한 공부를 하고 있었습니다.

이 책에서 제가 나누는 지식은 요가가 오랜 세월 공유되어 온 방식과 마찬가지로 제 스승으로부터 전수받은 것입니다. 회복요가 강사는 많지만 그중에서도 가장 잘 알려진 인물은 아마도 제 스승인 주디스 핸슨 라서터(Judith Hanson Lasater)일 것입니다. 그녀는 1995년에 『이완과 회복(Relax and Renew)』이라는 책을 썼습니다. 이 책은 요가 강사와 학생들 모두에게 훌륭한 참고서입니다. '이완과 회복' 프로그램을 통해 일 년에 수백 명의 요가 강사를 훈련시키는 주디스는 사람들에게 감명을 주는 스승이었으며 진정으로 요가의 삶을 살고 있습니다. 그녀는 이 수행법을 통해 다른 이들뿐만 아니라 자신도 여러 차례 치유했습니다. 그녀는 요가 강사일 뿐만 아니라 물리치료사이기도 합니다. 그렇게 방대한 지식을 갖춘 사람에게서 배울 수 있었다는 것을 저는 행운으로 여깁니다. 주디스가 이 수행법을 다른 이들과 공유하는 것을 자신의 다르마로 여기고 공유해 주었기 때문에 많은 사람들이 이 기적적인 치유 수행법의 혜택을 보게 되었습니다.

저는 또한 주디스의 오랜 조수이자 타고난 강사인 코라 웬에게서도 많은 것을 배울 수 있는 행운을 얻었습니다. 회복요가에 대한 코라의 사랑은 회복요가가 제시하는 모든 치유적 적용법에 대한 저의 이해를 깊게 만들어 주었습니다. 저는 그런 자세들을 당신에게 전수해 주고 당신이 회복요가라는 매우 보람찬 수행법을 통해 얼마나 큰 혜택을 볼 수 있는지 이해하게 만들어 주고 싶습니다. 저는 당신이 이 수행법을 더 많이 배우기로 결심해서 기쁩니다!

그러면 저는 왜 이 책을 썼을까요? 저의 회복요가 지식을 왜 당신에게 나누어주기로 했을까요? 그것은 선택이 아니었습니다. 삶은 때로 그렇습니다. 여러 가지 일들이 그저 일어나고 있을 뿐이고, 당신이 결국 거기에 주의를 기울이게 됩니다. 저도 그렇게 해서 요가 강사가 되었고, 요가 학원을 열었으며, 여러 사람들과 함께 공부했습니다. 이 책은 이 책의 때가 왔기 때문에 나온 것일 뿐입니다. 회복요가는 저와 같은 사람들이 더 많이 이 가르침을 공유하고 사람들의 기분을 좋게 만들어 주려고 했기 때문에 더 잘 알려지게 되었을 뿐입니다! 좋은 기분은 우리 인간의 권리입니다. 이 책은 회복요가를 넘어서는 관련 정보들을 담고 있습니다. 수행을 시작하면 그런 것들에 대해 더 알고 싶지 않을 수도 있지만, 준비가 되면 그것들은 그 자리에서 당신을 기다리고 있을 것입니다. 당신의 여정을 즐기시기 바랍니다.

서론

"확실히 나아질 수 있는 곳은 온 우주 전체에서 오로지 한 구석뿐이다. 바로 당신 자신이다."

— 올더스 헉슬리 _영국 소설가

당신은 과거에 요가를 좀 해 보았을 수도, 지금 규칙적으로 요가를 하고 있을 수도, 한 번도 요가를 해 본 적이 없을 수도 있다. 요가를 거의 또는 전혀 해 보지 않았다면 이 책이 요가라는 것이 전반적으로 무엇인지, 그리고 특히 회복요가가 무엇인지 분명하게 이해하는 데에 도움이 될 것이다. 요가에 익숙하다면 이 책은 회복요가가 무엇인지, 그리고 '일반적' 요가와 어떻게 비슷하면서도 다른지를 더 잘 이해할 기회를 제공할 것이다. 또한 회복요가의 심오한 치유 혜택이 어떻게 당신의 요가 레퍼토리를 향상시킬 수 있는지 배울 수도 있을 것이다. 하지만 당신이 초보자이든 숙달된 요가 수행자이든 상관없이, 회복요가는 당신이 지금의 몸을 갖고 오랫동안 편안한 삶을 살 수 있게 도와주는 수행법임을 알게 될 것이다. 회복요가의 미덕은 누구나 할 수 있고 '해야 한다'는 점이다. 당신에게는 몸이 하나뿐이므로 할 수 있는 한 최선의 방법으로 그 몸을 다루어야 마땅하지 않겠는가!

그렇다면 대체 회복요가는 무엇이며, 그것은

- 요가인가?
- 요법인가?
- 휴식이 되는가?

답은 '그렇다. 그렇다. 그렇다. 그리고 그 이상이다!' 이다.

현대의 삶의 속도 때문에 우리 건강에 많은 문제가 일어나며 이 문제들 대부분의 근원이 스트레스라는 점은 사람들 대부분이 알고 있다. 회복요가는 그 스트레스를 없애는 데에 초점을 맞춘다. 보다 활동적인 스타일의 요가와 비슷한 기능을 하지만 일반적으로 더 깊은 차원에서 작용한다. 회복요가는 더 활동적인 요가 자세보다 더 오래 지속하기 때문에 마음을 포함한 신체의 모든 계통에 침투해서 신체건강과 정신건강 모두에 심대한 변화를 일으킬 충분한 시간이 있다. 점점 더 인기 있는 수행법이 되는 데에는 다 그만한 이유가 있는 것이다!

『회복요가』 전체에 걸쳐 회복요가를 수행하는 데에 필요한 일반적 정보와 자세, 시퀀스를 보게 될 것이다. 여기에 나오는 정보는 포괄적인 것이지만 더 배우고 싶다면 뒷부분에 나오는 추천 도서 목록을 보면 된다. 제1부에서는 이 수행법의 역사와 혜택 그리고 집에서(혹은 어디에서든지) 수행할 때 갖추고 준비하는 데에 필요한 소도구들에 대해 배우게 될 것이다. 제2부에서는 회복요가를 구성하는 실제 자세들에 대한 정보를 단계별로 제시한다. 각 자세 항목에는 자세를 준비하는 법에 대한 상세한 정보가 담겨 있다. 회복요가 자세는 대개 '일반적' 요가 자세보다 손이 많이 가며 준비하는 데에 시간이 더 오래 걸리기 때문에 이 부분은 매우 중요하다. 또한 모든 요가 수행의 초석이 되는 호흡 훈련과 시각화를 하는 법에 대한 지침도 볼 수 있다. 요가는 무엇보다도 호흡을 연료로 삼는다. 회복요가도 이와 다르지 않다. 제2부에서 그 어떤 자세를 할 때라도 이 호흡 훈련과 시각화를 염두에 두도록 하라. 제3부에서는 흔한 건강 문제들을 목표로 하는 다양한 회복요가 시퀀스에 대해 배운다. 회복요가의 부드러운 방식은 사람들이 스스로 건강을 되찾도록 도움을 주는 데에 매우 효과적이라는 점이 거듭 밝혀졌다. 또한 자신만의 시퀀스를 만드는 법도 배우게 될 것이다.

그러므로 당신이 이제 겨우 요가를 시작했든, 경험 많은 수행자이건, 아니면 그저 회복요가가 궁금한 사람이건, 이 책은 훌륭한 출발점이다. 이제 시작해 보자!

제 1 부

회복요가란 무엇인가?

"치유는 시간의 문제이기도 하지만 때로는 기회의 문제이기도 하다."

— 히포크라테스 _고대 그리스의 의사

요가에는 다양한 유형이 있으며 각각은 고대에서 현대에 이르기까지 특정한 목표와 목적을 가진 수행자들에 의해 만들어졌다. 하지만 회복요가란 무엇인가? 제1부에서는 아주 최근에 만들어진 이 요가 수행법을 소개하고 그 근원을 탐구할 것이다. 또한 회복요가가 인기를 얻게 된 데에도 한몫을 한 다양한 신체적, 심리적 혜택에 대해서 배우고, 몸이 더 건강해지고 마음이 더 차분해지며 삶이 더 행복해지는 데에 이 회복요가를 사용하는 방법에 대해서도 배우게 될 것이다. 하지만 회복요가에 대해 배우는 것만으로는 충분하지 않다. 요가 일반을 뒷받침하는 철학과 연관 수행법, 지식의 일체에 대해서도 스스로 공부해야 한다. 특히 아유르베다와 차크라 체계에 대해서 약간의 지식을 갖추면 몸을 더 깊이 이해하는 데에 도움이 된다. 그러므로 시작하기에 앞서 제1부에 담긴 모든 정보를 반드시 읽어보도록 하라. 회복요가에 대해서 알아야 할 것들이 아주 많이 있다!

제1장

회복요가의 역사

"최소한 몸 바깥에서 일어나는 일에 대해서 관심을 갖는 만큼
몸 안쪽에서 일어나는 일에 대해서도 관심을 가져 보라.
몸 안을 바로잡으면 몸 밖의 것들은 저절로 제자리를 찾을 것이다."

— 에크하르트 톨레 _저술가 겸 대중강연자

매우 다양한 종류의 요가가 있다는 것은 이미 알 것이다. 운동하면서 땀 흘리기를 좋아하는 사람이라면 아쉬탕가요가나 파워빈야사요가와 같은 좀 더 역동적인 유형의 요가를 수행하고자 할 것이다. 매우 뜨거운 방에서 수행하기 때문에 땀이 나는 비크람요가도 있다. 좀 더 부드러운 스타일의 요가를 선호한다면 하타요가, 크리팔루요가, 아행가요가를 수행하려고 할 것이다. 이런 요가 강습에서도 땀은 나겠지만 덜 격렬할 것이다.

이 장에서는 비교적 새로운 수행법인 회복요가에 대해 배우게 된다. 이 요가는 빠른 속도로 움직이는 것이 아니라 일정 시간 동안 자세를 유지하며, 그러기 위해 소도구를 사용한다는 점에서 특별하다. 알다시피 요가는 단순한 신체 운동 이상이다. 삶에 대한 철학과 수행할 수 있는 신체 자세의 결합이다. 요가는 유연성과 근력을 키워 줄 뿐만 아니라 마음을 진정시키고 자기 자신과의 더 깊은 교감을 일으키는 데에 도움이 된다. 하지만 무엇이 진정으로 회복요가를 특별하게 만들어 주는가? 계속 읽다 보면 알게 될 것이다.

회복요가란 무엇인가?

회복요가는 깊은 이완을 일으키는 유형의 요가이다. 이 요가는 '활동적' 수행이 아니라 '수용적' 수행이다. 한 자세에서 다음 자세로 끊임없이 '흘러가는' 더욱 활동적인 유형의 요가와 달리 회복요가에서는 여러 자세들이 5분에서 길게는 20분까지 지속된다. 이 시간 동안 담요, 블록, 볼스터를 지지대로 삼아 당신은 '모양(shape)'을 잡고 유지한다. 모양이라는 것은 후굴이나 전굴, 비틀기, 역자세와 같이 아쉬탕가요가나 빈야사요가, 아행가요가에서 볼 수 있는 더 활동적인 자세들을 연상케 하는 것들이다. 이런 자세를 취할 때 소도구로 완벽하게 지지한 상태로 특정한 모양을 유지하게 되고 그럼으로써 기대하는 혜택을 얻는 데에 도움을 받을 수 있다. 그 혜택이란 '놓아 버림(letting go)'에 충분할 정도로 편안함을 느끼는 것뿐만 아니라 가슴을 활짝 열거나, 허리의 긴장을 해소하거나, 그밖에 제2장에서 더 이야기하게 될 모든 다른 혜택들까지 포함한다.

어떤 유형의 요가에서든지 수행의 일부는 자아(ego)를 놓아 버리는 것이다. 회복요가도 마찬가지다. 요가는 참을성, 헌신, 믿음을 가르친다. 매트 위에서나 밖에서 그 가르침을 적용하면 마음은 일상의 스트레스에 더 잘 적응하고 몸과의 조화를 이루기에 더 알맞은 상태가 된다. 회복요가에서는 몸과 마음이 균형을 이루고 서로 '대화'를 하기 시작한다. 이런 유형의 요가를 수행하면 깊은 이완 상태에 들어가게 된다. 몸에 깊게 자리 잡은 행동 패턴을 '놓아 버리고' 몸이 치유될 수 있게 해 주는 균형 상태를 찾게 되는 것이 바로 이 지점이다. 자신을 꽃이라고 생각해보라. 우선 좋은 토양으로 시작해서 햇볕과 물을 더하면 꽃은 아름답게 피어난다. 당신도 꽃과 같다. 스스로 만개하여 당신 자신이 가진 최고의 모습이 되려면 올바른 환경이 필요하다. 회복요가가 바로 그 환경이다.

이완하려면 시간이 걸린다는 점을 우리는 때로 잊는다. 우리는 인간 '행동'이 아니라 인간 존재이다. 도무지 이완할 길이 없다고 생각한다면 당신은 당신 생각보다 회복요가가 더 절실히 필요한 상태이다. 명상 수행에서와 마찬가지로 마음이 어느 정도 고요해질 수 있는 훈련을 하려면 시간이 걸린다. 사실 가만히 있기가 너무 어려워서 회복요가 수행이 모든 요가 수행 중에 가장 어렵게 느껴지는 사람도 더러 있을 것이다. 몸은 편할지 모르지만 마음도 거기에 따라간다는 뜻은 아니다! 마음이 어지러워지기 시작하는 순간에 대비하라. 이때야말로 자신을 다잡고 고요함을 찾아야 할 순간이며 요가를 수행하는 목적 그 자체이다. 강아지를 훈련시키는 과정과 같다고 할 수도 있을 것이다. 당신은 강아지에게 앉아서 가만히 있으라고 한다. 하지만 강아지는 2초 만에 일어난다. 당신은 강아지를 붙잡아서 원래 자리로 되돌려 놓고 다시 시도한다. 이번에는 강아지가 좀 더 오래 참을 테고 마침내는 강아지에게 움직이라고 할 때까지 강아지는 가만히 있을 것이다. 회복요가에서는 우리가 더 오래 가만히 있을 수 있는 힘을 키운다. 우리 모두에게 필요한 그런 종류의 체력 말이다.

회복요가로 최대의 혜택을 얻으려면 매일 하는 것이 가장 좋지만, 적게는 일주일에 한 번 하는 것만으로도 효과를 볼 수 있다. 회복요가의 자세들을 일반적 요가 수행과 결합해서 보다 활동적인 수행과 생활 방식에 더 큰 균형을 찾을 수도 있다. 장담하건대 회복요가의 요령을 알게 되면 회복요가를 사랑하게 될 것이다!

요가의 지혜

요가는 대개 스승에게서 학생에게 전수된다. 그러므로 시작할 때 주의해야 한다. 굳이 스승의 감독을 받지 않겠다면 우선 의사의 상담을 받는 것이 언제나 지혜로운 선택이다. 이 책은 의학 전문가를 대신할 수 없다!

회복요가는 어떻게 시작되었는가?

이제 회복요가가 무엇인지 알았으니 회복요가가 어떻게 시작되었는지를 아는 것이 중요하다. 회복요가의 발전은 1973년 인도 푸네의 요가 마스터였던 아헹가(B.K.S. Iyengar)로부터 시작되었다.

아헹가는 자신의 요가 스승이자 자형이었던 티루말랄 크리슈나마차리아(Tirumalal Krishnamacharya)에게서 요가를 배웠다. 아헹가는 병약한 10대 소년이었는데 요가가 그의 근력을 되찾는 데에 도움을 주었다. 그는 곧 크리슈나마차리아의 유명한 제자가 되었고, 실제로 한 요가 경연에서 크리슈나마차리아의 또 다른 제자의 자리를 대신했다. 그때는 이런 학생들의 기술을 대중에게 보여주고 대중에게 요가를 교육하기 위한 요가 경연이 일반적이었다. 회복요가는 아헹가가 자신의 신체를 치유하고 회복하는 데에 도움이 된 치료적 자세들을 찾으려는 필요에 의해 시작되고 발전했다.

아헹가는 18세 때부터 요가를 가르치기 시작했다. 아헹가는 학생들을 가르치면서 학생들이 부상이나 통증을 겪을 수도 있는 자세들을 무리해서 한다는 점을 깨달았다. 처음 요가를 접하는 사람들은 '고통 없이는 얻는 것이 없다(no pain, no gain)' 는 사고방식을 매트 위에서 달고 다니는 경향이 있다. 전통 요가에서는 수행자들이 발전하기 위해 자신에게 시련을 부과하며 흔히 빠른 속도로 더 발전하려고 애쓴다. 그러다가 부상이 일어나기가 십상이다. 아헹가가 자기 강습에서 목격한 모습이 정확히 이런 것이었다. 사람들이 자신을 너무 몰아붙인 나머지 부상을 당하는 것이다. 통증은 몸을 사용하는 어떤 수행에서도 불가피하지만 그렇다고 해서 부상을 당하고 싶지는 않을 것이다. 더 활동적인 스타일의 요가와 달리, 회복요가의 철학은 완전히 달라 보인다. 여기에서는 경쟁적인 분위기 없이 자신을 좀 더 부드럽게 밀어붙이는 법을 배운다. 여기에서는 '고통 없음 = 이득(no pain, gain)' 이다.

이런 생각 때문에 아헹가는 요가 수행에 소도구를 도입해서 여러 자세들을 수정해서 무리하지 않고 수행할 수 있게 했으며, 그럼으로써 사람들이 부상이나 과로, 질병에서 회복될 수 있도록 도와주는 치유 방법을 만들어 내게 되었다. 소도구라는 것들은 말 그대로이다. 볼스터라는 베개, 블록, 의자, 벽, 담요 같은 것들 말이다. 이 모든 것들이 여러 위치에서 당신을 떠받쳐 주고 일정 시간 동안 치유 자세를 유지할 수 있게 도와준다. 회복요가 자세들은 아헹가요가 전통에서 비롯되었으며, 소도구를 사용하여 각 학생들이 주어진 순간에 자기 몸에 가장 잘 맞는 특정한 자세로 정렬할 수 있게 도와주었다. 시간이 지나면서 아헹가는 자신의 가르침을 다른 사람들과 나누기 위해 서양으로 떠났다. 요가의 혜택을 이해하기 시작하자 사람들은 세계 각지에서 그에게 배우기 위해 찾아왔다. 2014년 95세의 나이로 숨을 거둘 때까지 아헹가는 자신의 방식으로 요가를 가르치는 스승들을 공인했으며 그 스승들은 자기 나라에서 아헹가의 가르침을 전파했다.

오늘날까지도 사람들은 아헹가 가문의 가르침을 얻고 부상과 신체적, 감정적 질병에서 낫기 위해 인도로 떠난다. 아헹가의 아들 프라샨트(Prashant)와 딸 기타(Geeta)는 모두 그의 가르침을 이어가고 있으며 손녀인 아비자타(Abhijata)도 마찬가지다.

요가는 다채롭고 유구한 역사를 갖고 있다. 서양에서는 그 역사를 이제야 이해하기 시작했을 따름이다. 여기에서 제시하는 정보가 요가 수행법을 당신에게 소개하는 데에 도움을 줄 것이며, 당신에게 그 역사와 철학에 대해 더 배우고 싶은 열망을 불러일으키기를 바란다. 회복요가는 비교적 새로운 스타일의 요가이며 바쁘게 돌아가는 우리 사회의 병폐를 매우 효과적으로 해소하기 때문에 인기를 얻고 있다. 회복요가는 '그저 고요히 있음' 에서 비롯되는 진정한 치유력을 몸이 얻을 수 있게 해 주며, 이는 실제로 요가와 명상 수행의 핵심이라 할 수 있다. 하지만 그 첫 단계는 수행이다. 당신이 지금 여기 있는 것도 바로 그 때문이다. 그러니 책을 계속 읽어라! 하지만 우선은 회복요가의 혜택에 대해 알아보도록 하자.

제 2 장

회복요가의 혜택

"그리고 결국 중요한 것은
나이를 얼마나 먹었느냐가 아니라
그 나이를 어떻게 먹었느냐 하는 것이다."

— 에이브러햄 링컨 _미국 대통령

회복요가의 혜택을 묘사하는 가장 좋은 방법은 아마도 회복요가의 혜택이 '아닌 것'이 무엇인지 물어보는 것이다. 스트레스, 정신적 외상, 부상, 질병을 겪었다면 회복요가가 치유에 도움을 줄 것이다. 삶에서 보통의 스트레스를 받고 있으며 몸에서 기분 좋은 느낌을 계속 받고자 하는 일반적인 사람이라면 회복요가가 그러한 참살이를 유지하는 데에 도움을 줄 것이다. 궁극적으로 누구나 자기 몸에서 평온한 느낌을 받고 자신의 진정한 천성과 결합하는 느낌에 도달하기를 바란다. 이것이 바로 요가의 주요한 '목표'이며 우리는 일생 동안 그 목표를 얻을 자격이 충분히 있다.

알다시피 신체적 활동과 정신적 활동은 서로 영향을 주고받으며 그 과정에서 몸에 불균형을 일으킨다. 회복요가는 자기 발견에 이르는 과정이다. 회복요가는 몸의 한계를 마음이 인식하게 함으로써 마음과 몸의 균형을 이루는 데에 도움을 준다. 물리적 몸과 더욱 교감할수록 감정적 몸과도 더 잘 교감할 수 있고 자신을 아프게 하는 것이 무엇인지 찾아낼 수 있다.

제3부에서는 특정한 부상, 질병, 다양한 감정적 곤란에 대처하는 데에 도움이 되는 시퀀스들을 보게 될 것이다. 하지만 이런 시퀀스 수련을 시작하기에 앞서 요가의 일반적인 혜택에 대해, 그리고 자신이 균형을 이루는 데에 회복요가가 어떤 도움을 줄 수 있는지에 대해 알아보아야 한다. 계속 읽으면서 더 많은 것을 배워 보라!

요가 일반

회복요가의 구체적인 혜택에 대해 이야기를 시작하기 전에, 어떤 종류의 요가에서든 물리적 몸과 감정적 몸을 함께 관리하고 균형 잡는 방법이 있고, 당신이 그 방법을 깨닫는 것이 중요하다. 요가는 가지(枝)가 여덟 개인 나무로 볼 수 있다. 이 가지들은 고대 요기들에게서 비롯된 수천 년의 지혜와 지식의 요체이다. 각각의 가지는 그 자체로 지침들의 모음이다.

우선 (합쳐서 '십계명'이라고 불리기도 하는) 야마와 니야마가 있다. 자기 규율뿐만 아니라 타인과의 관계에서의 행실에 관한 도덕적, 윤리적 지침이 된다. 세 번째 가지인 아사나는 요가의 자세를 담고 있다. 네 번째는 프라나야마로서 요가의 호흡 기법을 담고 있다. 이 네 개의 가지는 이 세상에서 우리가 누구인지, 즉 우리가 세상에 드러나는 방법, 다른 사람들과 교류하는 방식, 우리에게 주어진 몸을 다루는 방법을 더욱 세련되고 정교하게 가다듬도록 도와준다.

요가의 지혜

여덟 개의 가지(枝)로 된 요가의 길은 아쉬탕가라고 불리며('아쉬타'는 '8'을, '탕가'는 '가지'를 의미한다. 파타비 조이스가 만든 특정한 유형의 요가인 아쉬탕가요가와 혼동해서는 안 된다) 수백 년 전에 파탄잘리라는 이름의 한 현자가 처음으로 기록으로 남겼다.

요가는 직선적 과정이 아님을 이해하는 것이 중요하다. 때로는 외부 세계에 영향을 주기 위해 내면의 세계를 탐구해야 한다. 나머지 네 가지(프라티야하라, 다라나, 디야나, 사마디)는 우리 내면세계의 정제를 가리킨다. 프라티야하라는 '감각으로부터 물러섬'을 뜻하며 우리가 외부 자극으로부터 우리의 주의를 물리면 우리 자신의 보다 명료하고 객관적인 모습에 가까워진다는 점을 가르쳐준다. 이는 집중력의 향상으로 이어지는데 그것이 곧 다라나의 가르침이기도 하다. 온갖 전자 기기들이 그러하듯이 너무나 많은 것들이 우리의 집중력을 빼앗아 가는 오늘날에는 집중하기가 어렵다. 우리가 집중하는 법을 배운다는 것은 노력하여 뇌를 재훈련하고 통제한다는 것이다. 이렇게 완벽해진 집중력은 명상 혹은 디야나라고 하는 경험의 흐름 속으로 우리를 빠져들게 한다. (다라나와 디야나라고 하는 이 두 개의 가지는 흔히 혼동되지만 집중에 숙달되어야 비로소 진정한 명상을 경험할 수 있다.) 마지막 가지는 사마디이다. 요가의 철학적, 신체적 측면을 수련할 때, 우리는 지복(至福)을 경험한다. 요가 경전에는 다양한 수준의 지복이 있다는 점을 아는 것이 중요하지만 단순화를 위해 말하자면 지복은 흐름 속에 몰입해 있는 상태의 기분, 즉 마치 어떤 활동에 완전히 둘러싸여 시간과 공간을 망각하게 되는 것 같은 기분을 뜻한다.

요가가 무엇인지에 대해 더 잘 이해하게 되었으니 신체적, 정신적 수준에서 우리가 회복요가에서만 얻을 수 있는 혜택은 무엇인지에 대해 배워 볼 수 있게 되었다.

요가의 지혜

요가의 정점이라고 하는 지복인 사마디에, 요가의 여덟 분야 전체를 완벽히 수행하지 않고도 도달할 수 있는지에 대해서는 논쟁이 있다. 탄트라의 관점에서는 우주 삼라만상이 상호 연관되어 있고 상호 연결되어 있으므로 우리는 사마디에 이를 수 있다. 베단타의 관점에서는 사마디로 오르는 길이 보다 직선적이며 우리는 거기에 이를 수 없다. 이러한 여러 요가학파의 사상에 대해 더 자세히 연구하기 위해 읽을 수 있는 책들은 많이 있다. 내가 즐겨 읽는 책 중에는 게오르크 포이어슈타인(Georg Feuerstein)의 『탄트라: 황홀경으로 가는 길(Tantra: The Path of Ecstasy)』, 안드레 반 리세베트(Andre van Lysebeth)의 『탄트라: 여성성의 숭배(Tantra: The Cult of the Feminine)』, 필립 골드버그(Philip Goldberg)의 『아메리칸 베다: 에머슨과 비틀즈에서 요가와 명상까지-인도의 영성은 어떻게 서구를 변화시켰는가(American Veda: From Emerson and the Beatles to Yoga and Meditation-How Indian Spirituality Changed the West)』 등이 있다.

신체적 혜택

우리가 일상에서 하는 대부분의 일들이 우리 몸을 불균형으로 이끌 수 있다는 점을 이해하는 것이 중요하다. 신체적으로나 비신체적으로 일상에서 일어나는 반복 활동이 우리 몸의 정렬 상태를 쉽사리 흩뜨릴 수 있다. 움직일 때에는 언제나 몸이 정렬에서 어긋날 기회를 만드는 셈이다. 활동적인 사람들은 대개 몸을 지나치게 사용함으로써 자기 몸에 불균형을 일으킨다. 예를 들면, 골프 선수는 등과 팔에 문제가 일어나는 경향이 있다. 우리가 매일 하는 간단한 동작들도 불균형을 초래할 수 있다. 예를 들면, 어머니들은 등허리에 문제가 생기기 쉬운데 대개 아기를 데리고 다닐 때 한쪽 엉덩관절을 많이 사용하기 때문이다. 하지만 우리가 움직이지 않을 때에도 불균형이 일어날 기회는 동일하게 생긴다. 활동적이지 않은 사람들은 '사용하지 않으면 없어진다.' 라는 개념을 통해 불균형을 조장한다. 책상 앞에 앉아서 오랜 시간을 보내다 보면 어깨가 굽고 목 근육이 타이트해진다.

중등도에서 심각한 수준의 신체장애를 겪는 사람들의 경우, 원인이 무엇이든 간에 신체 활동이 거의 불가능해진다. 돌림근띠 째짐, 힘줄 째짐, 테니스팔꿉증 같은 부상을 당한 사람들은 전통적인 요가 수행이 불가능하다. 팔다리의 관절염이나 신경병증 같은 만성병을 겪는 환자들 역시 신체 활동을 감당할 수 없다. 회복요가는 이 모든 움직임들에 대응하게 도와주며 몸을 균형 상태로 '회복' 시킨다. 회복요가가 유익한 것은 회복요가가 동적이지 않고 정적인 방식으로 작용하며, 몸을 무리하지 않고서도 신체적 차원뿐만 아니라 감정적 차원에서도 효과적인 모양으로 만들기 때문이다. 당신이 요가를 평소에 하지 않았다고 하더라도 회복요가는 당신의 신체적 참살이를 더욱 더 키워 줄 것이다. 우리는 대개 우리 근육을 회복시키는 데에 시간을 들이지 않는다. 우리는 생각 없이 근육을 쓰고 있으며 마침내 어느 날 근육이 우리를 병원으로 보내 버린다! 회복요가 수행은 당신을 부상으로부터 지켜 준다. 회복요가는 과도한 사용으로 타이트해지는 근육의 긴장을 풀어 주는 아주 좋은 방법이다. 제3부에서는 특정한 신체적 (그리고 감정적) 질환을 치유하는 데에 도움이 되는 요가 시퀀스들을 구체적으로 배우게 될 것이다. 다만 그에 앞서 회복요가의 전반적인 신체적 혜택 일부를 소개한다.

- **수술 이후의 회복:** 회복요가는 편안함을 주기 때문에 수행하면 원기를 회복할 수 있고 그러면 치유에 도움이 된다. 특정 자세와 시퀀스들은 특정한 수술에서 회복하는 데에 도움이 되기도 한다.
- **질병 예방:** 회복요가는 심장병이나 당뇨병과 같은 여러 질병을 예방하는 데에 도움이 되는 것으로 알려져 있다. 회복요가 자세들은 신체의 코티솔 수준을 낮춰 주기 때문에 놀라울 정도로 유익하다. 이완이 일어나고 코티솔 수치가 낮아지면 혈당뿐만 아니라 혈압도 마찬가지로 떨어진다.
- **여성 질환 완화에 도움:** 회복요가는 임신, 월경, 폐경의 완화에도 도움이 된다. 폐경에는 호르몬 수준의 변화와 관련이 있는 다양한 부작용들이 있는데 회복요가는 그 균형을 잡는 데에 도움이 된다. 월경에 관해서는 호르몬의 문제뿐만 아니라 부종과 월경통 같은 신체적 불편 역시 동반된다. 회복요가는 이러한 불편을 해소하는 대단히 효과가 좋은 방법이지만 역동적인 자세나 역자세는 출혈이 있는 동안은 피해야 한다. 회복요가는 또한 임신 중에 피곤하거나 힘에 겨울 때에도 매우 도움이 되는 수행법이다. 회복요가는 안전하고 원기에도 유익하다. 그렇지만 임신 중에는 역동적 요가나 호흡 멈춤(쿰바카)을 해서는 안 되며 심한 비틀기나 지지대 없이 하는 역자세 등의 자세도 피해야 한다.
- **감기와 인플루엔자 증상 완화에 도움:** 대개 상기도 막힘과 기침 증상으로 나타나는 감기를 앓고 있다면 휴식이 권장되는데 회복요가가 이를 뒷받침해 줄 수 있는 훌륭한 방법이다. 잘 쉬면 더 빨리 치유되는데, 잘 쉬는 것이 회복요가의 혜택 중 하나다. 코곁굴의 압력을 완화시키고 순환을 증가시키며 호흡을 더 쉽게 할 수 있도록 도와주는 특정한 자세들이 있다.
- **두통 완화:** 두통은 척주 근처의 긴장이나 신경 눌림 때문에 발생할 수 있다. 또한 편두통 때문에 발생하기도 한다. 편두통은 일반적으로 혈관성이며 월경 때문에 여성에게 더 자주 발생한다. 두통에는 회복요가의 여러 자세가 도움이 될 수 있으며, 알다시피 두통이 불안 때문에 일어날 수 있기 때문에 깊은 이완 상태를 유도하는 자세들이 특히 도움이 된다. 혈류를 수축시켜서 두통을 일으키는 특정 근육들을 수동적으로 신장해 주는 자세들도 있다. 커다란 에이스 붕대로 머리를 감싸서 압박을 가하거나 이마에 모래주머니를 올려놓는 것도 두통 완화에 매우 도움이 된다.
- **손목굴증후군 완화:** 이 고통스러운 증후군은 손목굴 인대가 압박을 받을 때 나타나며 통증과 저림, 무감각, 손목이나 손의 약화를 일으킬 수 있다. 손목굴증후군은 흔히 컴퓨터 자판을 치거나 어깨와 팔의 정렬에 영향을 미치는 무리한 자세를 취하면서 손목을 과도하게 사용할 때 촉발된다. 회복요가는 손목에 압력을 가하지 않기 때문에 손목굴증후

군이 있는 사람들에게 안성맞춤이다. 손목굴증후군을 치유하는 데에 도움이 되는 자세들은 몸을 재정렬시킴으로써 손목의 긴장을 완화시키는 방식으로 몸을 다루는 법을 가르쳐준다. 정렬을 간단히 바꾸기만 해도 큰 차이가 난다.

- **비만 감소에 도움:** 열량을 소모하고 지방을 줄이는 것으로 증명된 고강도의 유산소 운동도 효과를 내지 못할 때, 회복요가가 비만한 남성과 여성의 체중 감량을 도와주는 놀라운 해결책이 되기도 한다. 여러 연구에 따르면 회복요가는 신체의 코티솔 수준을 낮춰 주는 것으로 나타났다. 체지방이 과다하면 회복요가가 보다 활동적인 요가 수행에 훌륭한 보조가 된다. 더 격렬한 요가를 할 때보다 회복요가를 할 때 더 많은 지방을 뺄 수 있음을 보여주는 연구들도 있었다. 몸에서 코티솔 생산이 줄어들면 몸에서 만들어지는 포도당의 양 또한 줄어 준다. 포도당이 지방, 특히 복부 지방을 형성하며 이는 다른 질병으로 이어지기도 한다. 스트레스를 줄이면 코티솔이 줄어들고 포도당도 줄어들며 따라서 체중 감량으로 이어진다. 이완감을 느끼는 데에 다른 자세들보다 더 효과적인 특정 자세들이 있다.

- **궁둥신경통증 완화:** 궁둥신경이 자극을 받으면 염증이 생기면서 볼기에서 시작되어 다리 아래로 퍼지는 통증이 발생한다. 여러 회복요가 자세가 신경의 압박을 줄여 주는 견인을 일으킨다.

- **척수손상의 증상 완화:** 척수손상을 당했다면 척수 섬유 일부의 손상 때문에 근육 기능이 일정 수준 상실될 것이다. 회복요가와 호흡 기법은 근육 기능 향상에 매우 도움이 된다.

- **원기 공급:** 우리 사회는 휴식을 과소평가한다. 사실 대부분의 사람들은 수면 부족 상태이며 카페인 음료를 마셔서 이를 벌충하려고 하는데 그러면 결과적으로 잠을 못 자게 되는 상황이 되풀이된다. 악순환이 일어나는 것이다. 회복요가를 하면 실제로 잠을 자지 않고도 신경계통이 이완되고 몸이 휴식 상태에 들어간다. 볼스터를 이용하든 이용하지 않든지 간에 비파리타 카라니와 같은 간단한 자세를 20분 동안 하는 것만으로도 훨씬 활기를 느낄 수 있다!

이러한 경이로운 혜택에 더해 회복요가는 신체의 긴장과 통증을 줄이는 데에도 도움이 된다.

통증에 대한 유의 사항

통증은 훌륭한 스승이다. 허리의 척추사이원반 하나가 탈출했을 때 나는 계속 이렇게 되뇌었다. "분명히 이유가 있다." 실제로 그랬다. 회복 과정에서 나는 탈출척추원반과 그것을 회복요가를 통해 치유하는 방법에 대해 너무나 많은 것들을 배웠고 몸소 경험한 그 소중한 지식을 내 학생들에게 전수할 수 있었다. 통증은 그 자체로 훌륭한 스승이었으며 나를 더 훌륭한 요가 강사로 만들어 주었다.

요가의 지혜

척추사이원반 팽윤 등으로 불리는 탈출척추원반에 대해 들어보았을 것이다. 탈출척추원반은 척추사이원반이 정상적인 위치를 넘어서 튀어나와 신경뿌리에 압박을 가할 때 일어난다. 제자리를 벗어난 척추사이원반이 일으키는 이 통증은 허리에서 시작하여 발끝까지 퍼지거나 목에서 시작하여 손끝까지 퍼진다. 격렬한 요가는 이런 상황에서 권장되지 않지만 회복요가는 도움이 되며 할 수 있는 만큼만 하면 된다.

많은 경우, 몸에서 통증을 느끼는 부위는 실제로는 통증이 발현되는 부위가 아니다. 회복요가 수행을 계획할 때 이 점을 이해하는 것이 중요하다. 좋은 소식은 회복요가 수행이 전반적인 건강과 참살이를 도와주는 데에 매우 효과적이라는 사실이다. '전체'를 다루다 보면 '부분들'도 거기에 따라온다. 대개 회복요가는 당신이 접근법을 구체적으로 하지 않더라도 통증의 구체적인 원인을 치유하는 데에 도움이 될 수 있다.

부상과 질병이 당신 몸에서 '통증'을 촉발할 수 있다. 그것은 당신이 통제할 수 있는 문제가 아니다. 하지만 통증을 어떻게 다루는지 혹은 당신이 느끼는 통증에 어떻게 대응하는지는 당신이 통제할 수 있다. 통증이 당신을 좌우하게 내버려 둘 필요가 없다! 당신이 알고 있는 것보다 훨씬 더 큰 힘이 당신에게 있다. '통증 반응'(당신이 느끼는 감각, 통증에 대해 갖고 있는 생각, 온갖 감정들, 당신이 사용하는 대처기전 등)을 줄이는 법을 안다면 통증을 사실상 통제하는 지점까지 관리할 수 있게 된다. 통증을 처리하는 난제를 풀기 시작하는 순간부터 당신은 훨씬 더 건강하고 나은 방식으로 통증을 다룰 수 있다. 나아가 몸에서 재발하는 통증의 근본 원인들을 발견하고 그 근본 원인들을 해소하기 위한 작업을 하면 당신은 '진정으로' 치유되기 시작할 수 있다. 회복요가는 이런 치유 과정의 열쇠가 될 수 있다. 회복요가는 진정으로 이완하고 놓아 버리는 법을 가르쳐줌으로써 당신이 통증에 대한 반응을 어떻게 해소하고 치유에서 새로운 관계를 형성하는지를 배우는 데에 도움이 된다.

심리적 혜택

우리 몸은 평온한 상태에서 번창한다. 평온이란 긴장과 스트레스가 적은 상태를 의미한다. 그런 것들이 적어지면 우리 몸은 더 편안해지고 마음은 더 차분해진다. 불-편(dis-ease)이 곧 질병(disease)을 일으킬 수 있으며 여러 가지 신체적 문제로도 이어지는데 회복요가는 이러한 심장병, 비만, 두통, 암 그리고 그밖에 많은 것들을 치유하고 예방하는 데에 도움이 될 수 있다. 시간을 내어 회복요가를 한다면 이런 것들에서 치유될 수 있지만 그보다 더 좋은 점은 애초에 이런 것들이 문제가 되는 것을 막을 수 있다는 점이다. 어떻게 그럴 수 있는가? 바로 회복요가의 심리적 혜택을 통해서이다.

요가의 심리적 혜택에 대해서는 이미 많은 기록이 있다. 예를 들면, 요가는 마음챙김을 확립함으로써 삶에서 더 나은 선택을 하고 결과적으로 더 행복한 상태가 될 수 있게 해 준다. 또한 참을성을 키워 줌으로써 인간관계가 좋아진다. 목록을 나열하자면 끝이 없다. 회복요가도 다른 모든 요가와 동일한 혜택을 주지만 이 특별한 수행에서만 찾을 수 있는 특정한 심리적 혜택들이 있다. (제5장에서 이야기하게 될) 여러 자세들은 오랜 시간 동안 유지하게 되기 때문에 당신이 당신 몸 안에 깃들어 있음을 진정으로 깊이 느껴 볼 기회를 얻게 된다. 이를 통해 당신은 고요함에 이르게 되고 심신상관(心身相關)을 탐구할 수 있게 된다. 이렇게 오랜 시간 동안 (제4장에서 이야기할) 호흡에 집중하면 치유에 극히 도움이 되며 당연히 스트레스도 완화된다.

요가의 지혜

불안을 겪고 있다면 미래에 집중하느라 현재에 있기 어려운 상황일 것이다. 심장이 두근거리거나 다른 신체 증상을 경험할 수도 있다. 회복요가는 당신을 현재에 붙잡아 두는 데에 도움이 되지만 후굴은 불안을 증가시키는 경향이 있으므로 지나치게 하지 않도록 한다.

스트레스 감소

불안은 우리 사회에서 흔한 심리적 질병이며 몸의 근육이 '과다경계'를 하게 만들어 근육이 타이트해지고 경직되게 한다. 회복요가는 신체 긴장을 제대로 해소할 기회를 준다. 하지만 그에 앞서 회복요가는 당신의 몸으로 '들어가서' 몸과 교감하고 당신의 생각을 통제할 수 있는 기회를 준다.

바쁜 우리 사회에서는 질병을 일으키는 스트레스가 그 어느 때보다 높다. 스트레스를 받으면 더 자주 아프다는 점은 이미 충분히 입증되었다. 우리는 스트레스가 식사 및 관련 장애, 체중 증가 및 감소, 궤양 및 그 밖의 수많은 문제를 일으킨다는 점을 알고 있다. 스트레스는 관련 질환을 앓고 있는 전체 인구의 대략 1/3에게 고혈압을 일으키는 원인이다. 우리는 또한 불안과 신경증을 일으키는 심리적 압력이 있다는 것도 안다. 이는 참살이를 저해한다.

매사추세츠 종합병원에서 벤슨-헨리 심신의학 연구소를 설립한 매사추세츠 심장전문의 허버트 벤슨 박사는 '이완반응'이라는 개념을 연구했다. 이 반응은 마음이 의식적으로 몸을 이완하려고 할 때 몸과 마음에서 일어난다. 이 이완반응은 당신이 회복요가와 같은 스트레스 감소 기법에서 어떻게 혜택을 얻을 수 있는지를 설명해 준다. 회복요가는 부교감신경계통에 작용한다. 특정 자세와 시퀀스는 자극해야 할 것들을 자극하고 진정시켜야 할 것은 진정시키도록 되어 있다. 긴장이나 자극을 일으키기보다는 진정시키기가 훨씬 힘들지만 회복요가는 이런 놀라운 평정 상태를 효과적으로 일으킬 수 있는 기법이다. 제2부에서는 이 상태에 도달하기 위해 사용할 수 있는 모든 자세와 호흡 기법들을 보게 될 것이다.

많은 사람들이 알고 있듯이 요가는 신체 활동의 한 형태이다. 그런데 다른 신체 활동과 달리 요가에는 왜 특정한 자세가 특정한 방식으로 작용하고 다른 자세는 다른 방식으로 작용하는지에 대한 과학이 있다. 이 책을 통해 당신이 그 이유를 이해할 수 있게 되기를 바란다. 어느 자세를 수행하라는 말을 들으면 왜 그런지 당신이 아는 것이 도움이 될 수 있기 때문이다. 당신이 스스로 건강해지고, 건강을 유지할 수 있는 최선의 방법이 바로 이것이다.

요가의 지혜

아헹가요가 강사이자 수면 연구 과학자인 로저 콜은 회복요가의 혜택에 대한 많은 연구를 진행했다. 로저는 아헹가요가 수련을 받은 요가 강사로서 1980년부터 강습을 해오고 있다. 그는 또한 스탠퍼드 대학교에서 수면생리학을 연구한 뛰어난 과학자이며 캘리포니아 대학교에서 건강심리학으로 박사 학위를 받았다. 그는 현재 수면 연구를 진행하고 있으며 회복요가의 혜택에 대한 연구도 계속하고 있다. 급하게 돌아가고, 처방약이 난무하는 우리 시대에 스트레스가 주는 가장 흔한 영향은 수면 방해이다. 우리는 일상의 스트레스에 대처하기 위해 충분한 시간과 양질의 잠이 그 어느 때보다 절실히 필요하다. 제대로 잠을 못자면 우리는 건강하지 못한 상태로 점점 더 끌려가게 된다.

에너지들 간의 균형

회복요가의 핵심에는 우리 몸 전체를 흐르는 에너지들 간의 균형이 있다. 몸에 균형이 잡혀 있으면 건강한 상태인 것이다. 동양 전통에서는 이 에너지들의 균형을 잡는 것에 대한 많은 사상들이 있다. 우리가 회복요가를 수행할 때에 적용하기에 알맞은 가장 유명한 지식 체계 혹은 철학 두 가지는 아유르베다와 차크라이다. 제2부와 제3부에서 모든 자세와 시퀀스를 실행할 때에 이 두 가지를 아는 것이 중요하다. 각각의 체계에 대해 간략한 개관을 해 보겠다.

아유르베다

아유르베다는 '삶의 과학'이라는 뜻으로 수백 년에 걸쳐 축적된 힌두교의 지식과 지혜의 총체이다. 아유르베다 치유는 고대의 치유법이며 한의학과 거의 유사하게 전체론적이다. 아유르베다 치유의 지혜는 어떤 사람을 하나의 전체로서 다스리고자 하며, '반창고식' 접근법으로 증상만을 치료하기보다는 그 사람의 질병의 근본 원인을 제거하려 한다.

요가처럼 아유르베다도 몸의 균형을 바로잡음으로써 건강과 참살이 상태를 이끌어 내고자 한다. 아유르베다의 지혜에서는 사람마다 도샤(세계를 구성하는 생기)가 특정한 균형 상태를 이루고 있다. 이 도샤들은 바타, 피타, 카파라고 불리며 각각에는 고유한 속성이 있다. 이 세 가지 도샤가 균형을 이루고 있으면 그 사람은 건강한 상태인 것이다. 도샤의 균형이 깨지면 질병이 생긴다. 누구나 자기 체질('도샤 구성'이라고 한다)에 세 가지 도샤가 모두 있지만 하나의 도샤가 지배적인 경향이 있다. 도샤의 속성을 이해하고 자신의 도샤 구성을 평가하면 보다 자신에게 더 잘 맞는 맞춤식 회복요가 수행법을 만들 수 있다. 예를 들면 당신의 도샤가 불균형 상태에 있다면 그 균형을 회복시키는 데에 도움이 되는 특정한 자세를 수행할 수 있다. 우리는 누구나 균형에서 벗어나지만 아유르베다의 원리를 이해한다면 불균형을 치유할 수 있다는 점, 심지어 특정 도샤가 매우 강하게 드러나는 불균형도 치유할 수 있다는 점을 이해하는 것도 도움이 된다.

다음은 우리 체질을 구성하는 도샤들에 대한 보다 구체적인 설명이다. 세 도샤의 균형은 회복요가 수행을 통해 이룰 수 있다. 회복요가의 각 자세에는 각 도샤를 자극하거나 진정시키거나 유지하는 면이 있다. 각 자세에서 얻을 수 있는 것이 무엇인지에 대해서는 제2부에서 볼 수 있다.

- **바타**(공기 원소): 바타는 가장 불안정한 도샤이며 균형에서 쉽게 벗어난다. 이 균형이 잡혀 있으면 사람들은 창의적이 되지만 그렇지 않으면 변덕스러워진다. 이 도샤에서 흔히 일어나는 문제는 불안, 불규칙한 식욕, 더부룩함, 부종, 변비, 피부 건조이다.

- **피타**(불과 물 원소): 피타는 소화와 열기, 몸의 변화에 관한 도샤이다. 피타가 지배적인 사람들은 날카롭고 지적인 두뇌의 소유자이다. 이들은 대개 일벌레이며 균형이 깨지면 성급하게 판단하고 비판적이 된다. 이 사람들은 흔히 궤양과 염증을 겪으며 쉽게 출혈이나 멍이 잘 생기고 혈압이 높다.

- **카파**(흙과 물 원소): 카파는 안정적이고 이완된 도샤이다. 카파가 지배적인 신체 유형일 경우, 몸이 더 무거운 경향이 있지만 안정적이고 차분하며 튼튼하다. 이들은 대개 다정다감하고 남을 잘 돕는 사람들이지만 균형이 깨지면 늘어지고 동기부여가 잘 안 된다. 당뇨병과 우울증이 흔하게 나타나는 문제이다.

아유르베다의 개념을 회복요가에 적용하면 매우 도움이 되며 제2부에서는 도샤의 균형을 잡는 데에 도움이 되는 자세들을 나타내는 아이콘들을 볼 수 있을 것이다. 아유르베다의 지혜를 회복요가와 결합하기에 앞서 당신의 도샤 구성을 확인하고 도샤 전반에 대해 더 배울 필요가 있다. 가장 좋은 방법은 당신을 진단할 수 있는 아유르베다 의사를 만나는 것이지만 www.banyanbotanicals.com/constitutions/에 있는 퀴즈를 풀면 당신의 도샤 구성에서 어느 도샤가 가장 지배적인지 측정할 수 있고 따라서 어느 자세가 당신에게 가장 좋은지 알아낼 수 있다.

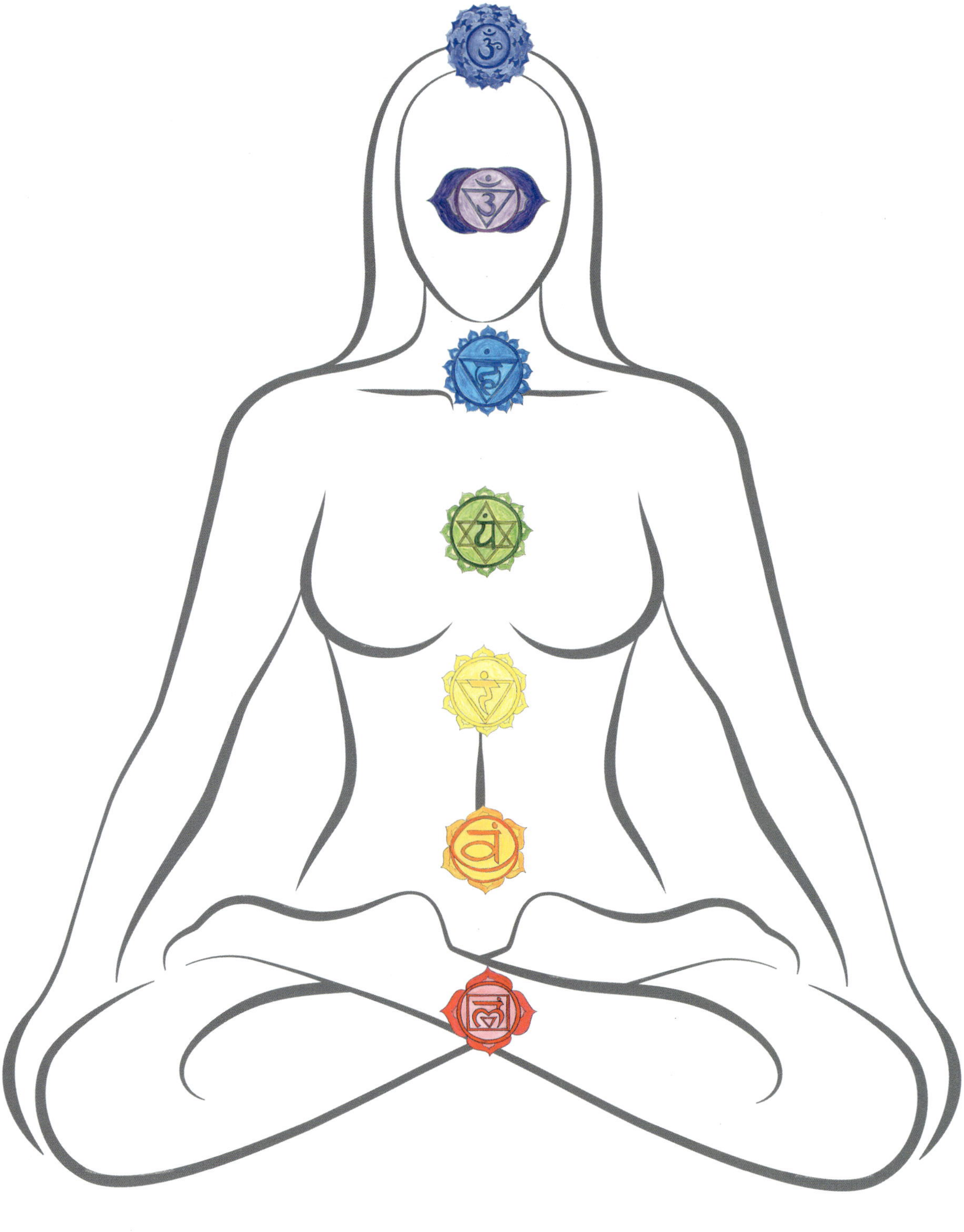

차크라

차크라는 비밀스러운 것 같지만 그 뒤에 있는 과학을 이해하고 나면 자신의 에너지를 어떻게 균형 잡을 수 있는지 배울 수 있다. 에너지 중심 혹은 '바퀴' 라고 하는 일곱 개의 주요 차크라가 있다. 앞의 그림에 나온 것처럼 차크라들은 우리 몸의 중간선을 따라 있다.

각각의 차크라는 신체 기능의 특정한 측면들 그리고 우리 감정 상태의 측면들을 담당한다. 에너지가 차크라를 통해 흐르면 차크라는 바퀴처럼 돌고, 우리 몸의 다른 부위가 그러하듯이 언제나 불균형이 될 위험이 있다. 차크라가 깨끗하고 에너지가 차크라를 통해 올바르게 흐르면 그 특정 차크라가 다스리는 부분에서 당신은 최고의 모습을 보여줄 것이다. 차크라가 깨끗하지 않고 뭔가 '막혀' 있다면 에너지는 차크라를 통해 자유롭게 흐르지 못하고 그 차크라의 속성과 관련된 부분에서 어떤 불균형이 나타날 것이다. 요가의 여러 자세들은 각 차크라를 통한 에너지 흐름이 균형 잡힌 상태로 열리고 회복되고 형성될 수 있게 작용한다. 제2부로 넘어가면 각각의 자세 옆에 해당 자세가 어떤 차크라들을 여는 데에 도움을 주는지 보여주는 아이콘을 보게 될 것이다. 당신이 특정한 날의 기분에 따라 필요한 자세들을 선택하는 데에 이 정보들이 도움이 될 것이다.

물라다라

첫 번째 차크라는 골반가로막 깊숙이, 척주의 바닥에 자리 잡고 있는 물라다라이다. 물라다라는 당신의 '닻' 으로 당신이 신체적으로, 감정적으로 제자리를 지킬 수 있게 해 준다. 물라다라에 담긴 에너지는 생존에 필요한 기본 조건들과 관련되어 있다. 즉, 음식, 잠, 안정성 같은 것들이다. 이 차크라에 불균형이 일어나면 당신이 해결해야 하는 문제들을 회피하거나 두려움이 일어나기 시작할 수 있다. 엉덩관절을 여는 자세들이 이 차크라의 균형을 잡는 데에 특히 도움이 된다.

스와디스타나

스와디스타나는 골반에 자리 잡고 있다. 생식기관과 관련되어 있으며, 결과적으로 당신의 욕망과 관련이 있다. 이 차크라를 통한 흐름이 정상적이면 스스로 진정시킬 수 있는 잠재력이 생길 뿐만 아니라 감각적 욕구에도 몸과 마음이 열리게 된다. 이 차크라가 막히면 풀기 힘들고 삶을 방해하는 집착이 생긴다. 전굴과 더불어 엉덩관절을 여는 자세들이 이 차크라를 열고 당신의 가장 깊숙한 욕망과 관련된 인식을 일깨우는 데에 효과가 있다.

마니푸라

'힘의 중심' 으로 더 잘 알려진 마니푸라는 세속적인 목적의식이 자리 잡게 되는 곳이다. 이 차크라는 당신의 대사를 다스리며 이 차크라에 문제가 생기면 소화기관의 문제로 나타난다. 신체적 활력과 개인적 힘이 여기에 뿌리를 내리고 이곳을 통해 흐른다. 이 차크라가 열려 있고 깨끗하면 무엇이 되었든 당신이 뜻하는 바를 실천할 수 있다. 이 차크라가 막히면 당신의 목표를 추구하는 과정에서 공격적인 야심과 이기심을 표출하게 된다. 비틀기가 이곳의 장애를 해소하는 데에 훌륭하다.

아나하타

가슴 중앙에는 아나하타가 있다. 이곳은 당신이 사랑하고 공감하고 믿음을 갖는 능력이 자리하고 있다. 이 차크라는 폐와 공기 속성과 연관되어 있으며 당신의 감정적 경험이 흐르는 '중앙역' 의 역할을 한다. 이 곳이 막히면 사랑 대신 불안, 절망, 외로움을 뿜어내게 된다. 이 차크라를 뚫는 데에는 후굴이 도움이 된다.

비슛디

비슛디는 당신의 말하기와 듣기를 다스린다. 내분비샘이 이 차크라와 관련되어 있다. 이 차크라의 역할은 자유롭고 솔직하게 대화하는 것과 더불어 당신이 진실을 소통하고 타인의 진실을 들을 수 있게 하는 것이다. 맏스야아사나와 같이 목 부위를 여는 자세들을 수행하면 이 차크라를 자극하는 데에 도움이 된다.

아갸

요기들은 뇌에 자리 잡고 있는 '제3의 눈'이 대략 눈썹 높이에 있다고 믿는다. 이 '제3의 눈'은 당신의 신체적, 감정적 성장과 연관된다. 이 차크라가 열리고 당신의 의식이 이곳을 통해 자유롭게 흐르면 당신은 당신의 가장 중요한 안내자 중 하나인 당신의 직관과 교감하게 된다. 뇌하수체가 이 차크라와 관련이 있다. 프라나야마로 알려진 호흡 수행이 이 차크라의 치유에 도움이 된다. 이에 대해서는 제4장에서 더 자세히 배우게 될 것이다.

사하스라라

마지막 차크라인 사하스라라는 차크라 체계의 '왕관'으로 간주된다. 이 차크라는 당신의 발달과 깨달음의 최고 상태를 다스린다. 정수리에 자리 잡고 있으며 우리 일상 경험의 일반적 범위를 넘어서는 모든 것들의 관문으로 이해할 수 있다. 요기들은 생각이 이 차크라의 표현이라고 믿는다. 이 차크라가 지나치게 활동적이면 당신이 지적 혹은 영적 엘리트의 일원인 것 같은 기분이 든다. 이 차크라의 활동이 저조하면 자신의 영성과 멀어지게 되고 영적 양육을 저해하는 해로운 회의주의에 빠지게 된다. 명상이 이 차크라를 깨끗이 하는 최고의 수행법이며 회복요가에서는 한 자세를 오랜 시간 유지하기 때문에 회복요가를 통해 당신은 명상을 수행할 충분한 기회와 공간을 얻게 된다. 생각이 두서가 없다면 회복요가 자세를 하면서 명상을 수행하는 것이 이 두 수행법을 결합하여 몸과 마음을 깊이 회복하는 훌륭한 방법이 된다.

회복요가는 이 장에서 언급한 모든 혜택의 중심에 있다. 회복요가는 당신의 몸, 그리고 그 몸의 신체적, 에너지적 구성을 회복하고 유지하는 진정으로 강력한 도구이다. 여기에서 소개하는 지식을 갖춘 당신은 회복요가를 수행하기 위해 무엇이 필요한지, 각 자세들이 당신을 어떻게 회복시킬 수 있는지, 그리고 어느 자세가 당신에게 그리고 당신만의 독특한 신체 구성 및 에너지 구성에 가장 효과가 있는지 이해함으로써 수행의 보다 더 깊은 부분으로 들어갈 수 있게 된다. 그리고 그 구성은 끊임없이 변화하고 있다!

제 3 장

회복요가 수행 준비하기

"당신의 손은 펼쳐졌다가 접히고 펼쳐졌다가 접힌다. 항상 주먹이거나 항상 활짝 펼쳐져 있다면 마비될 것이다. 당신의 가장 깊은 존재는 아주 미미한 수축과 확장에 담겨 있다. 그 둘은 새의 두 날개와 같이 아름다운 균형을 이루며 서로 조응한다."

— 루미 _13세기 시인 겸 수피 신비주의자

이제 회복요가가 무엇이고 어떻게 당신이 신체적, 감정적 균형을 찾는데 도움이 될 수 있는지 알았으니 회복요가를 수행하기 위해서 구체적으로 어떤 것들이 필요한지 알아보자. 회복요가는 당신을 지지하고 편안하게 해 줄 수 있는 다양한 소도구에 의존하며 이번 장에서는 당신이 필요로 하는 것과 어떻게 그것들을 사용하는지에 대해 배우게 될 것이다. 또한 수행을 위해서는 당신이 편안하고 안전하게 느끼는 물리적 공간이 필요할 것이다. 더불어 회복요가를 위한 당신만의 공간을 준비하는 법을 배울 것이다. 누군가 갑자기 들이닥치거나 휴대전화가 울려서 당신의 평화를 계속해서 방해한다면 마음을 비우고 몸을 스트레칭하는 것이 어렵기 때문이다. 자, 이제 회복요가를 위해 준비할 것들을 살펴보자.

공간 준비

회복요가를 위한 공간을 준비할 때에는 단 한 가지, '편안함' 만 기억하라. 진정한 이완을 위한 공간을 만들어야 한다. 아래는 공간 준비를 위한 몇 가지 핵심 사항들이다.

- 첫째, 밝은 조명은 자극적이기 때문에 최대한 어두운 공간을 지향하라.
- 소음을 최소화하라. 최대한 외부 소음을 차단하라. 긴장을 풀어 주는 음악도 괜찮지만, 아무리 편안한 음악이라도 듣고 있을 때 여러 생각이 일어난다면 때로 진정한 놓아 버림을 방해 할 수 있다. 반드시 아무것도 당신을 방해하지 않는 공간을 만들어라.
- 방 안 온도는 따뜻해야 하며 옷도 따뜻하게 입어야 한다. 여분의 겉옷을 준비하라. 추운 상태에서는 이완할 수 없다. 편안한 상태가 됨에 따라 체온이 낮아지기 때문에 미리 옷을 준비하는 것이 좋다.
- 시계를 벗어라. 시계는 당신의 시간에 대한 집착을 상징하기 때문에 진정한 놓아 버림을 위해서는 수행 중 시계를 차지 말아야 한다. 대신, 같은 자세를 유지하는 시간을 확인하기 위해 듣기 좋은 소리의 타이머를 사용하라.

공간을 마련할 때에는 언제나 모든 방해 요소로부터 자유로울 수는 없다는 것을 명심하되, 최대한 바깥세상을 뒷전에 두도록 노력하라. 휴대전화를 끄고, 필요한 시간을 가져라. 결국 이것이 당신을 더욱 건강하고 생산적인 사람으로 만들어 줄 것이다.

소도구

회복요가는 소도구를 적극 활용하는 요가다. 소도구들은 자세를 취할 때 신체를 최대한 편안하게 해 주어 진정한 '놓아 버림' 을 가능하게 해 주기 때문에 필수적이다. 어떤 소도구는 다른 것 보다 더 많이 사용되며 문제에 따라 특정 소도구는 필요하지 않을 수 있다. 말거나 접을 수 있는 담요는 원하는 효과를 위해 트인 쪽을 얼마나 크게 만들 것인지 그리고 얼마나 몸을 많이 받쳐 줄 것인지에 따라 조정이 가능하기 때문에 아마도 가장 다용도로 많이 쓰이는 소도구일 것이다. 다음은 갖추고 있으면 좋은 가장 대중적인 회복요가 소도구 목록이다.

블록

회복요가를 시작하기 전에 최소 2개의 블록을 준비하는 것이 좋다. 블록은 코르크나 나무 또는 발포 고무로 만들어 진 것이 있다. 단단한 발포 고무로 만들어진 것을 추천한다. 단단한 발포 고무 블록은 다른 것들에 비해 견고하며 신체와 직접적으로 닿았을 때 코르크나 나무보다 부드럽다. 블록은 지지가 필요한 신체 부위를 받쳐 주고, 사용하기 쉽고 공간을 많이 차지하지 않기 때문에 매우 좋다. 크기는 10cm×15cm×23cm 사이즈를 추천한다. (하나의 블록에는 세 가지 표준 높이가 있는데, 나 스스로 수행할 때에는 이 세 높이를 각각 '아기곰', '엄마곰', '아빠곰' 으로 부르지만 여

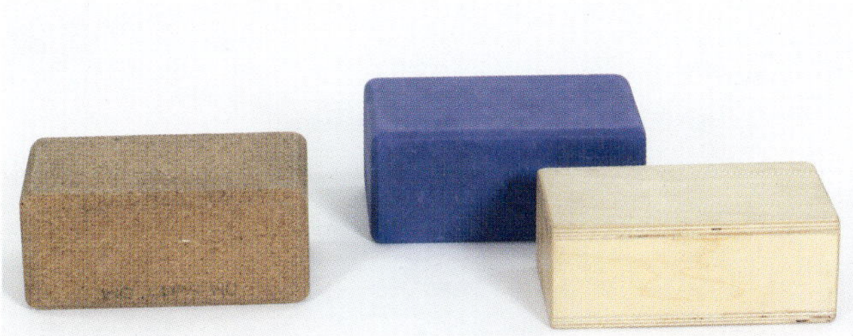

작은 높이(Short height)

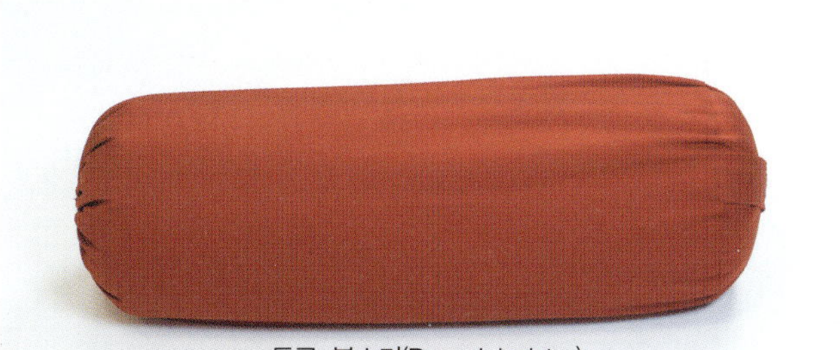

둥근 볼스터(Round bolster)

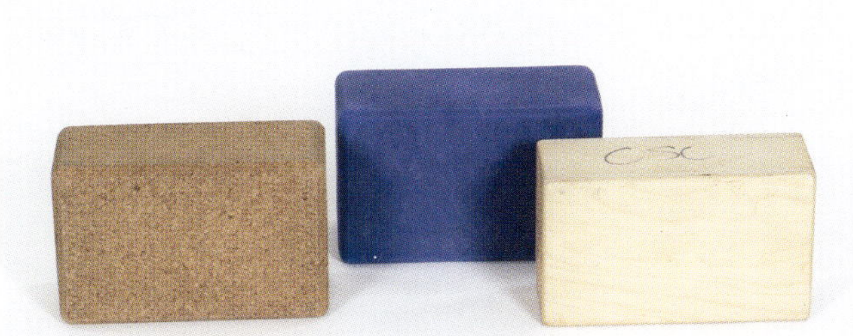

중간 높이(Medium height)

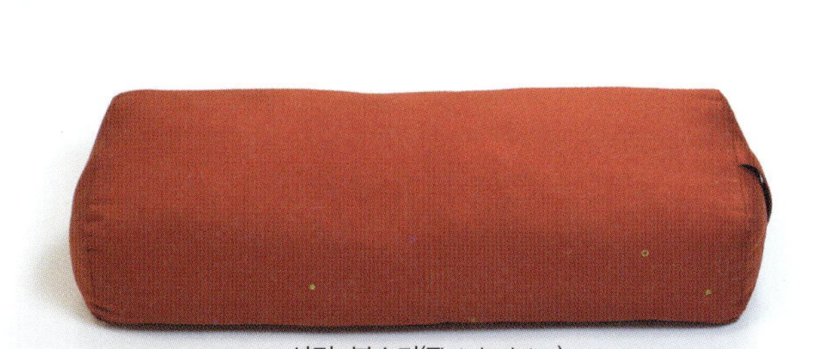

사각 볼스터(Flat bolster)

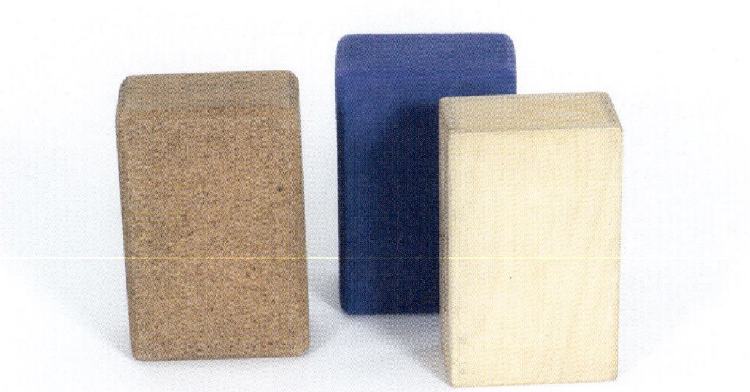

큰 높이(Tall height)

기에서는 표준 높이 치수에 따라 부를 것이다.)

볼스터

볼스터는 회복요가에서 자세를 유지하며 휴식하는 데 사용되는 주된 소도구이다. 완벽한 상황이라면 사각 볼스터와 둥근 볼스터가 있겠지만, 필요하다면 담요로 볼스터를 만들 수도 있다. 사각 볼스터는 대략 20cm×35cm×83cm이고, 둥근 볼스터는 대략 23cm×88cm이다. 담요를 가지고 볼스터를 직접 만들 계획이라면 이 규격이 중요하다. 이 두 가지 볼스터는 자세를 취하거나 시퀀스를 하는데 교대로 사용될 수 있다. 사용하는데 편안한 것을 사용하면 된다.

담요

담요는 회복요가를 하는데 추가적인 쿠션과 온기를 제공한다. 전통적인 요가 담요는 모직으로 만들어졌거나, 면이나 모와 면 혼방으로 만들어진 멕시코식 담요이다. 사용하는 담요의 크기는 190cm × 132cm가 좋으므로 집에 있는 담요를 사용한다면 기억해 두는 것이 좋다.

담요로 인한 추가적 무게는 자세를 취하고 휴식하는 데에 도움을 줄 것이다. 또한 담요는 보살핌을 받았던 아기 시절 기억을 무의식적으로 상기시켜 자동적으로 편안한 느낌을 자아내는 배내옷 효과를 만드는 데 사용될 수 있다. 또한 담요는 전체적 또는 부분적 지지를 제공하거나, 앞서 언급했듯이 볼스터를 만드는 데 사용될 수 있다. 담요는 다양한 방법으로 사용할 수 있기 때문에 여러 방식으로 다루고 사용하는 방법을 아는 것이 중요하다. 다음은 제2부와 제3부의 자세와 시퀀스에 언급된 주요 접기 방식이다.

펼쳐 접기(Open Fold): 바닥에 추가적인 쿠션으로 사용하거나 몸을 덮을 수 있도록 담요를 활짝 편다.

절반 접기(Half Fold): 요가 매트가 원하는 만큼 부드럽지 않을 경우 추가적인 완충작용을 위해 담요를 길이 방향 또는 너비 방향으로 반을 접는다.

긴 사각 접기(Oblong Fold): 절반 접기 상태에서 긴 쪽끼리 모이게 한 번 접고, 다시 한 번 더 접는다.

사각 접기(Square Fold): 후술할 대부분의 접기가 시작되는 기본적인 모양이다. 짧은 쪽끼리 만나도록 반을 접고, 다시 같은 방식으로 짧은 쪽끼리 모이게 두 번 더 접는다. 이 접기를 하는 법을 기억하려면 '넓넓넓' (넓은 쪽을 반으로, 다시 넓은 쪽을 반으로, 다시 넓은 쪽을 반으로 접는다)으로 기억하면 된다.

작은 사각 접기(Small Square): 사각 접기에서 너비 쪽으로 반을 접는다.

짧게 말기(Short Roll): 사각 접기에서 술이 달렸거나 열린 쪽을 오른쪽이나 왼쪽으로 만다.

길게 말기(Long Roll): 사각 접기에서 술이 달렸거나 열린 쪽을 당신 쪽으로 만다. 술을 매끄러운 쪽으로 만다.

아코디언 접기(Accordion): 사각 접기의 긴 쪽에서 시작해 1/4 또는 1/3 지점을 아코디언 모양으로 접는다.

베개 접기(Head Rest Fold): 사각 접기에서 시작해 짧은 쪽끼리 모이도록 반에 가깝게 접되 겹치지 않는 부분이 대략 15센티미터가 되게 한다. 더욱 큰 지지를 얻기 위해서 목이 닿는 부분에서 (덜 접힌 위쪽을) 안쪽으로 좀 더 접어 넣거나 위로 말아 올려 일곱째목뼈(C7)를 지탱하게 만들 수 있다.

직사각 접기(Rectangle Fold): 사각 접기에서 시작해서 세로로 길게 반으로 접는다.

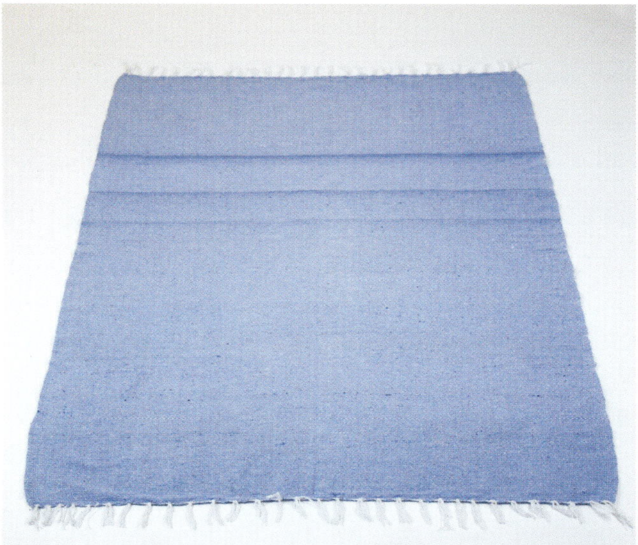

펼쳐 접기(Open Fold)

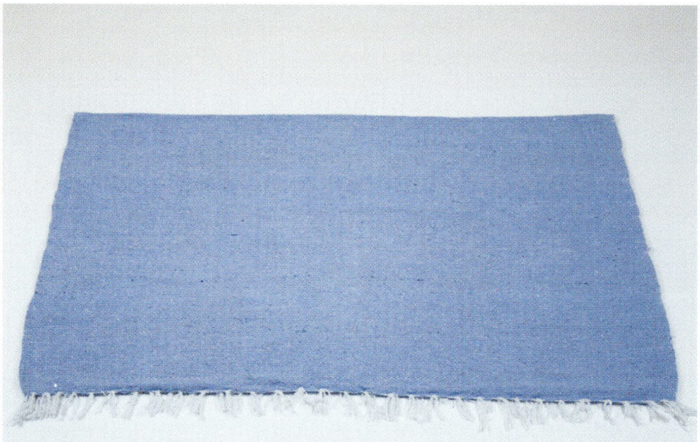

절반 접기(Half Fold)

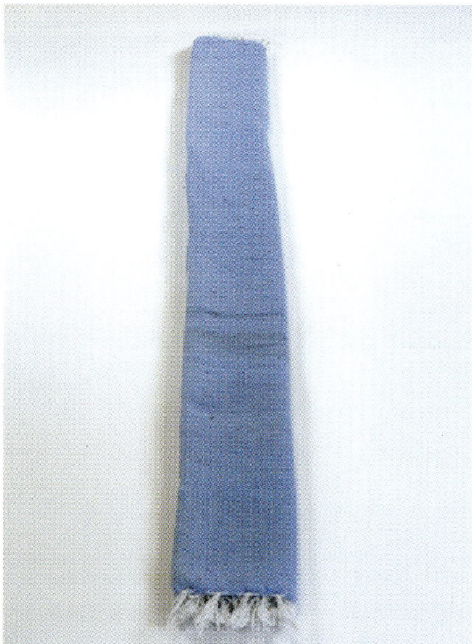

긴 사각 접기(Oblong Fold)

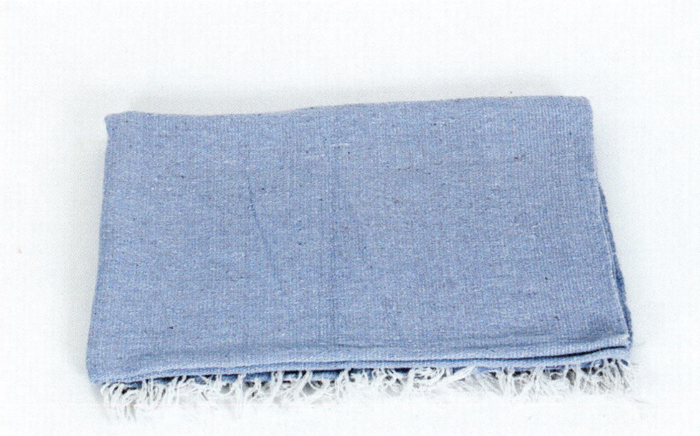

사각 접기(Square Fold)

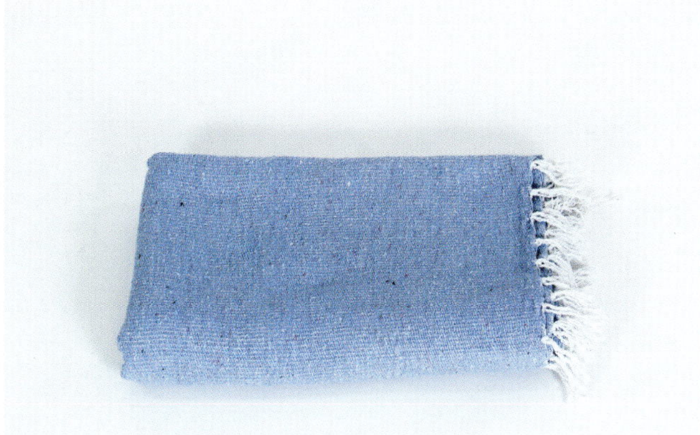

작은 사각 접기(Small Square)

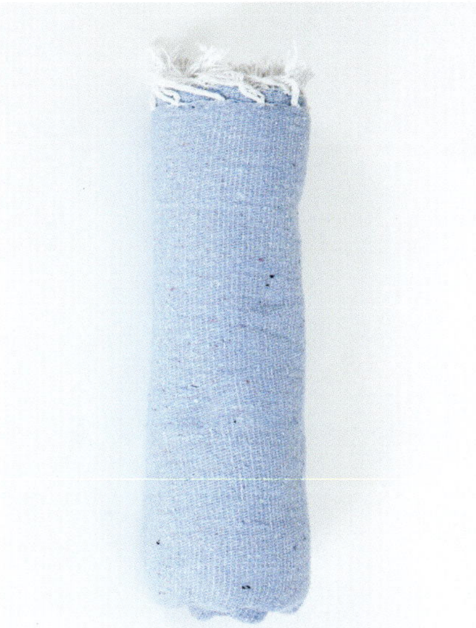

짧게 말기(Short Roll)

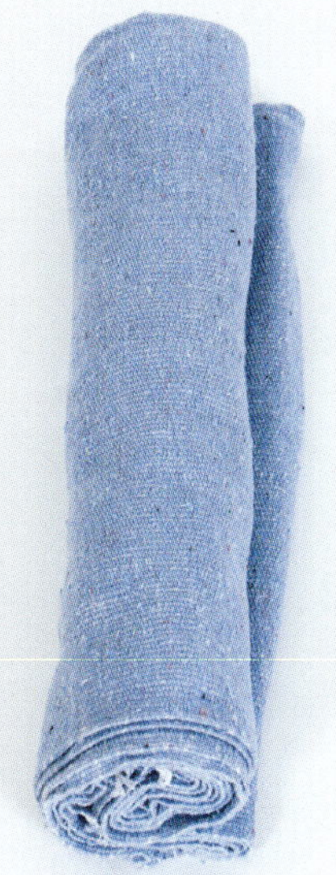

길게 말기(Long Roll)

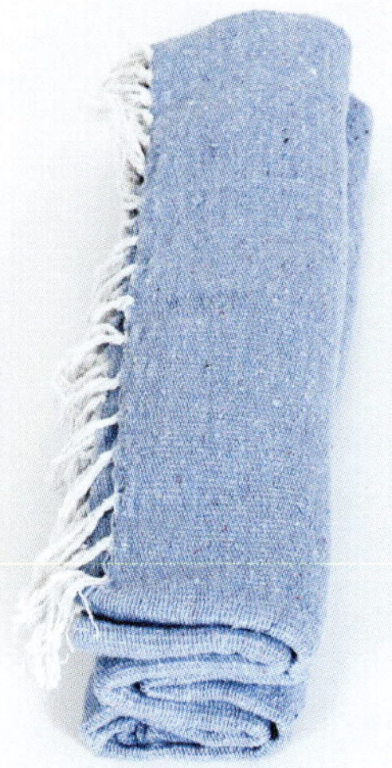

아코디언 접기(Accordion)

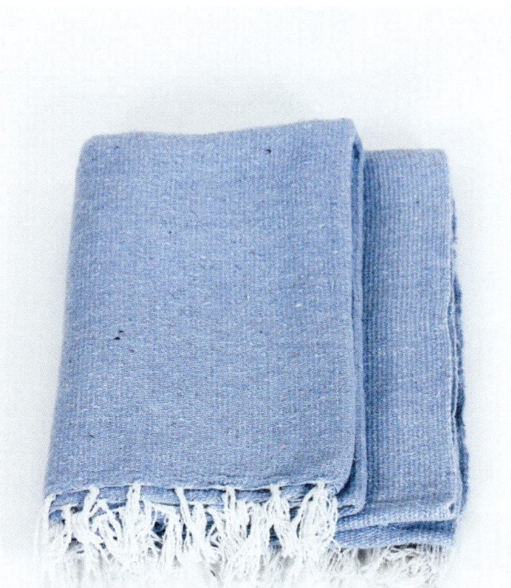

베개 접기(Head Rest Fold)

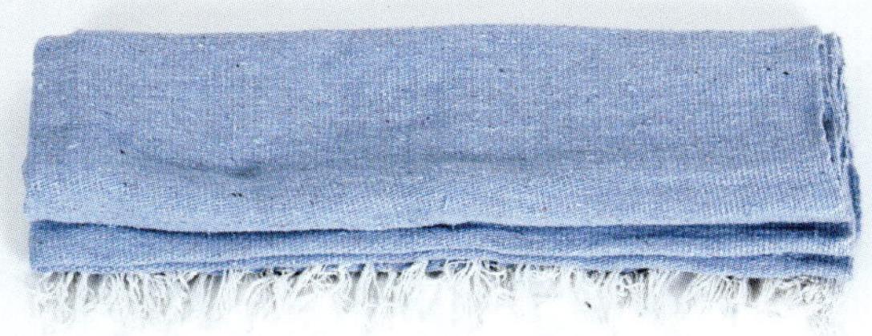

직사각 접기(Rectangle Fold)

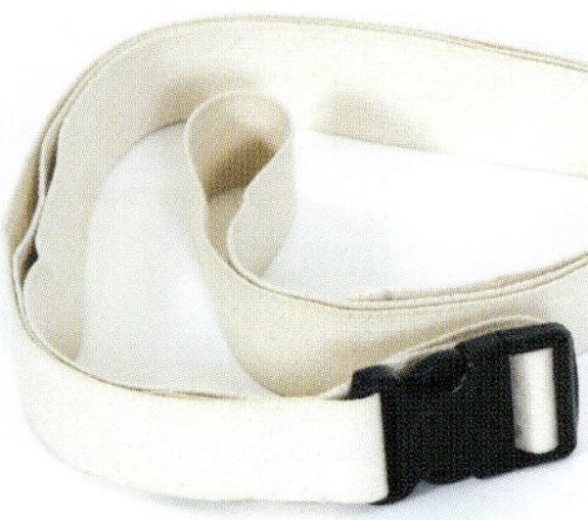

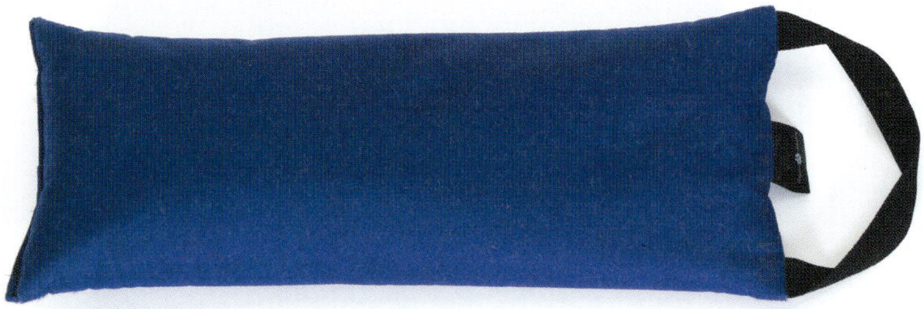

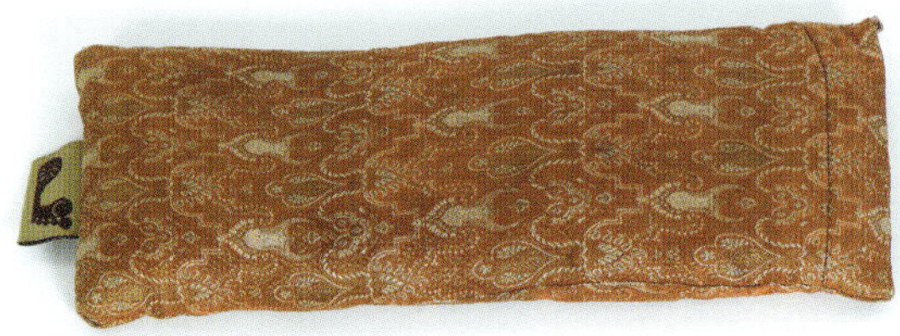

스트랩

요가에서 스트랩은 보통 몸이 뻗는 범위를 늘이는 데에 사용된다. 예를 들어, 손이 발에 닿지 않으면 스트랩이 이를 가능하게 해 준다. 또한 스트랩은 스트레칭을 제대로 할 수 있도록 돕는 기구로 사용될 수 있다. 회복요가에서 스트랩은 휴식 시간 동안 안정성을 만들어 주는데 사용되기도 한다. 이 안정성은 스트레칭 상태에서 힘들지 않게 휴식할 수 있도록 도와주기 때문에 스트랩은 회복요가에 필수적인 소도구이다. 300센티미터 스트랩 벨트가 가장 다양하게 쓰일 수 있는데, 나는 자세를 가장 빠르게 잠갔다가 풀 수 있는 탈착식 벨트를 가장 선호한다. 하지만 어떤 벨트를 사용해도 무방하며 제대로 된 요가 스트랩을 구입하기 힘들 경우 오래된 넥타이를 사용해도 된다.

의자

의자는 회복요가에서 다양한 자세를 유지하는데 사용된다. 기본적인 접의자나 등받이 없는 특수 요가 의자가 앉는 부분이 평평하기 때문에 사용하기에 가장 좋다. 등받이 없는 의자가 보통 접의자보다 사용하기에 좀 더 편하며 여러 요가 용품점에서 구매할 수 있다. 접의자를 사용할 경우 견고함을 확인해야 한다. 견고하게 지지되는 느낌을 받지 못할 경우 이완하기가 어렵기 때문이다. 경우에 따라 의자를 볼스터나 벽을 대신해서 사용할 수 있다.

모래주머니

회복요가에서 모래주머니는 신체 특정 부위에 무게를 싣기 위해 올려놓는 방법인 '그라운딩(grounding)'에 사용된다. 그라운딩은 회복요가에서 중요한 부분으로 안정감을 견고히 하여 이완을 가능하게 하고 치유를 촉진한다. 요가 모래주머니 구입을 원하지 않는 경우 쌀 4.5킬로그램을 베개 주머니에 넣어 사용하는 것도 한 방법이다.

눈베개

눈베개(eye pillow, eye bag)는 눈을 휴식하게 하고 빛을 가려 주기 때문에 모든 회복요가 자세에 좋은 보조 도구가 된다. 자세를 유지할 때, 특히 사바아사나(제5장 참고)를 할 때에 안정감을 더하기 위해 눈베개가 요긴하게 쓰인다. 이는 전통적으로 요가 수행의 마지막 단계에서 이전의 모든 자세를 마무리하는 자세로 요가 수행의 효과를 확실히 흡수하게 해 준다.

머리띠

전통적인 요가 머리띠(headwrap)는 에이스 붕대와 비슷한 모양으로 머리를 단단히 조여 압박함으로써 진정 효과를 내고 이완을 유도한다. 머리띠는 두통이나 머리의 긴장을 목표로 삼는 자세에서 주로 사용되지만 언제든지 사용해도 좋다. 아헹가 연구소(https://iynaus.org/store/store/props)에서 정식 머리띠를 구입할 수 있다.

요가 매트

앉거나 눕는 자세를 취할 때 요가 매트는 유용한 역할을 한다. 요가 매트에서 수련을 하면 요가 매트가 딱딱한 바닥에 추가적으로 완충작용을 해 주며 서 있거나 의자를 사용하는 복잡한 자세에서도 요가 매트는 미끄러지는 것을 방지해 준다. 요가 매트가 없다면 큰 수건이나 담요를 사용해도 된다.

벽

이 책에 나오는 몇몇 자세는 벽을 사용하며, 실제로 벽은 회복요가에서 주된 지지대 역할을 한다. 좋은 점은 어디를 가든 벽이 있기 때문에 구입할 필요가 없다는 것이다! 회복요가를 위해 집에 있는 한쪽 벽면을 정리하는 것이 좋은데, 이는 계속해서 특정 벽에서 요가를 할 경우 이 벽을 지속적으로 사용하다 보면 정말 '집' 에 있는 것 같은 기분이 들게 해 줄 것이기 때문이다.

효과가 있으면 무엇이든 사용하라

여러 자세들은 최소한의 소도구를 사용해서 할 수 있고, 집에 있는 물건을 사용해서 수행할 수도 있다. 이렇게 집에 있는 물건을 사용한다면 새 요가 물품을 구입하느라 은행 한도를 초과하지 않아도 된다. 예를 들면, 소파 쿠션과 베개는 좋은 볼스터가 될 수 있고, 넥타이는 요가 스트랩으로 사용할 수 있다. 책이 '블록' 이 될 수 있고, 수건이 '눈베개' 가 될 수 있으며, 보통 집에서 사용하는 담요와 수건이 '요가 담요' 가 될 수 있다. 시중에 있는 모든 요가 소도구를 사야 한다고 느낄 필요는 없다. 하지만 지나치게 아끼지는 말라. 소도구에 관한 한 가지 진실은 많을수록 좋다는 것이다! 필요시 언제든지 간단히 소도구를 추가하면 된다. 너무 많은 소도구란 있을 수 없다. 핵심은 '편안함' 이고, 진정 편안할 때 비로소 당신은 진정으로 회복될 수 있다.

집에서 되풀이해서 사용하는 공간을 만드는 것은 요가 수행에 전념하는 훌륭한 방법이다. 너무 피곤해서 복잡한 자세를 위한 준비를 할 생각에 연습하기가 꺼려진다면 요가 전용 공간에 소도구를 준비해 두는 것도 한 가지 방법이다. 회복요가는 누구나 할 수 있는 것임을 명심하라. 신체적으로 건강하든 아니든, 에너지가 넘치든 피로하든, 스트레스를 잘 조절하고 있든 스트레스를 받고 있든 회복요가는 신체와 교감하는 데에 도움을 줄 수 있는 강력한 도구이다. 소도구가 있든 없든, 여행 중이든 집이든 이런 자세를 취하기 위해 필요한 것은 즉석에서 구할 수 있다.

이제 회복요가 수행을 위한 핵심 요소들을 배웠으니 회복요가를 시작해 보자!

요가의 지혜

아래는 내가 권하는 요가 소도구 관련 온라인 링크들이다. 모든 사이트들을 추천할 만하다. 모두 필요한 도구를 적당한 가격에 제공한다.

- www.innerspaceyoga.net
- www.toolsforyoga.net
- www.yogamoves.net
- www.huggermugger.com
- www.yogadirect.com
- www.amazon.com
- www.myzenhome.com
- www.yogalifestyle.com

제 2 부

시작하기

"우리 몸은 우리 자서전이 된다."

— 프랭크 질렛 버저스 _미국 예술가, 예술 평론가, 시인, 작가, 유머 작가

자세. 여기에서 모든 것이 시작된다. 제2부에는 완전한 회복요가 수행을 이루기 위해 필요한 모든 회복요가 자세들이 담겨 있다. 자세들은 준비운동, 후굴, 비틀기, 전굴, 역자세로 나뉜다. 준비운동은 당신이 자리를 잡을 수 있게 도와준다. 후굴은 몸의 앞면을 열어 줌으로써 원기를 채운다. 비틀기는 몸속의 독소를 쥐어짜 냄으로써 장기를 탄탄하게 만들어 준다. 전굴은 항복하는 자세로 몸 앞면을 닫음으로써 진정 작용을 한다. 그리고 역자세는 인체 체계 전체의 균형을 잡아준다. 또한 여기에 나오는 모든 자세들을 수행하는 과정에서 '놓아 버림'을 도와주고 수련과 그 혜택을 온전하게 매조질 수 있게 해 주는 다양한 호흡 기법과 시각화에 관한 자세한 정보를 제공하는 부분도 있다.

제2부와 제3부에 걸쳐, 요가 수행에서 비롯된 지혜를 제시하는 196개의 경구의 모음집인 파탄잘리의 『요가수트라』에 초점을 맞춘 보충글도 볼 수 있다. 학생들이 요가라는 신체 수행을 통해 내면의 자기와 더 깊이 교감하기 시작하면 자신의 개인적 성장을 뒷받침하는 철학을 찾기 시작한다는 것을 알게 되었다. 이러한 경구가 당신의 수행을 뒷받침하는 데에 도움이 될 것이다.

제2부에서 보게 될 호흡 훈련과 자세들이 숨을 쉬는 것 자체로 벅차지는 않지만, 그럼에도 그만큼 당신의 원기를 채워 줄 것이라는 점을 명심하라. 이제 회복되고 새로워질 준비를 하라. 당신이 할 일은 소도구를 준비해서 제자리에 배치한 다음, 이완하는 것뿐이다.

제 4 장

호흡과 시각화

*"당신 뒤에 놓인 것과 당신 앞에 놓인 것들은
당신 안에 있는 것에 비하면 하찮을 따름이다."*

— 랄프 왈도 에머슨 _미국 수필가 겸 시인

대개 '호흡 통제'를 뜻하는 것으로 번역되는 프라나야마는 파탄잘리에 의하면 '여덟 개의 가지' 중 하나이다. 호흡 기법은 우리를 호흡과 이어줌으로써 몸을 치유하는 나름의 힘을 갖고 있다. 호흡은 궁극적으로 몸과 마음의 균형을 회복시키는 생리적, 심리적 변화를 일으키기 때문이다. 이런 호흡 수련들이 요가 자세보다 더 중요하지는 않겠지만, 그래도 자세만큼이나 중요하다는 것도 사실이다.

이 장에서는 요가에서 가르치는 표준적 호흡 기법들을 보게 된다. 호흡 기법들을 실시하는 법, 적용하는 시기를 배우면 회복요가를 훨씬 더 효과적으로 하는 데에 도움이 된다. 호흡 기법들은 앉아서나 누워서 실시할 수 있으며, 회복요가 자세를 하는 중에 실시하면 좌정하고 마음을 고요히 하는 데에 도움이 되는 것들도 많다. 호흡 기법들을 가급적 자주 실시해서 마치 제2의 천성인 것처럼 습관을 들이도록 하라. 그러면 호흡 기법을 가장 필요로 하는 순간에 요가 수행에 결합시킬 수 있게 될 것이다.

주: 프라나야마는 잘못 수행하면 해로운 효과를 일으키기도 한다. 여기에서 내가 당신과 공유하는 모든 기법들은 공인 강사의 지도가 없이도 당신 스스로 할 수 있는 간단한 것들이다.

중심잡기

회복요가 수행을 시작할 때에 가장 먼저 해야 하고 가장 중요한 것들 중 하나는 중심잡기(centering)이다. 중심잡기는 당신이 지금 여기에서 하고 있는 것에 더 집중할 수 있는 기회가 된다. 단어를 보면 알 수 있듯이, 당신의 '중심(center)'과 교감하는 것이다. 중심을 잡으면 당신은 당신 몸 전체에서 느껴지고 있는 모든 것들과 일체가 되고, 보다 분명하게 그것들을 파악하게 된다. 예를 들면, 어디에서 통증이 느껴지는지, 어디에서 에너지가 느껴지는지 등을 집어낼 수 있게 된다. 이런 지식을 갖추게 되면 어느 부위가 관심을 필요로 하고 있는지를 이해하는 데에 도움이 되며 따라서 제2부와 제3부에 나오는 자세와 시퀀스를 사용하여 자신만의 맞춤 회복요가 수행법을 만들 수도 있다. 이 장 전체에 걸쳐 당신은 호흡을 활용하여 자신의 몸을 고요하게 하는 몇 가지 구체적인 기법들을 배우게 될 것이다. 먼저 중심잡기 훈련부터 시작하는 것이 도움이 될 것이다.

중심잡기 훈련

이 호흡 훈련을 할 때 몸에서 어떤 일이 일어나는지 주의를 기울여 보라. 조금이라도 불편함이 있는지 샅샅이 살펴보라. 호흡에 집중하면 당신의 현재 몸과 더욱 일체가 된다. 당신 몸과 일체가 되면 지금 여기에서 일어나고 있는 것들과 더 가까워지며 과거에 일어났던 일들이나 미래에 일어날 일들과는 더 멀어진다. 당신이 현재와 일체가 되면 바로 그 순간 당신에게 실제로 일어나고 있는 것들에 집중할 수 있게 된다.

1. 의자나 바닥에 편하게 앉는다.
2. 의자에 앉아 있다면 의자 앞쪽으로 몸을 당겨서 궁둥뼈는 의자에 닿아 있지만 등은 기대지 않는 자세를 취한다. 척추는 길게 늘인다. 바닥에 앉아 있다면 담요 한 장이나 블록을 깔아 앉은 자리를 높여서 엉덩관절이 무릎보다 높이 있게 한다. 이미 엉덩관절이 무릎보다 높으면 자리를 높일 필요는 없다. 척추를 곧추세운 상태를 유지하기 힘들다면 벽에 기대어 앉아도 좋다.
3. 호흡에 초점을 맞춘다. 숨을 들이쉬면서 콧구멍을 통해 들어오는 숨을 따라간다. 숨을 내쉬면서 콧구멍 밖으로 나가는 숨을 따라간다. 처음에는 숨이 들고 나는 그 지점에만 집중한다. 눈을 감는 것이 편하다면 그렇게 하는 것이 집중에 더 도움이 될 것이다. 그윽한 눈으로 내려다보아도 좋다.
4. 계속 호흡을 하면서, 공기가 폐로 빨려 들어갈 때 그 길을 따라가면서 호흡을 폐 및 가로막과 이어본다. 완전한 호흡이 궁극적인 목표다. 편안한 상태에서 최대한 깊게 숨을 들이쉬어 본다. 그리고 편안한 상태에서 최대한 깊게 숨을 내쉬어 본다. 이 수련을 하면 감정적으로 약간 불편함을 느낄 수도 있다. 불안해지기 시작하면 들숨을 줄이고 날숨을 더 깊게 하는 데에 집중한다. 5분을 꽉 채워서 이 수련을 계속 한다.

요가의 지혜

당신을 정말로 아프게 하는 것이 무엇인지 이해하려면 조용히 귀를 기울여야 한다. 때로는 사전 설문을 위해 '자기 면접'을 하는 것이 자신의 통증을 보다 정확하게 파악하는 데에 도움이 된다. 자문해 볼 질문의 목록은 아래와 같다.

- 어디가 아픈가?
- 어쩌다가 그렇게 되었는가?
- 얼마나 오래 그런 통증이 있었는가?
- 하루 중 가장 아픈 때는 언제인가?
- 내 상태에 대해 전문가의 소견을 구한 적이 있는가? 뭐라고 했는가?

일기를 사용하여 당신의 답을 적어 보라. 스스로 다시 읽어보라. 자신의 통증에 대해 무엇을 알 수 있는가? 수행을 계속해 나가면서 자신의 답변에 대해 생각해보라. 어떤 종류의 자세들이 가장 유익하다는 생각이 드는가?

호흡 훈련

이제는 호흡을 통제하면 마음을 차분하게 할 수 있다는 점을 과학적으로 알고 있다. 심지어 장수에도 일조한다는 믿음도 있다. 통상적으로 호흡을 통제할 수 있다면 몸과 마음과 더욱 조화를 이룬 기분이 들고, 불안이 줄어들며, 고혈압까지 안정시킬 수도 있다. 대체적으로 당신은 집중력이 더 좋아지고 일상에서 더 또렷하고 행복한 기분을 느낀다. 이 호흡 훈련을 수행할 준비를 할 때에는 눈을 감을 수도 있지만 눈을 감는 것이 편하지 않다면 살짝 내려다보면서 부드럽게 바라보는 것도 좋다.

아파 자파 호흡

아파 자파(Apa Japa)는 '호흡 자각'을 뜻한다. 이 호흡 기법의 목적은 자신의 호흡에 대해 의식함으로써 자신의 몸을 자각하게 되는 것이다. 중심잡기에 아주 좋은 도구이며 어떠한 긴장이든지, 어디에서 그 긴장이 이어지고 있든지 간에 잘 감지할 수 있다. 요가 수행에 앞서서 혹은 회복요가 자세를 취하는 동안에 이 호흡법을 사용한다.

1. 눕거나 의자나 바닥에 편하게 앉는다. 편안함을 위해 엉덩이 밑에 담요를 깔거나 등을 지지하기 위해 벽에 기댄다. 편안해지고 나면 눈을 감고 주의를 내면으로 향한다.

2. 아무 것도 바꾸려고 하지 말고 그저 호흡을 의식하도록 한다. 호흡에 주의하면 자연스럽게 호흡 패턴이 바뀌지만 그렇게 하지 않으려고 노력한다. 이 기법이 가장 어려운 점이 바로 이것이다. 그냥 자연스럽게 호흡해야 한다.

3. 들숨과 날숨의 길이에 집중한다.

4. 어디에서 호흡이 느껴지는지 살펴본다. 콧구멍을 통해 숨이 들어와 폐로 들어가는 것을 느껴 본다. 숨이 폐 속으로 들어와 폐를 가득 채우는 느낌을 느껴 본다. 숨을 들이쉬고 내쉬면서 갈비뼈가 확장하고 수축하는 것을 느껴 본다.

5. 최소 2분간 이렇게 계속 호흡한다.

가로막호흡

이 호흡 기법은 당신이 '더 깊게' 호흡할 수 있게 도와준다. 배근육과 가로막이 활짝 열려 숨을 더 깊게 들이쉴 수 있도록 단련시킨다. 이 자세는 앉아서 하거나 누워서 할 수 있지만 누워서 하면 더 잘 느낄 수 있다는 점을 명심하기 바란다.

1. 눕거나 의자나 바닥에 편하게 앉는다. 편안해지면 한손을 배에 올려놓고 다른 손은 가슴에 올려놓는다.
2. 가로막을 사용해서 배로 숨을 들이쉬면서 차오르는 배를 따라 손이 올라왔다가 숨을 내쉬면서 낮아지는 것을 느껴 본다.
3. 이 동작을 따라 하면서 숨이 어디로 움직이고 있는지 느껴 본다.
4. 호흡이 더 깊어지도록 배로 숨을 들이쉴 수 있는지 살펴본다.

쿰바카 호흡

'쿰바카 호흡'에서는 쿰바카라고 알려진 호흡 멈춤을 통해 자각을 또렷하게 만든다.* 이 호흡 기법에서 탐구하는 고요함이 바로 명상 수행, 즉 자기에게서 차분함과 평안을 찾는 수행의 출발점이다.

1. 눕거나 의자나 바닥에 편하게 앉는다. 편안해지면 가로막호흡으로 배에 숨을 끝까지 집어넣고 숨을 들이쉰 직후 숨을 멈춰서 다시 숨을 내쉬어야겠다고 느낄 때까지 그 상태를 유지한다.
2. 숨을 내쉬고 숨을 내쉰 직후 숨을 멈춰서 다시 숨을 들이쉬어야겠다고 느낄 때까지 그 상태를 유지한다.
3. 최소 2분간 한다.

요가의 지혜

숨을 너무 오래 참지 말라. 호흡과 호흡 사이에 공백을 느낄 기회를 얻을 만큼만 길게 참으면 충분하다.

* 원래 '쿰바카'는 '호흡 멈춤'을 의미한다. 여기에서 '쿰바카 호흡'이란 '들숨, 들숨 후 멈춤, 날숨, 날숨 후 멈춤…'이라는 일련의 호흡을 의미한다. – 옮긴이

웃자이 호흡

웃자이 호흡(Ujjaii Breath)은 뇌의 시냅스의 속도를 늦추는 것으로 밝혀졌다. 요가에서는 '승리 호흡'이라고도 알려져 있다. 나는 이 호흡을 하는 학생들에게 다스 베이더가 숨 쉬는 소리 혹은 대양의 파도가 바닷가에 와서 부딪는 소리처럼 숨을 쉬라고 말한다. 웃자이 호흡은 대개 활동적인 유형의 요가에서 자주 쓰이는데 이 호흡을 하기 위해 필요한 목구멍의 수축이 몸을 안에서부터 데워 주기 때문이다.

방법 1

1. 의자나 바닥에 편하게 앉는다. 턱이 목구멍을 제약해서 목구멍이 너무 열리거나 닫히지 않게 한다. 편안해지기 위해 필요한 모든 소도구를 사용하여 몸을 받친다. 편안해지면 목구멍(전문적으로 말하면 성대문)을 수축시키는 연습을 한다. 손을 벌린 입 앞에 놓고 마치 안경에 김을 쏘이듯이 숨을 내쉰다. 호흡이 따뜻한지 확인한다.

2. 가장 힘든 부분이 들숨이다. 숨을 들이쉬면서 목구멍을 수축시키려고 노력한다.

3. 입을 연 채로 조금 연습을 하고 나면 입을 닫은 채로도 이렇게 해 보려고 노력한다. 약 1분 동안 목구멍을 수축시킨 채로 콧구멍으로 숨을 쉰다.

요가의 지혜

이 호흡은 여러 가지 문제들에 대해 이완 기법으로 활용될 수 있다. 불면증이나 스트레스를 완화하는 데에 도움이 될 수도 있고 욱해서 말하기 전에 진정하는 기법으로 사용할 수도 있다. 거의 모든 긴장된 상황에서 당신이 중심을 잡고 이완하는 데에 도움이 된다. 이 호흡을 권하지 않는 유일한 경우는 사바아사나를 하는 중이다. 이때에는 목구멍을 이완해야 하기 때문이다.

방법 2

1. 눕거나 의자나 바닥에 편하게 앉는다. 편안해지면 둘까지 세면서 숨을 들이쉬고 넷까지 세면서 숨을 내쉰다.

2. 이 박자에 맞추어 계속 호흡한다. 30초 정도 지나면 숫자를 늘린다. 즉 셋까지 세면서 숨을 들이쉬고 여섯까지 세면서 숨을 내쉬는 식이다.

3. 계속하기에 편한 숫자를 찾는다. 조금이라도 불안을 느끼면 안 된다. 이 호흡은 당신이 차분해지도록 도와주어야 한다. 가능하다면 5분 동안 실시한다.

요가의 지혜

이 호흡법은 마음과 교감신경계통을 진정시킨다. 교감신경계통은 맞섬도피반응(fight-or-flight reaction)을 통제하는 부위이다. 이 호흡법을 수행하면 목을 타고 가로막까지 내려가는 미주신경이 뇌에 부교감신경계통을 활성화하라는 신호를 보낸다. 부교감신경계통은 이완 상태에 이르면 촉발되는 '휴식과 소화' 혹은 '먹고 낳기' 반응을 담당한다. 교감신경계통은 맞섬도피반응 활성화의 결과로 신체에 코티솔을 만들어 낸다. 이 호흡법을 수행하면 부교감신경계통이 작용하여 신체를 망가뜨리는 코티솔 수치를 낮춰 준다.

나디 쇼다나

교호호흡이라고도 알려진 이 호흡법은 뇌의 왼쪽과 오른쪽 간의 균형을 잡는 데에 도움을 준다. 요가에서는 신체의 오른편이 '하(ha)' 라는 태양의 에너지를 사용하는 남성적인 면이며 왼편은 '타(tha)' 라는 달의 에너지를 사용하는 여성적 측면이라고 믿는다.['하타요가(Hatha yoga)' 라는 용어도 여기에서 나왔다.] 호흡에서는 매 88분마다 왼쪽이나 오른쪽 콧구멍이 주도적으로 바뀐다. 나디 쇼다나는 뇌를 속여서 어느 콧구멍이 주도적인지 알지 못하게 하고, 그럼으로써 호흡이 각 콧구멍을 통해 보다 균등하게 흘러갈 수 있게 해 준다. 이 호흡법을 사용하면 뇌와 신경계통은 더욱 균형이 잡히고 당신은 보다 쉽게 명상 상태로 들어갈 수 있다.

1. 의자나 바닥에 편하게 앉는다. 편안해지면 왼손을 왼쪽 다리에 편하게 올려놓는다.

2. 오른손의 집게손가락과 가운데손가락의 두 손끝을 두 눈썹 사이에 갖다 대거나 두 손가락을 구부려서 두 손끝을 손바닥의 불룩한 부위에 갖다 댄다.*

3. 반지손가락과 엄지손가락을 코의 양쪽에 있는 단단한 코뼈와 부드러운 코연골이 만나는 부위에 살짝 올려놓는다. 양쪽 콧구멍으로 숨을 내쉬고 들이쉰다. 들이쉰 이후 코를 살짝 눌러서 콧구멍을 막는다. 오른쪽 콧구멍은 계속 막고 있고 왼쪽 콧구멍만 압박을 풀어서 왼쪽 콧구멍으로 숨을 내쉰다.

4. 왼쪽 콧구멍으로 숨을 들이쉰 다음 왼쪽 콧구멍을 막고 오른쪽 콧구멍으로 숨을 내쉰다.

5. 오른쪽 콧구멍으로 숨을 들이쉰 다음 오른쪽 콧구멍을 막고 왼쪽 콧구멍으로 숨을 내쉰다.

6. 이렇게 최소 6회를 한다. (양쪽 모두 한 번씩 숨을 들이쉬고 내쉬는 것이 1회이다.)

7. 훈련이 끝나면 양손을 양쪽 다리에 편하게 올려놓고서 규칙적으로 호흡한다.

요가의 지혜

우리 몸 전체에는 세 개의 주요한 나디, 즉 에너지 통로가 있다. 중앙 통로는 수숨나 나디라고 하며 에너지가 척주 바닥에서 시작해 정수리까지 흐른다. 나머지 두 개의 나디는 각각 이다와 핑갈라라고 하며 중앙 나디를 교차하며 흐른다. 이다는 '여성적' 통로로, 핑갈라는 '남성적' 통로로 여겨지며 이들의 상호보완적 속성은 음/양, 어둠/밝음 달/해에 비유된다. 이다는 왼쪽에서 출발하며 핑갈라는 오른쪽에서 출발한다.

* 오른손의 집게손가락과 가운데손가락의 두 손끝을 두 눈썹 사이에 갖다 대고 엄지손가락 손끝은 오른쪽 코뼈 끝에 두고, 반지손가락의 손끝은 왼쪽 코뼈 끝에 두는 것을 나사그라 무드라라고 한다. 또한 오른손의 집게손가락과 가운데손가락을 구부려서 두 손끝을 손바닥의 불룩한 부위에 갖다 대고 엄지손가락 손끝은 오른쪽 코뼈 끝에 두고, 반지손가락의 손끝은 왼쪽 코뼈 끝에 두는 것을 므리기 무드라 혹은 비슈누 무드라라고 한다. – 옮긴이

시탈리 호흡

시탈리 호흡(Sitali Breath)은 체온을 낮춰 주는 호흡법이다. 이를 이해하는 가장 좋은 방법은 개를 보는 것이다. 개들은 혀를 사용해 헐떡이면서 자기 온도를 낮춘다. 혀가 빨대라고 생각하고 혀의 양쪽을 안쪽으로 말아서 이 호흡을 실시한다. 모든 사람이 혀를 말 수 있는 것은 아니기 때문에 말 수 없는 사람이라면 혀를 입 밖으로 내밀기만 해도 된다.

1. 의자나 바닥에 편하게 앉는다. 편안해지면 혀를 빨대처럼 말거나 평평한 상태로 입 밖으로 내민다.
2. 공기가 혀를 따라 올라오게 숨을 들이쉰다. 숨을 들이쉰 다음 혀를 다시 집어넣고 입을 다문 다음 코로 숨을 내쉰다. 얼마나 시원해지는지 느낄 수 있을 것이다.
3. 몸을 식혀야 할 때는 언제든 이 호흡법을 실시한다. 1분에서 2분 정도 이 호흡법을 실시할 수 있다.

시각화/만트라 명상

우리는 대개 한 번에 여러 가지 생각을 하기 때문에 마음의 힘을 끌어내기는 어렵다. 다음 시각화 기법과 만트라 명상이 마음을 조용히 하는 데에 도움이 될 것이다.

구름

구름은 명상에 아주 훌륭한 시각적 보조 도구이다. 누구나 마음속으로 꽤 쉽게 구름의 이미지를 떠올릴 수 있기 때문이다. 구름은 당신 생각이 그러하듯이 빠르거나 천천히 떠다닐 수 있다. 생각과 생각 사이에 공백이 클수록 마음이 고요함에 도달하기도 더 쉬워진다.

1. 눕거나 의자나 바닥에 편하게 앉는다. 편하게 바닥에 담요를 깔고 앉거나 등을 받치기 위해 벽에 기대도 좋다. 편안해지면 눈을 감고 주의를 내면으로 향한다.
2. 자리를 잡아가는 동안 여러 생각들이 마음의 전면에 떠오를 것이다. 때로는 우리에게 수많은 생각들이 몰아칠 것이며 때로는 그렇게 심각하지 않을 수도 있지만 어느 쪽이든 생각과 생각 사이의 여백을 찾는 것이 우리의 목적이다. 이를 위해 생각이 떠오를 때마다 그 생각을 구름 위에 얹어서 흘려보내는 모습을 지켜본다고 상상한다.
3. 이 시각화 훈련을 규칙적으로 수행하다 보면 생각과 생각 사이에 더 많은 여백이 생기게 되고 예전만큼 많은 생각을 구름에 띄워 보내지 않아도 됨을 깨닫게 될 것이다.
4. 처음에는 이 시각화 기법을 5분 동안 수행해 보려고 노력하고 서서히 시간을 늘려 30분까지 수행한다.

빨대

호흡에 주의를 집중할 때에는 시각화를 활용하여 더 깊이 교감할 수 있다. 척주를 빨대로, 숨을 액체로 시각화하는 것은 쉬우면서도 매우 도움이 된다. 액체는 빨아들이면 빨대를 따라 올라왔다가 놓아버리면 도로 잔으로 내려간다. 척주와 숨도 이와 같이 시각화하는 것이다.

1. 눕거나 의자나 바닥에 편하게 앉는다. 편하게 바닥에 담요를 깔고 앉거나 등을 받치기 위해 벽에 기대도 좋다. 편안해지면 눈을 감고 주의를 내면으로 향한다.
2. 백색광이 가득하고 그 속에 당신이 앉아 있는 모습을 시각화한다.
3. 척주를 빨대라고 시각화한다. 숨을 들이쉬면서 척주 바닥에서부터 빨대로 백색광을 빨아올리고 있다고 시각화한다. 숨을 내쉬면서 척주 빨대를 따라 빛을 다시 아래로 흘려보낸다.
4. 5분 동안 이 시각화 기법을 시도하고 시간을 30분까지 서서히 늘린다.

백색광

백색광은 정화와 치유의 빛으로 여겨진다. 자신을 이 빛으로 가득 채우면 치유의 에너지에 다가가는 데에 도움이 된다. 이 시각화를 사용하면 호흡을 치유가 필요한 몸의 각 부위로 향하게 할 수 있다. 신체 특정 부위에 통증이 있거나 암에서 회복 중인 경우, 이 기법은 믿기지 않을 정도로 유익한 도구가 된다. 암 치유 회복요가 시퀀스와 이 시각화의 결합을 보게 될 것이며(제3부 참고) 여기에서는 특히 암 세포에 대해 언급하겠지만, 하고픈 마음이 들 때라면 언제 어디에서나 이 기법을 사용해도 좋다.

1. 눕거나 의자나 바닥에 편하게 앉는다. 편하게 바닥에 담요를 깔고 앉거나 등을 받치기 위해 벽에 기대도 좋다. 편안해지면 눈을 감고 주의를 내면으로 향한다.
2. 몸에서 암세포/통증이 있는 곳을 시각화한다.
3. 백색광이 암세포/통증을 감싸고 모든 흔적을 깨끗이 제거하는 모습을 지켜본다.
4. 백색광이 사방으로 옮겨 다니며 모든 암세포/통증을 빛으로 감싸면서 없애고 또 다음 장소로 이동하는 모습을 따라간다.
5. 몸 안에 있는 모든 암세포/통증을 찾아냈다고 느낄 때까지 이렇게 계속한다.
6. 5분 동안 이 시각화 기법을 시도하고 시간을 30분까지 서서히 늘린다.

함 사 만트라 명상

만트라 명상은 마음이 집중할 중립적인 대상을 제시함으로써 마음을 묶어 두는 방법이기 때문에 매우 강력하다. '함 사(Ham Sah)'는 '나는 그것이다.'라는 뜻이며 당신을 세상 만물과 이어줌으로써 당신의 미미한 자기와 주변의 더 큰 그림 사이에 일어나는 갈등을 피할 수 있게 도와주는 훌륭한 방법이다. 함 사는 당신이 숨을 들이쉬고 내쉴 때 나는 소리와 비슷하게 들리는데, 큰 소리로 말해서는 안 되고 마음으로만 들리게 해야 한다.

1. 눕거나 의자나 바닥에 편하게 앉는다. 편하게 바닥에 담요를 깔고 앉거나 등을 받치기 위해 벽에 기대도 좋다. 편안해지면 눈을 감고 주의를 내면으로 향한다.
2. 숨을 들이쉬면서 조용히 혼잣말로 "함"이라고 하고 숨을 내쉬면서 조용히 "사"라고 말한다.
3. 동시에 척주를 따라 빛이 오르내리는 모습으로 호흡을 시각화할 수도 있다.
4. 5분 동안 이 시각화 기법을 시도하고 시간을 30분까지 서서히 늘린다.

만트라 명상

만트라는 특정한 언어로 된 단어일 필요가 없다. 당신이 직접 선택한 단어를 당신의 만트라로 삼아 되뇌어도 좋다. 그 단어는 당신이 힘쓰고 있는 대상으로, 당신 삶에 더 많은 것들을 가져다주는 것과 관련 있을 것이다. 인기 있는 단어들은 '사랑'이나 '평화'이지만 당신에게 공감이 가는 단어라면 어떤 것이든 사용해도 된다. 이 기법은 만트라를 사용하여 탐구하는 훌륭하고도 부담 없는 방법이다.

1. 눕거나 의자나 바닥에 편하게 앉는다. 편하게 바닥에 담요를 깔고 앉거나 등을 받치기 위해 벽에 기대도 좋다. 편안해지면 눈을 감고 주의를 내면으로 향한다.
2. 숨을 들이쉬면서 당신의 단어를 혼잣말로 하고 숨을 내쉬면서도 되풀이한다.
3. 5분 동안 이 시각화 기법을 시도하고 시간을 30분까지 서서히 늘린다.

변형

이 명상법의 대안으로, 호흡 리듬과 맞출 필요 없이 그저 당신이 선택한 단어를 되풀이하기만 해도 된다. 예를 들면 "평화, 평화, 평화, 평화…."라고 계속 되뇐다. 단어를 되풀이하면서 그 단어를 당신 삶에서 얻는다는 것이 어떤 의미인지 시각화할 수 있다. 몸으로 그것을 느껴 보라.

요가 니드라

진정한 요가 니드라(Yoga Nidra)는 매우 상세하고 체계적인 수행법으로 요가 잠(yogic sleep)이라고 하는 이완 상태에 더 깊이 들어가면서 자기 몸을 부분별로 살펴볼 수 있게 해 준다. 이 과정 자체는 단지 명목상 요가 니드라라고 한다. 요가 니드라 자체는 요가 잠을 자기 위해 하는 것이 아니라 단지 깊은 이완 상태에 빠지려고 하는 것이기 때문이다. 이 시각화에서는 몸의 각 부분마다 짧게 주의를 기울였다가 다음 부분으로 재빨리 옮겨간다. 이 내용을 모두 기억하려고 애쓰지 말고 이 내용을 소리 내어 읽으며 녹음해 두었다가 그것을 들어도 좋다. 생각하려고 하다 보면 이완하기 힘들 수도 있다.

1. 요가 니드라를 하려면 눕는 것이 가장 좋다. 편안하게 만들기 위해 보조해 줄 소도구가 필요하다면 사용한다. 편안해지면 눈을 감고 주의를 내면으로 향한다.

2. 먼저 주의를 양발로 향한다. 발과 발가락을 이완시키고 그 다음 주의를 다리로 옮긴다. 종아리, 정강이, 무릎, 넓적다리, 볼기를 이완한다. 허리, 배, 가슴, 어깨를 이완한다. 팔을 이완하고 손가락을 이완한다. 팔 전체를 이완하는 기분을 느껴 보고 이완되는 느낌이 다시 팔을 따라 이완된 어깨까지 올라오게 한 다음 목과 얼굴 근육 전체를 이완한다. 두피를 이완하고 온몸이 바닥에 더 깊이 가라앉는 기분을 느낀 다음, 남은 긴장을 모두 놓아 버린다.

3. 다시 차근차근 각 부분을 거쳐 가면서 더 구체적으로 실시한다. 예를 들면, 양손을 할 때에는 오른손 새끼손가락, 반지손가락, 가운데손가락, 집게손가락, 엄지손가락을 이완한 다음, 왼손 새끼손가락, 반지손가락, 가운데손가락, 집게손가락, 엄지손가락을 이완하는 식이다.

4. 요가 니드라 한 회기를 제대로 하려면 한 시간 이상 걸리지만 짧게 변형하여 몇 분으로 시작해서 시간을 서서히 늘려 가면 된다.

제 5 장

자세

"요가는 당신이 누구인지에 대해
호기심을 품을 수 있는 완벽한 기회이다."

— 제이슨 크랜델 _미국의 요가 강사

중심잡기를 하는 법을 알고 회복요가를 할 준비를 도와줄 호흡과 명상 훈련에 익숙해졌으니 마음을 편안하게 만들어 주고, 질병이나 부상에서 회복하며, 균형 감각과 참살이를 얻게 해 줄 다양한 회복요가 자세들을 살펴볼 차례이다. 이 장에서 어떤 회복요가 자세를 선택할 지에 대해서 정해진 답은 없음을 명심하라. 자세를 한 번에 하나씩 수행할 수도 있고 그날 당신의 몸에 맞다고 느껴지는 직관에 따라 다양하게 조합할 수도 있다. 어떤 자세가 신체적, 감정적 차원에서 당신에게 특정한 기분을 일으키는 것을 깨닫게 될 것이다. 그 감정에 주의를 기울여라. 그 감정들이 어디에서 비롯되는지를 생각해보라. 더욱 직관적인 차원에서 수행이 비롯되는 만큼이나 이렇게 의식 수준에서 하는 수행도 도움이 된다. 주의를 기울이면 궁극적으로 자신을 치유할 수 있는 선천적인 지혜가 있다. 이런 자세들을 더 많이 수행할수록 당신에게 반향이 있는 자세가 어느 것인지, 당신에게 가장 필요한 부분에서 당신 몸의 균형을 되찾도록 도와주는 자세가 무엇인지 찾아낼 수 있을 것이다. 이를 돕기 위해 제3부에서는 여기에서 배우게 될 자세들을 시퀀스로 결합하여, 당신에게 있을 수도 있는 특정한 신체적 혹은 감정적 문제들을 해결하는 방법을 더 자세히 알아보도록 도와줄 것이다.

이 자세들을 시험해 볼 때에는 사람마다 몸이 다르며 다른 자세에 비해 당신에게 더 효과가 있는 자세들이 있을 수 있음을 명심하라. 예를 들면, 당신의 몸 상태와 유연성에 따라 어떤 자세는 하기가 특히 힘들고 어려울 수 있다. 이 때문에 당신이 각각의 자세를 편안하게 할 수 있도록 도와줄 다양한 변형 자세들도 제시되어 있다. 시간을 들여서 각각의 자세에서 당신에게 가장 효과가 좋은 방법이 무엇인지 찾아내라. 스스로 자유롭게 실험하라. 서두르지 마라. 당신의 목적은 도움을 받고 편안하다는 느낌을 통해 완전히 이완하는 것임을 잊지 마라. 제대로 지지를 받을 때, 다시 말해 담요나 블록을 한 장 더 추가하는 것만으로도 당신은 가장 이완된 기분을 느끼게 될 것이다. 당신의 현재 상태에서 제대로 되었다는 기분이 들 때까지 여러 가지를 이리저리 시험해 보라.

참고 사항

이 장 전체에 걸쳐 각각의 자세 옆에 몇 가지 심벌을 볼 수 있을 것이다. 그중 하나는 제2장에서 언급한 우리 몸의 에너지 중심인 차크라를 가리킨다. 차크라는 요가 자세들을 통해 자극된다. 다음 차크라 아이콘들은 각각의 자세가 활성화하는 차크라를 가리킨다.

- 물라다라: 
- 스와디스타나: 
- 마니푸라: 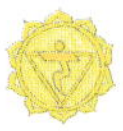
- 아나하타: 
- 비슛디: 
- 아갸: 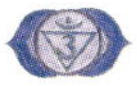
- 사하스라라: 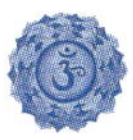

각 자세 옆에 있는 또 다른 심벌은 역시 제2장에서 이야기했던 도샤를 가리킨다. 각 자세마다 'V(바타), P(피타), K(카파)'와 더불어 '=, +, –' 기호를 보게 될 것이다. '='는 해당 자세가 도샤의 균형을 잡아 준다는 뜻이며 '+'는 도샤를 증가시키고 '–'는 도샤를 감소시킨다는 뜻이다. 이 정보는 당신의 도샤 불균형에 따라 어떤 자세를 수행할지 선택하는 데에 유용하다. 어떤 불균형이 있건 간에 모든 도샤의 구성 상태는 바타의 균형을 잡아 주는 자세들을 통해 혜택을 볼 수 있음을 명심하라. 바타는 움직임을 담당하는 도샤이기 때문이다. 때로는 도샤를 늘려야 할 수도 있고, 때로는 줄여야 할 수도 있다.

회복요가 자세에 대한 일반적 조언

이 장에 나오는 자세들을 수행하기에 앞서 회복요가 수행의 맥락 속에서 당신이 어떤 사람인지에 대한 분명한 그림을 갖고 있는 것이 중요하다. 즉 당신의 신체적 한계는 무엇이며 어떤 시점에 신체적으로나 감정적으로 어디에 주의를 기울여야 하는지, 어디에서 결과가 나타나고 있으며 계속하고자 하는 곳은 어느 부위인지 혹은 그 반대는 어디인지 등에 대해서 말이다. 회복요가 수행을 해 나가면서 이 조언을 자주 되풀이해서 읽다 보면 회복요가 수행에서 최대한의 효과를 얻어낼 수 있도록 스스로 확인하는 데에 도움이 될 것이다.

- 통증이 느껴질 지경까지 불편하게 자세를 유지해서는 절대로 안 된다. 감각이 있는 것은 괜찮지만 통증은 안 된다.
- 신체적으로나 감정적으로 불편함이 일어나는 것은 때로 수행의 정상적인 일부이다.
- 호흡은 부드럽게 흘러야 한다.
- 소도구로 몸을 지탱하고 떠받치도록 한다. 어떤 식으로든 너무 힘을 쓰려고 하면 안 된다.
- 처음에는 자세가 힘들게 느껴질 수도 있지만 자세를 잡고 시간이 지나면 좀 더 쉬워질 것이다.
- 시간을 충분히 가진다. 대부분의 자세는 최소한 5분간 유지해야 한다.
- 진정한 이완감이 자리를 잡으려면 조용하고 따뜻하며 어두운 환경이어야 한다는 점을 명심한다.
- 자세를 잡고 있는 동안은 편안한 상태를 유지한다. 자세를 잡고 있는 동안 담요로 몸을 덮는 것은 이완감이 더 커지는 훌륭한 방법이 된다. 무게가 더해지면서 안도감과 함께 온기도 좀 더 커진다. 좀 더 이완되는 느낌을 얻기 위해 눈베개를 해도 좋다. 자세를 잡은 다음 쉽게 손이 닿을 수 있는 위치에 담요나 눈베개를 두도록 한다. 해당 자세에 눈베개나 담요가 구체적으로 명시되어 있지 않더라도 마음 놓고 사용해도 좋다.
- 시퀀스로 넘어가기에 앞서 개별 자세를 하는 법들을 철저히 숙지하도록 한다.
- 자세를 잡기 위해 시간을 들인다. 수행을 하는 동안 편안할 수 있도록 조정 작업을 한다. 안락함이야말로 가장 중요한 덕목이기 때문이다. 소도구를 서로 번갈아 가면서 사용해도 된다. 사각 볼스터는 둥근 볼스터로 대신해도 되고, 아니면 심지어 볼스터 대신에 다른 방식으로 접거나 말아 놓은 담요를 사용해도 된다. 몸에 맞게 소도구와 자세를 맞추도록 한다.
- 제3장에서 논의했듯이 시계는 벗되 시간에 대해 생각하지 않아도 되도록 타이머를 사용한다. 가능하다면 시끄러운 소리가 아니라 평화로운 소리가 나는 타이머를 고른다.

당신이 과체중이든 저체중이든 어떤 질환이 있든 상관없다. 당신이 어떤 사람이든, 당신 삶에서 어떤 위치에 있든 편하고 안락하게 회복요가의 이 자세들을 수행할 수 있다. 회복요가 자세를 수행할 때에는 최대한 편안해야 하며 자세에 따라 추가적인 쿠션이나 지지대가 더 필요할 수도, 덜 필요할 수도 있다는 점을 기억하라. 편안하고 안락하게 느끼려면 소도구를 추가하거나 빼야 한다는 생각이 들면 마음껏 그렇게 하라.

『요가수트라』 2장 46절

요가 자세는 안정적(스티라)이고 편안(수캄)해야 한다.

준비운동

'회복요가에서 준비운동이라고? 회복요가 자체가 충분히 긴장을 풀어 주지 않나?' 라고 생각할 수도 있을 것이다. 사실 준비운동 스트레칭은 회복요가의 목표, 즉 몸이 진정으로 놓아 버리는 것을 준비시켜 준다. 몸이 이완되면 제대로 모든 자세를 취할 수 있도록 정신과 신체를 갖춰 놓을 수 있다. 이 준비운동 자세들은 당신이 당신의 호흡과 더불어 나중에 사용하게 될 소도구를 포함한 주변 환경과도 교감하도록 도와줌으로써 스스로 준비하게 해 준다. 각 자세에 충분한 시간을 들이고 서서히 당신의 호흡, 그리고 당신의 내면과 주변에 무엇이 있는지 의식하라. 자세에 적응하고 있는가? 이완하기 시작했는가? 당신이 좀 더 풀어 주어야 할 필요가 있다고 느끼는 부위의 문제를 해결하는 것에 초점을 맞추어 다음 자세들 중에서 선택하여 준비운동을 하라. 여러 준비운동 중에서 몇 가지만 해도 수행에 필요한 몸과 마음이 준비된다.

숩타 파당구쉬타아사나
(누운 다리 스트레칭 자세)

유익한 차크라:

도샤 균형: K+, P+, V=

필요한 소도구

- 매트
- 벽(선택)
- 담요(베개 접기)(선택)
- 스트랩
- 블록(선택)

이 자세는 허리, 다리, 엉덩관절을 열고 스트레칭하는 데에 도움이 된다. 벽이 없이도 할 수 있고 담요나 블록도 없어도 된다. 더 활동적인 수업에서라면 한 다리로 균형을 잡으면서 이 자세를 유지할 수도 있지만 누워서 할 때에 훨씬 더 쉽게 할 수 있다!

하는 방법

1. 등을 대고 눕는다. 다리는 곧게 뻗는다. 원한다면 안정감을 주기 위해 벽에 발을 대도 좋다. 지지대가 필요하다면 담요(베개 접기)를 머리 밑에 둔다. 등이 불편하다면 스트랩으로 잡고 있지 않은 쪽 다리를 굽혀 발을 바닥에 대도 된다.

2. 양손에 스트랩 끝을 하나씩 잡고 무릎을 가슴 쪽으로 끌어당긴 다음 발바닥활을 스트랩으로 감아 고리를 만든다. 다리가 바닥에 수직이 될 때까지 다리를 곧게 뻗는다. 스트레칭이 정말 효과적이려면 이 자세를 2분간 유지해야 하지만 그러기 힘들다면 최소한 1분은 버티도록 한다.

3. 이제 다리는 위로 곧게 뻗은 상태로 스트랩의 양쪽 끝을 한손으로 쥔다. 이 시점에서 필요하다면 지지를 위해 오른쪽 다리 밑에 블록을 놓아도 된다. 다리를 가쪽으로 벌린다. 이 자세를 최소 1분간 유지한다.

4. 이제 다리를 다시 위로 곧게 뻗고 스트랩을 반대편 손으로 바꿔 잡는다. 스트랩의 긴장을 유지한 채로 다리를 반대편으로 넘긴다. 필요하다면 블록을 발밑에 두어 지지대로 삼아도 좋다. 스트레칭이 가장 많이 된다고 느끼는 자세로 유지한다. 바닥이나 블록에 발이 전혀 닿지 않게 하는 편이 나을 수도 있다. 이 자세를 최소 1분간 유지한다.

5. 반대편 다리로 이 자세를 되풀이한다.

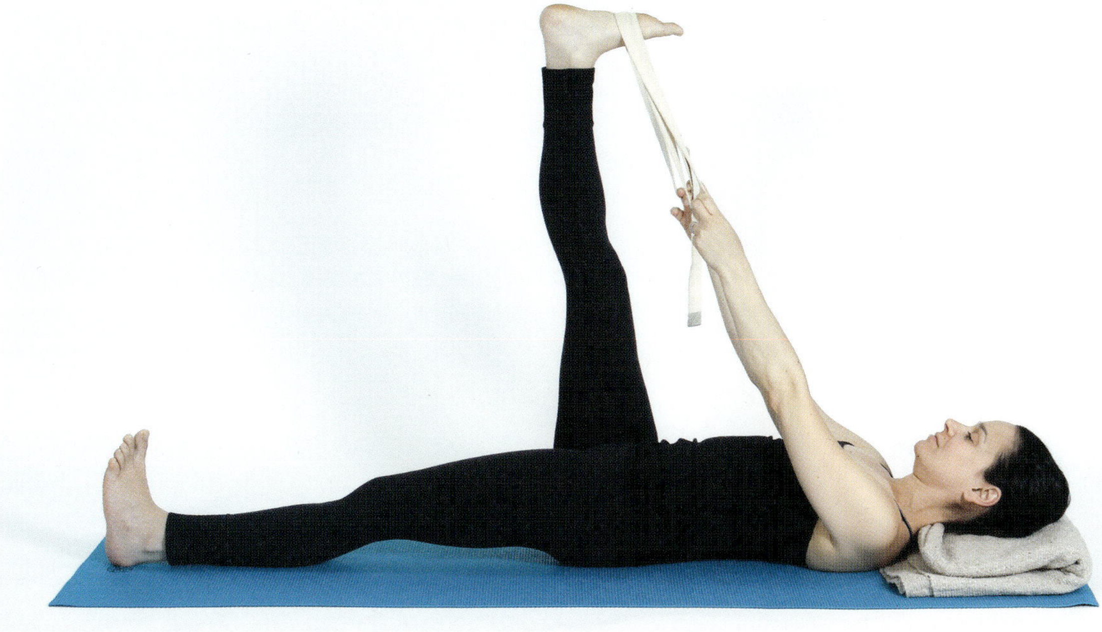

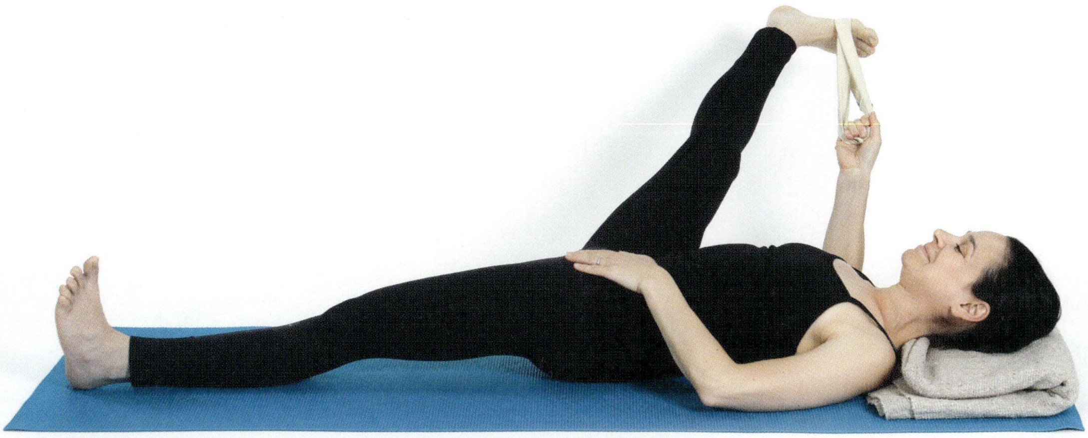

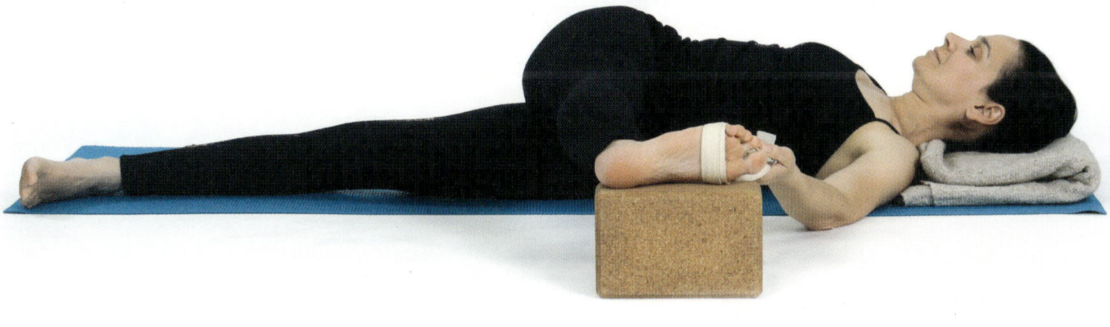

목 스트레칭

유익한 차크라:

도샤 균형: K−, P+, V+

목은 큰 긴장과 스트레스를 받고 있는데, 목 스트레칭은 그 긴장을 조금이라도 놓아 버리는 데에 도움이 된다. 사실 목에 별로 안전하지 않은 목 돌리기와 달리 목 스트레칭은 카이로프랙터가 인정한 방법이다!

필요한 소도구

- 매트
- 의자(선택)
- 블록 2개(선택)

하는 방법

1. 의자나 바닥에 편하게 앉는다. 필요하다면 무릎 밑에 블록을 놓아 지지대로 삼는다.
2. 척주를 늘이고 턱은 가슴 쪽으로 당긴다. 오른쪽 귀를 오른쪽 어깨 쪽으로 넘긴다. 숨을 두 번 정도 참는다. 왼팔을 몸에서 멀리 스트레칭하면 목 스트레칭을 더 깊게 할 수 있다.
3. 턱을 다시 몸 중간선에서 가슴 쪽으로 당긴 다음 왼쪽 귀를 왼쪽 어깨 쪽으로 넘긴다. 숨을 두 번 정도 참는다. 오른팔을 몸에서 멀리 스트레칭하면 목 스트레칭을 더 깊게 할 수 있다.
4. 턱을 다시 가운데로 가져온 다음 처음처럼 고개를 바로 든다.

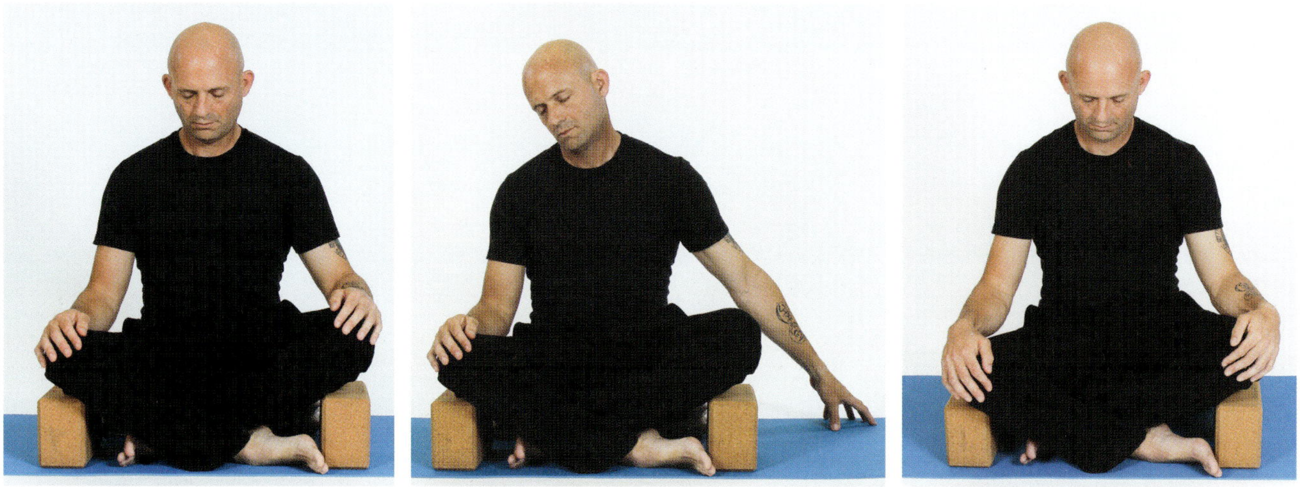

벽을 이용한 누운 마르자리아사나 (벽을 이용한 누운 고양이 자세)

유익한 차크라:

도샤 균형: K−, P+, V+

필요한 소도구

- 매트
- 벽
- 담요(베개 접기)(선택)

이 자세는 아랫배의 배근육을 인식하는 데에 도움이 된다. 이는 아래쪽 핵심(core)을 강화시키는 데에 도움이 되며, 이는 다시 허리에 도움이 된다. 허리가 타이트하거나 하체에 문제가 있는 사람이라면 누구나 준비운동을 하면서 이 자세를 사용하여 이 부위에 집중할 수 있다. 게다가 손목이나 무릎에 문제가 있어서 마르자리아사나를 하기 힘든 사람들에게 누워서 하는 이 변형 마르자리아사나는 훨씬 쉽다.

요가의 지혜

이 자세는 등과 허리의 모든 긴장을 풀어 주기에 아주 좋은 자세로, 특히 책상 앞에서 하루의 대부분을 보내는 사람에게 더욱 좋다!

하는 방법

1. 바닥에 등을 대고 누워서 양발은 벽에 평평하게 댄다.
2. 무릎이 굽혀지고 의자에 등을 대고 앉은 것 같은 모습이 되도록 몸을 벽에 더 가까이 당긴다. 필요하다면 목을 받치기 위해 머리 밑에 담요를 둔다.
3. 골반을 뒤로 기울여서(posterior pelvic tilt) 허리가 바닥에 평평하게 닿도록 했다가 골반을 앞으로 기울여서(anterior pelvic tilt) 허리에 굽이를 만든다. 최소한 세 번을 한다. 호흡과 동작이 일치되도록 한다. 즉, 숨을 내쉬면서 허리를 평평하게 하고 숨을 들이쉬면서 허리에 굽이를 만든다.

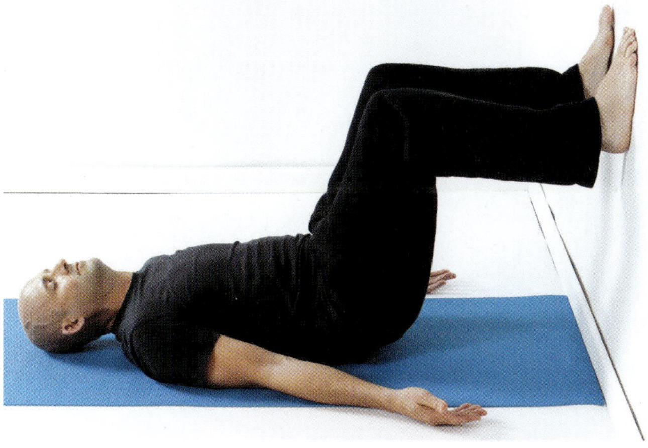

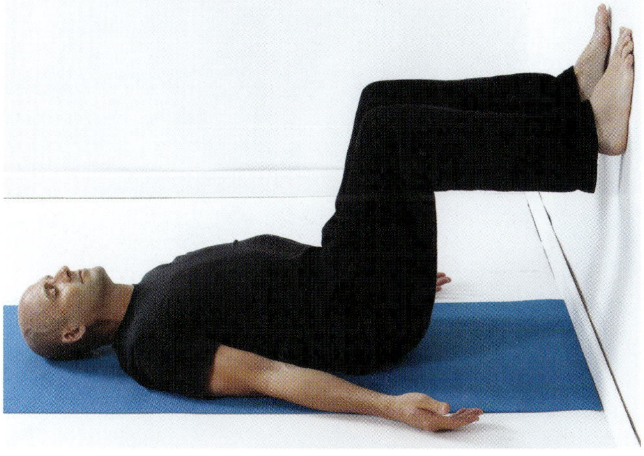

벽을 이용한 아도 무카 스바나아사나 (벽을 이용한 얼굴을 아래로 한 개 자세)

유익한 차크라:

도샤 균형: K+, P+, V=

필요한 소도구

- 매트
- 벽이나 의자

이 자세는 손목을 강화하고 어깨, 등, 다리를 열어 주는 데에 탁월한 자세다. 손목에 문제가 있거나 손에 지나친 하중을 주고 싶지 않다면 벽 앞에서 이 자세를 하는 것이 압박을 줄이는 데에 도움이 된다. 자궁이 움직여 눌린 신경의 압박을 덜어 주기 때문에 이 자세는 임부에게도 아주 좋다.

하는 방법

1. 양손을 벽이나 의자 등받이에 대고 몸통이 바닥에 평행하고 양발이 엉덩관절 아래에 올 때까지 뒤로 물러난다. 양손은 어깨 넓이만큼 벌리고 몸통과 평행이 되게 한다.
2. 양발이 엉덩관절 바로 아래에서 엉덩관절과 평행하도록 몸을 뒤로 빼고 머리는 양팔 사이로 숙인다.
3. 몸이 긴장을 풀도록 충분한 시간을 주기 위해 최소 2분간 자세를 유지한다.
4. 자세를 풀려면 벽이나 의자를 향해 다가가면서 일어선다.

『요가수트라』 2장 26절

실재와 비실재에 대한 확고한 식별지를 통해 요가의 목표에 이를 수 있다.

참나와 참나가 아닌 것의 식별과 영원한 것과 영원하지 않는 것의 식별을 통하여 요가의 궁극적인 목표에 이를 수 있다.

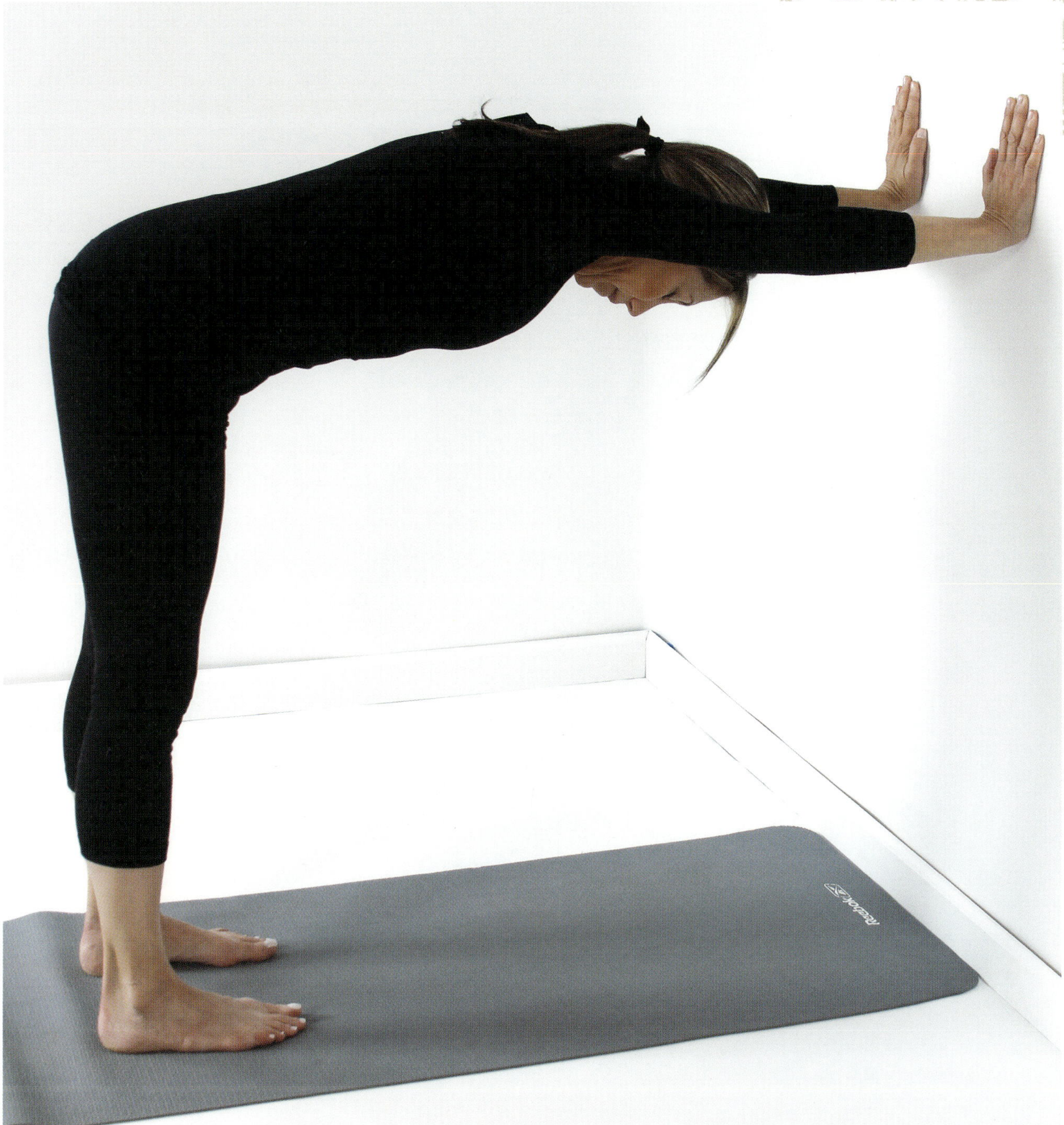

벽을 이용한 파르스보타나아사나 (벽을 이용한 앞뒤로 다리 벌려 상체 숙이기 자세)

유익한 차크라:

도샤 균형: K+, P+, V=

필요한 소도구

- 매트
- 벽이나 의자

이 자세는 다리와 허리를 느슨하게 하고 열어 주기 때문에 장딴지나 넓적다리뒤근육이 타이트하다거나 허리 문제가 있다면 꼭 해야 할 자세이다. 벽이나 의자를 이용해서 이 자세를 할 때 좋은 점은 누구에게나, 심지어 고혈압이 있는 사람에게도 안전하다는 것이다. 고혈압이 있다면 역자세(즉, 머리가 심장보다 아래로 내려가는 자세)를 해서는 안 될 것이다. 머리에 지나친 압력을 가하게 되기 때문이다.

요가의 지혜

모든 전굴 자세에서는 엉덩관절에서부터 몸을 접기에 앞서 척주를 늘여야 한다. 사람들은 흔히 전굴 자세로 들어갈 때 허리에서부터 몸을 숙이는데 그렇게 해서는 효과가 없다. 자세가 시작해야 하는 부위가 그곳이 아니기 때문이다. 최상의 스트레칭 효과를 얻을 수도 없고 다칠 수도 있다. 한 가지 더 주의해야 할 점이 있다. 허리통증이 있거나 궁둥신경통증이나 척추사이원반 문제가 있다면 전굴을 할 때 무릎을 함께 살짝 굽히기 바란다. 그렇게 해야 허리를 보호할 수 있다. 제1부에서 말했던 '고통 없음 = 이득'이라는 개념을 명심하기 바란다.

하는 방법

1. 양손을 벽이나 의자 등받이에 댄다. 오른발은 벽이나 의자에서 약 60센티미터 정도 거리를 두고, 왼발은 약 90센티미터 정도 거리를 두고 오른발과 일직선이 되게 한다.

2. 양팔을 곧게 뻗고 벽이나 의자를 지지대로 삼는다. 상체가 바닥과 평행하도록 반쯤 숙이고 양팔은 상체와 나란히 유지한다. 팔을 완전히 곧게 뻗을 공간을 확보하려면 자세를 더 뒤로 물려야 할 수도 있다. 1분간 자세를 유지한다.

3. 발을 바꾸어 왼발은 벽이나 의자에서 약 60센티미터 정도 거리를 두고, 오른발은 약 90센티미터 정도 거리를 두고 왼발과 일직선이 되게 한다. 위 과정을 되풀이한다.

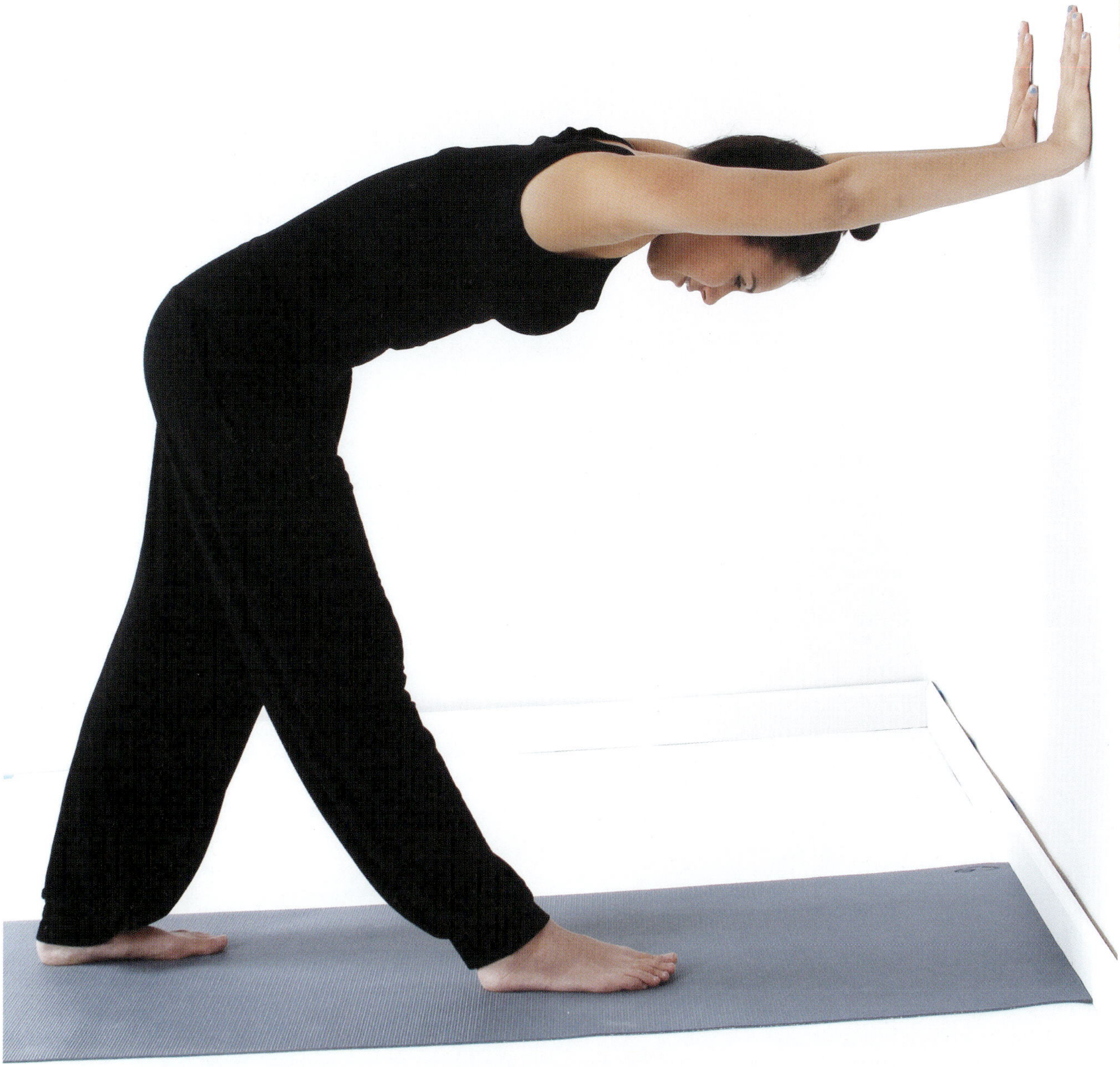

바라드바자아사나 (앉아서 비틀기 자세)

유익한 차크라: 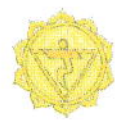

도샤 균형: K–, P+, V+

비틀기는 배의 양옆을 따라 있으며 척주와 복부 장기들을 지탱해 주는 근육들을 데우는 좋은 방법이다. 이 자세는 특히 핵심 근육들을 열어 주고 척주를 늘려 준다.

주: 척주관협착증이나 탈출척추원반이 있다거나 임신한 상태라면 이 자세를 권하지 않는다.

방법 1에 필요한 소도구

- 매트
- 담요(작은 사각 접기 혹은 직사각 접기)(선택)

방법 1

하는 방법

1. 책상다리를 하되, 필요하다면 담요를 작은 사각 접기나 직사각 접기로 깔아서 자리를 편하게 만든다. 왼손은 오른 무릎 위에 두고 오른손은 몸 뒤쪽에 둔다. 왼팔을 사용하여 척주를 늘인다. 숨을 들이쉬면서 척주를 늘이고 숨을 내쉬면서 더 깊게 비튼다. 이 자세로 깊은 호흡을 최소한 세 번 한다.

2. 책상다리를 반대로 해서 바닥에 닿았던 발목을 다른 발목 위에 올려놓고 손과 팔의 위치도 바꾸어서 반대 방향으로 위의 과정을 되풀이한다.

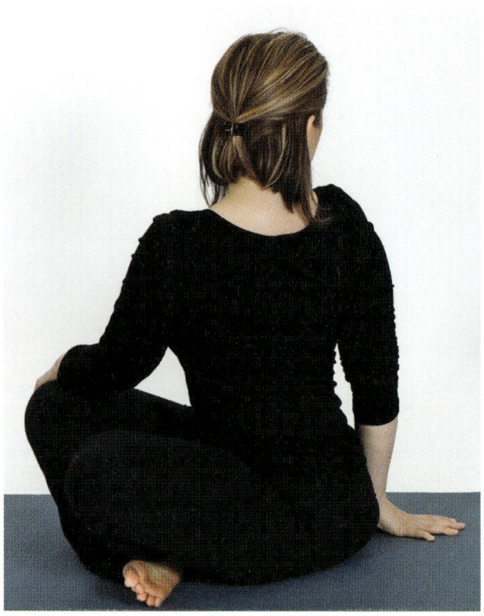

방법 2

하는 방법

1. 의자에 앉아서 양다리가 왼쪽을 향하도록 몸을 돌린다. 필요하다면 무릎 사이에 블록을 넣어서 등을 보호한다.

2. 양손을 어깨 넓이만큼 벌려 의자 등받이를 잡는다. 숨을 들이쉬면서 척주를 늘이고 숨을 내쉬면서 의자 등받이를 향해 왼쪽으로 몸을 비튼다. 이 방향으로 깊은 호흡을 최소한 세 번 한다.

3. 의자에서 몸을 돌려 이제 양다리가 오른쪽을 향하게 둔 다음 위의 과정을 되풀이한다.

방법 2에 필요한 소도구

- 매트
- 의자
- 블록(선택)

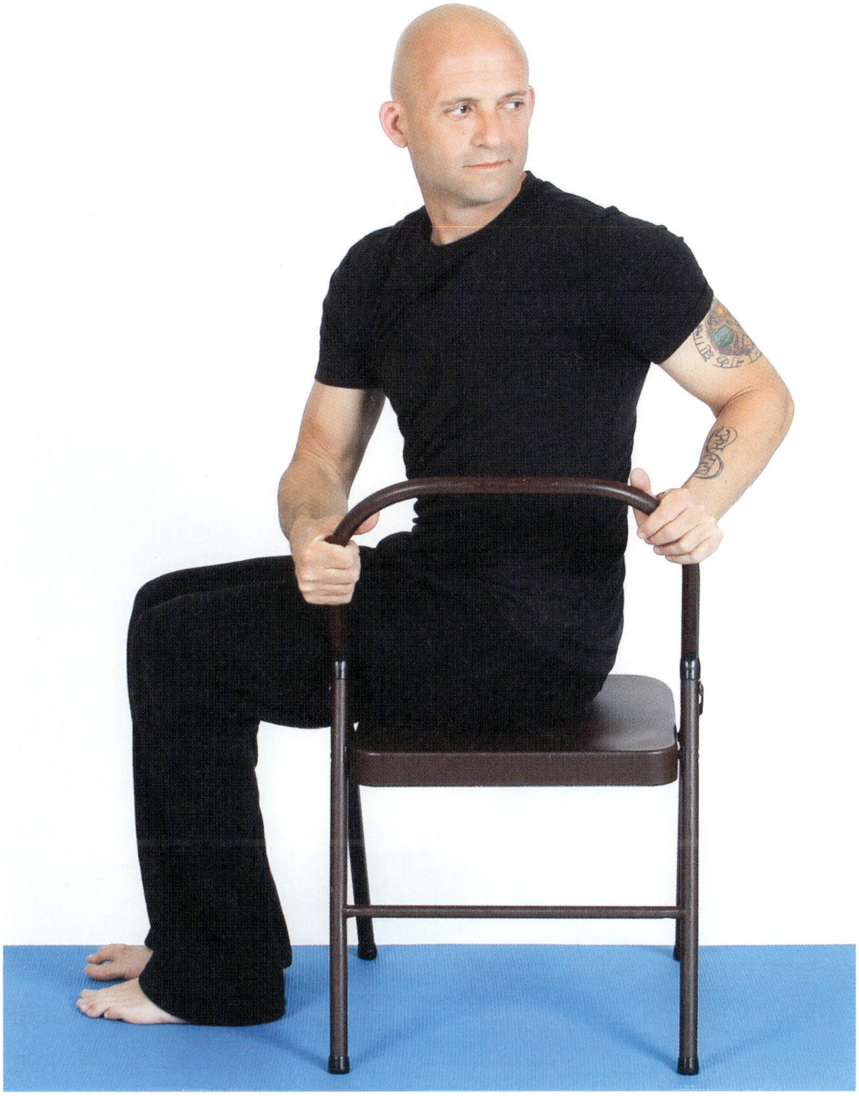

어깨 스트레칭

유익한 차크라:

도샤 균형: K−, P+, V+

필요한 소도구

- 매트
- 스트랩
- 담요(작은 사각 접기 혹은 직사각 접기)나 의자(선택)

어깨는 복잡하다. 어깨를 구성하는 근육, 힘줄, 뼈, 확, 관절들은 매일 하던 아주 간단한 동작만으로도 쉽사리 타이트해지고 부상을 일으킬 수 있다. 이 일련의 어깨 스트레칭은 어깨의 긴장을 풀어 주고 어깨를 데우는 데에 도움이 된다. 체육관에서 운동을 너무 많이 했거나 스트레스 때문에 목과 어깨에 긴장이 있다면 이 스트레칭으로 혜택을 얻을 수 있다. 어깨 스트레칭은 두통에도 도움이 된다! 이 자세는 서서, 담요에 앉아서, 의자에 앉아서 할 수 있다. 자신에게 더 편한 방법을 아무 것이나 고르면 된다.

하는 방법

1. 편하게 앉거나 선다. 스트랩을 고리처럼 만들어 양끝에 엄지손가락을 걸고 어깨 넓이만큼 벌린다. 양팔은 몸 앞쪽으로 곧게 뻗는다.

2. 숨을 들이쉬면서 양팔을 머리 위로 쭉 뻗고 숨을 내쉬면서 양팔을 다시 몸 앞으로 내린다. 이렇게 세 번 되풀이한다.

3. 양팔을 몸 앞쪽으로 곧게 뻗은 다음 머리 위로 쭉 뻗는다. 이 자세에서 양팔이 몸의 중간선에 왔을 때 숨을 들이쉬고, 다시 숨을 내쉬면서 오른쪽으로 몸을 기울였다가 숨을 들이쉬면서 양팔을 중앙으로 움직이고, 숨을 내쉬면서 왼쪽으로 몸을 기울인다. 한 방향에 세 번씩 되풀이하고 중앙으로 돌아온 다음 양팔을 내린다.

4. 양팔을 몸 앞쪽으로 곧게 뻗은 다음 머리 위로 쭉 뻗는다. 이 자세에서 양팔이 몸의 중간선에 왔을 때 숨을 들이쉬고, 다시 숨을 내쉬면서 오른쪽으로 몸을 비틀었다가(하체는 고정시키도록 노력하라) 숨을 들이쉬면서 가운데로 돌아오고, 숨을 내쉬면서 왼쪽으로 몸을 비튼다. 한 방향에 세 번씩 되풀이하고 중앙으로 돌아온 다음 양팔을 내린다.

5. 고리 모양의 스트랩의 한 쪽 끝을 놓은 다음 양손을 등 뒤로 한다. 다시 양 엄지손가락을 고리에 걸고 숨을 들이쉰다. 숨을 내쉬면서 양팔을 뒤쪽 위로 몸에서 멀리 편다. 이렇게 세 번 되풀이한다.

6. 이 스트레칭을 모두 마무리하고 나면 숨을 들이쉬면서 양쪽 어깨를 귀를 향해 들어 올리고 숨을 내쉬면서 다시 떨어뜨린다. 이렇게 하면 아직 남아 있을 수도 있는 긴장을 풀 수 있다.

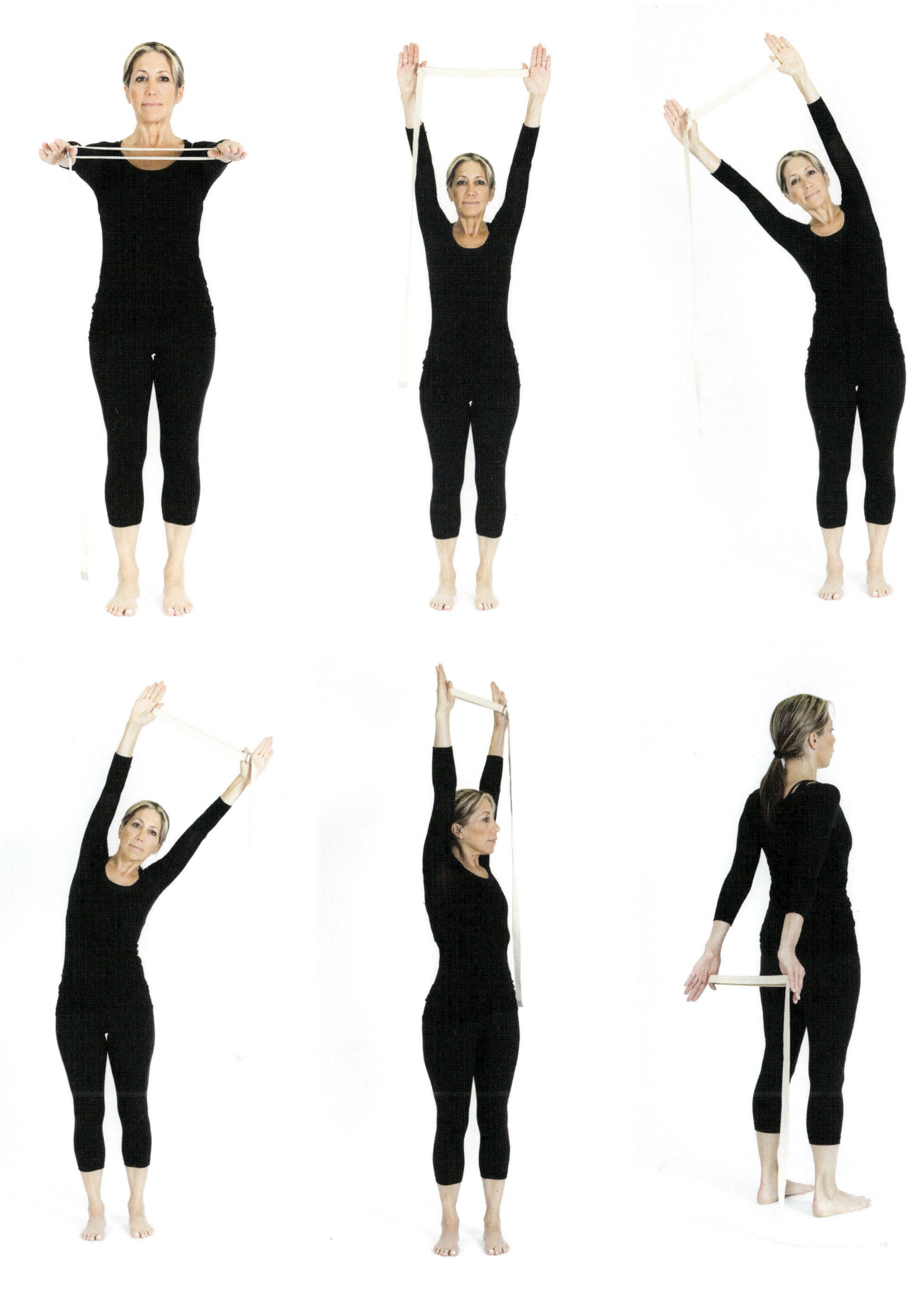

가루다아사나의 팔 자세 (양팔 서로 감기 자세)

유익한 차크라:

도샤 균형: K−, P+, V+

이 자세는 작은 사각 접기나 직사각 접기를 한 담요 위에 앉거나, 의자에 앉거나, 서서할 수 있다. 이 자세는 어깨와 등, 목을 늘려 준다. 이 부위에 긴장이 있다면 아주 좋으며 컴퓨터 앞에서 하루 종일 일하는 사람들이 특히 좋아한다!

필요한 소도구

- 매트
- 의자나 담요(작은 사각 접기 혹은 직사각 접기)(선택)

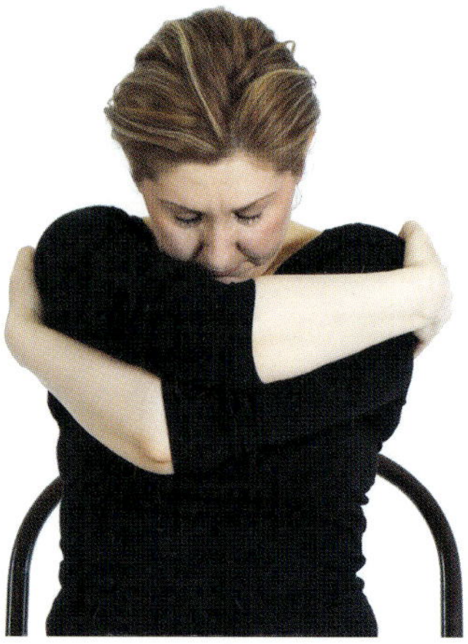

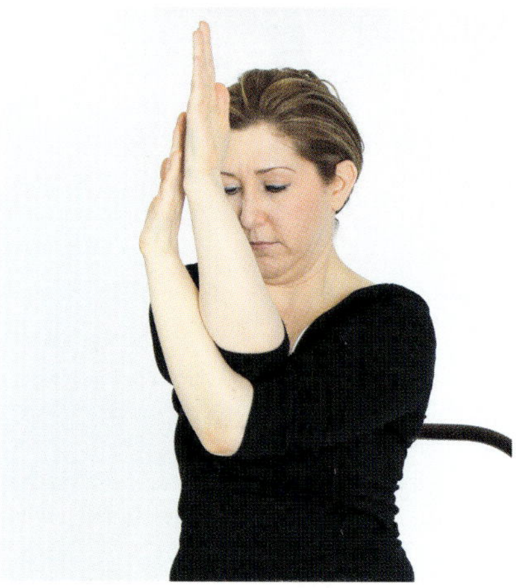

하는 방법

1. 의자나 바닥에 편하게 앉거나 선다. 양팔을 양옆으로 뻗어 T자 모양을 만든다. 오른팔로 가슴을 둘러 왼쪽 어깨에 둔다. 왼팔로 가슴을 둘러 오른쪽 어깨에 둔다.
2. 턱을 가슴까지 숙여서 등과 목을 스트레칭한다. 그 상태로 두어 번 호흡한 다음 턱을 들고 양쪽 어깨를 더 많이 굽히고 양팔을 서로 감아서 양손이 서로 닿게 한다. 스트레칭이 되는 것이 느껴질 때까지 어깨를 들어 올려 이 자세로 두어 번 호흡한다.(어깨가 너무 타이트하면 팔을 서로 감쌀 수 없을 수도 있다. 이런 경우 시작한 상태에서 어깨를 붙잡으면서 스트레칭하는 것만으로도 충분하다.) 팔을 풀어서 다시 양쪽으로 뻗은 다음 아래로 내린다.
3. 반대편으로도 같은 과정을 되풀이한다. T자 모양으로 양팔을 뻗은 다음 왼손을 오른쪽 어깨에, 오른손은 왼쪽 어깨에 엇갈리게 놓는다. 위의 과정을 되풀이한다.

고무카아사나의 팔 자세 (등 뒤에서 양손 맞잡기 자세)

유익한 차크라: 

도샤 균형: K−, P+, V+

필요한 소도구

- 매트
- 의자(선택)
- 담요(작은 사각 접기 혹은 직사각 접기)나 볼스터(선택)
- 스트랩(선택)

이 자세는 위팔세갈래근과 어깨를 스트레칭한다. 볼기 밑에 담요나 볼스터를 놓으면 양 무릎을 수평으로 유지할 수 있어 도움이 된다. 골반이 앞으로 기울지 않도록 해야 척주가 자유로워 스트레칭될 수 있다는 점에 유의한다.

하는 방법

1. 의자나 바닥에 편하게 앉거나 선다. 앉아 있다면 편안함을 위해 담요나 볼스터를 바닥에 깔아도 된다.

2. 양팔을 머리 위로 쭉 뻗은 다음 오른팔을 굽혀서 손바닥을 마치 등을 두드려 주듯이 등 쪽으로 가져간다. 왼손을 오른쪽 팔꿈치에 두고 위팔세갈래근을 스트레칭한다. 이 자세로 몇 번 호흡을 한다.

3. 왼팔을 옆으로 뻗은 다음 왼팔을 굽혀서 손등이 등에 닿고 손가락이 머리를 향하게 한다. 오른손과 만나게 한다. 손이 서로 닿지 않으면 스트랩이나 천 조각을 사용한다. 이 자세로 최소한 다섯 번 크게 숨을 들이쉬고 내쉰다.

4. 양손을 풀고 양팔을 다시 머리 위로 쭉 뻗은 다음, 반대편으로도 되풀이한다.

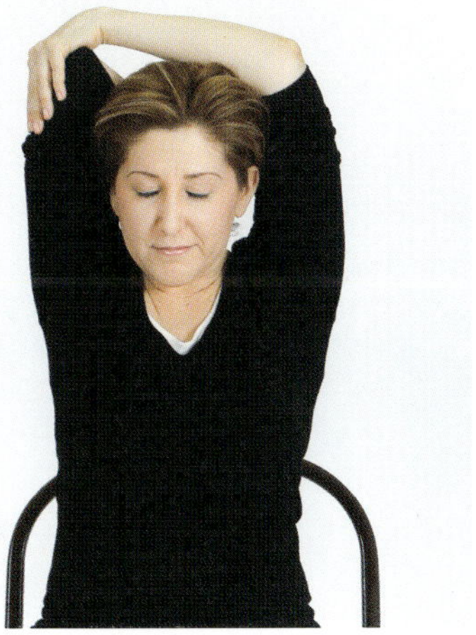

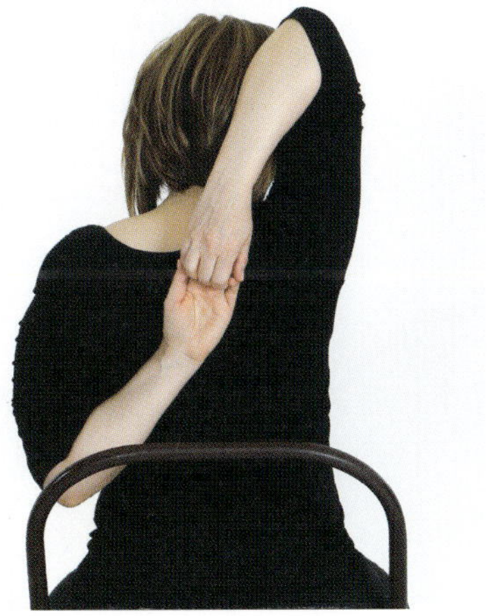

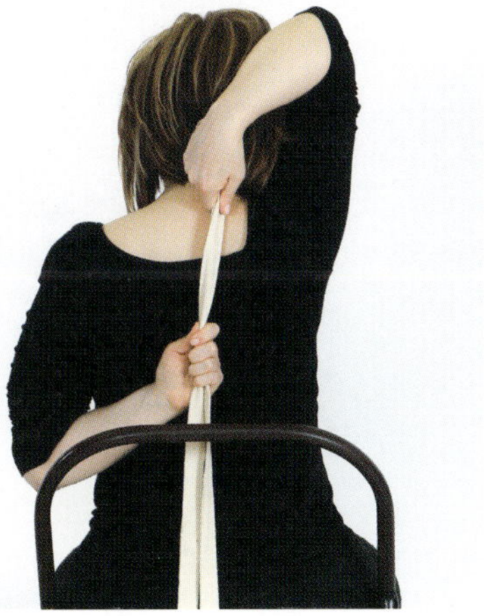

아르다 아파나아사나 (바람 빼기 자세)

유익한 차크라:

도샤 균형: K+, P+, V=

필요한 소도구

- 매트
- 담요(직사각 접기)

이 자세는 '아르다 아파나아사나' 라고 알려져 있다. '아파나' 는 아래를 향한 움직임이며 이 자세가 하는 것이 바로 그런 움직임, 즉 에너지를 아래로 향하게 하는 것이기 때문이다. 이 자세는 소화관을 열어 주고 등의 긴장을 풀어 준다. 반드시 호흡에 주의를 기울이도록 한다. 숨을 들이쉬면서 열고, 숨을 내쉬면서 머리를 무릎을 향해 가져간다. 길고 깊게 호흡한다.

하는 방법

1. 우선 매트 위에 등을 대고 눕는다.
2. 숨을 들이쉬었다가 내쉬면서 오른쪽 정강이나 넓적다리를 잡은 상태로 무릎을 자기 쪽으로 끌어안으면서 이마를 무릎 쪽으로 끌어당긴다. 숨을 들이쉬면서 머리를 내리고 숨을 내쉬면서 오른쪽 다리를 내린다.
3. 다시 숨을 들이쉬었다가 내쉬면서 왼쪽 정강이나 넓적다리를 잡은 상태로 무릎을 자기 쪽으로 끌어안으면서 이마를 무릎 쪽으로 끌어당긴다. 숨을 들이쉬면서 머리를 내리고 숨을 내쉬면서 왼쪽 다리를 내린다.
4. 이렇게 한 쪽에 세 번씩 되풀이한다.

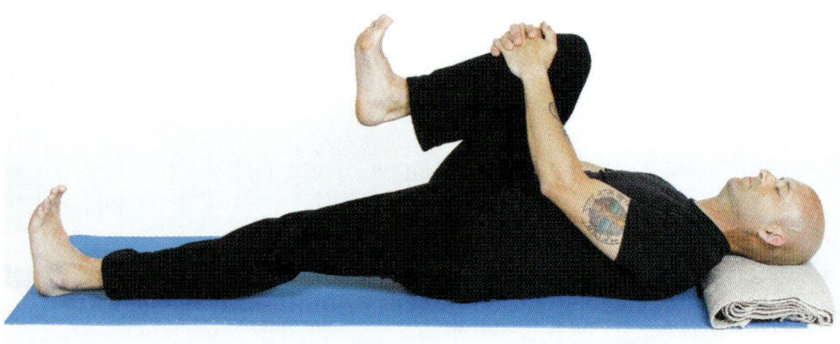

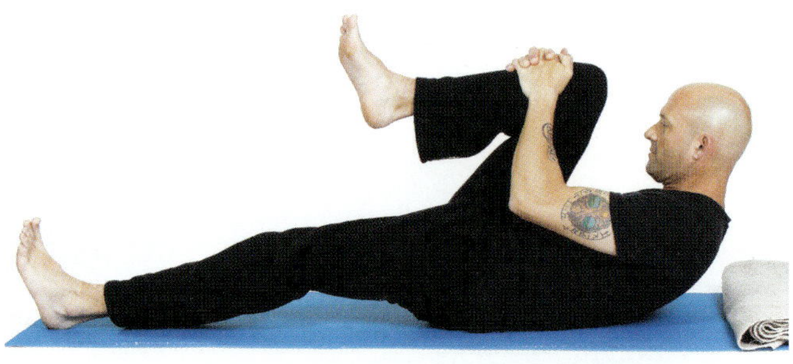

후굴

이 부분에서는 신체의 주요 지지 체계인 등과 허리와 척주에 집중하는 자세들을 보게 된다. 후굴은 등과 허리의 긴장을 완화해 주고 나쁜 자세를 보정하는 데에 도움이 된다. 많은 사람들이 하루 종일 책상 앞에 앉아서 일하기 때문에 나쁜 자세는 흔한 문제이다. 이 자세들은 또한 림프계통을 자극해 우리 몸의 독소를 내보내는 데에도 좋다. 회복요가에서 후굴의 가장 중요한 혜택 중 하나는 이 자세들이 건강에 너무나 큰 해악을 끼치는 스트레스 호르몬인 코티솔의 흐름을 몸 전체에서 줄여 주는 데에 도움이 된다는 사실이다.

신체 차원에서는 회복요가의 후굴 자세들이 몸 앞쪽의 근육들을 작동시키고 스트레칭해 주며, 또한 다른 아주 중요한 일도 일어난다. 몸 앞쪽이 열리면서 더 깊이 숨을 들이쉴 수 있게 되고 따라서 에너지도 더 많아진다. 가슴이 열리면서 심장으로 가는 순환도 증가하고 신경계통과 가슴샘도 자극이 되며 대사와 면역체계도 좋아진다. 아나하타 차크라 역시 열리면서 두려움과 슬픔이 해소되고, 대신 더 큰 동정심이 일어난다. 아유르베다 용어로 '타마스'라고 하는 마음속의 무료함이 당신이 제한되었다고 느끼게 만들 수 있는데, 당신이 후굴을 하는 동안에는 이런 무료함이 사라지고 당신은 새로운 것들에 마음을 열게 되며 삶을 보다 깊이 경험할 수 있게 된다.

여기 나오는 자세들은 모두 다양한 소도구를 사용하여 바닥에 누워서 진행되므로 인내심이 필요하다! 자세를 잡기 위해 충분히 시간을 들이면 이 자세들에서 최대의 효과를 끌어내는 데에 도움이 될 것이다. 어떤 자세에서든지 더 깊이 이완할 수 있도록 몸에 담요를 덮거나 눈베개를 하거나 머리띠를 해도 상관없다. 이 소도구들이 주는 무게와 온기가 안도감을 주어 당신이 더 깊이 이완할 수 있게 도와줄 것이다.

예비 후굴 자세

유익한 차크라:

도샤 균형: K−, P+, V+

필요한 소도구

- 매트
- 담요(길게 말기)

이 자세는 더 깊은 후굴 자세들을 하기 위한 예비 자세로 훌륭하지만 그 자체로도 좋은 후굴 자세다. 이 자세는 등 윗부분부터 시작해서 아랫부분과 허리까지 등허리 근육들을 열어 준다.

하는 방법

1. 바닥에 매트를 깐다.

2. **위치 1:** 길게 말기를 한 담요를 매트 중간에 가로로 놓는다. 말아 놓은 담요가 어깨뼈 밑(여자의 경우, 브래지어 끈이 등을 지나가는 부분)에 오도록 해서 눕는다. 양팔은 가급적 T자 모양으로 하고 말아 놓은 담요와 같은 위치가 아니라 그보다 살짝 위에 둔다. 무릎은 굽혀도 되고 펴도 된다. 본인에게 더 편한 쪽으로 하면 된다. 이 자세를 2분간 유지하면서 호흡에 집중한다. 가슴이 최대한 확장되게 호흡하도록 한다.

3. **위치 2:** 양손을 담요에 놓고 엉덩이를 든 다음 담요를 등 아랫부분으로 옮긴다. 조심스럽게 몸을 다시 낮춰서 말아 놓은 담요 위에 눕는다. 이 자세를 2분간 유지한다. 마찬가지로 무릎은 굽혀도 되고 펴도 된다. 본인에게 더 편한 쪽으로 하면 된다. 완전히, 깊이 호흡한다.

4. **위치 3:** 양손을 담요에 놓고 엉덩이를 든 다음 담요를 허리로 옮긴다. 조심스럽게 몸을 다시 낮추고 그 상태로 2분간 이완한다.

5. 2분이 지나면 엉덩이를 들어서 담요를 치운 다음, 무릎을 굽힌 상태로 매트 위에 눕는다. 앉는 자세로 넘어갈 준비를 할 때, 무릎은 닿게 하고 발은 더 벌린 상태로 1분간 등을 이완시키고 난 다음 일어난다. 오른쪽으로 굴러서 일어나 앉는다.

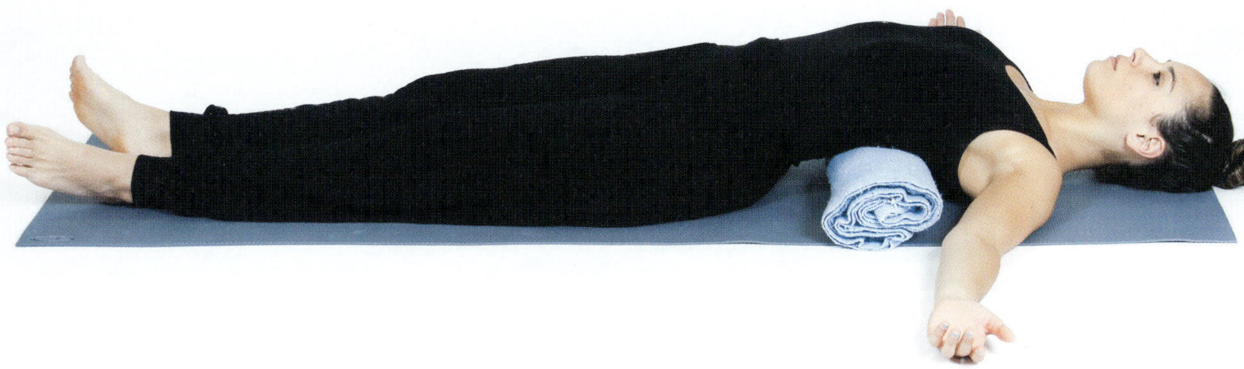

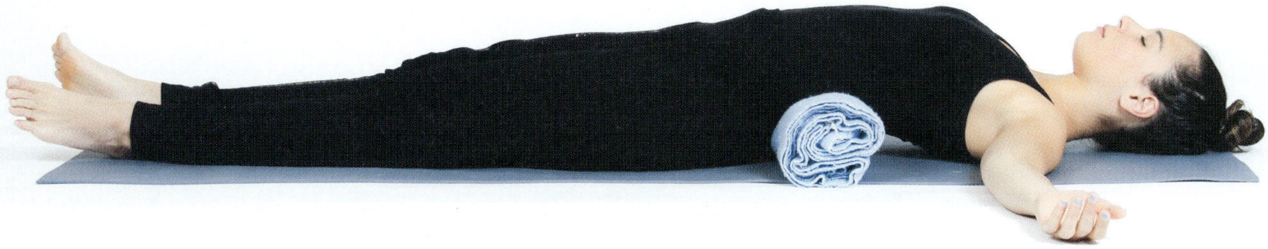

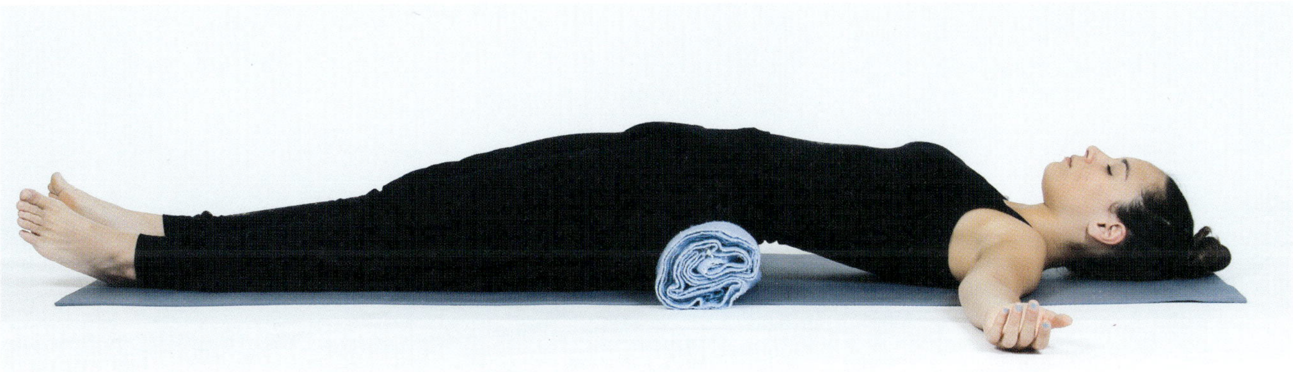

블록이나 볼스터를 이용한 세투 반다 사르반가아사나 (블록이나 볼스터를 이용한 다리 자세)

유익한 차크라:

도샤 균형: K−, P+, V+

필요한 소도구

- 매트
- 블록이나 볼스터

이 자세는 당신이 하루 종일 앉아 있을 때에 하면 좋다. 허리에 누적되는 모든 긴장을 중화시켜 준다. 긴장을 아주 잘 풀어 주며 특히 엉치엉덩관절 기능에 이상이 있거나 대체적으로 허리 긴장이 많은 경우에 좋다.

하는 방법

1. 매트에 눕는다. 무릎을 굽히고, 엉덩이는 들고 (아무 높이의) 블록이나 볼스터를 허리 밑에 놓는다.
2. 선택한 지지대(블록 혹은 볼스터) 위에 눕는다. 양팔은 손바닥이 하늘을 향하게 해서 몸 양옆 바닥에 놓고 이완한다.
3. 호흡을 하면서 이완한다. 최소 3분에서 최대 8분간 이 자세를 유지한다.
4. 이 자세를 마무리할 때에는 엉덩이를 들고 소도구를 치운다. 다시 바닥에 몸을 눕히고 잠시 휴식한다. 오른쪽으로 굴러서 앉는다.

변형

블록이나 볼스터가 없으면 담요를 여러 장 써도 된다. 직사각 접기로 담요를 접어서 원하는 높이만큼 쌓아올리면 된다.

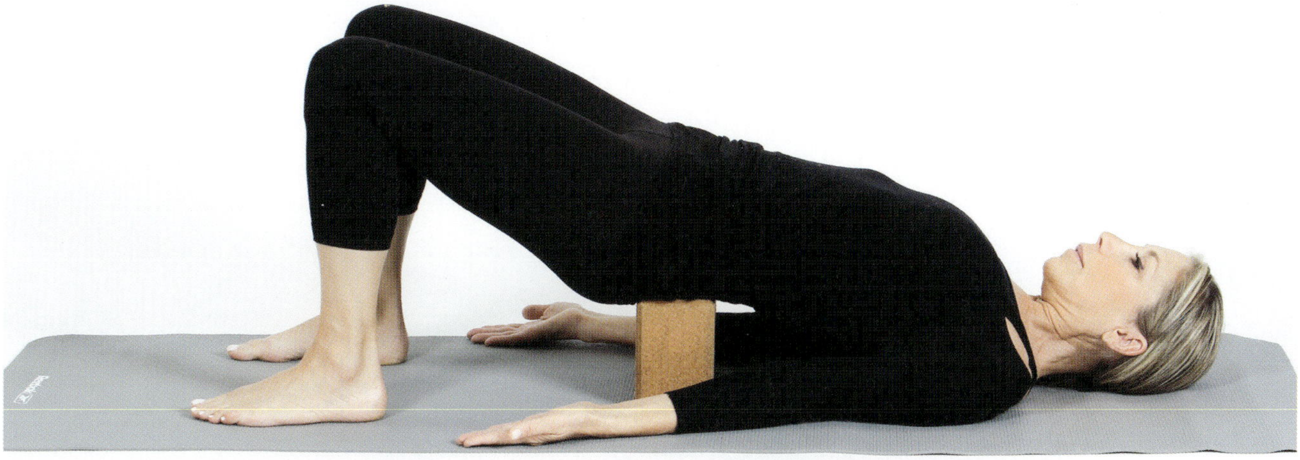

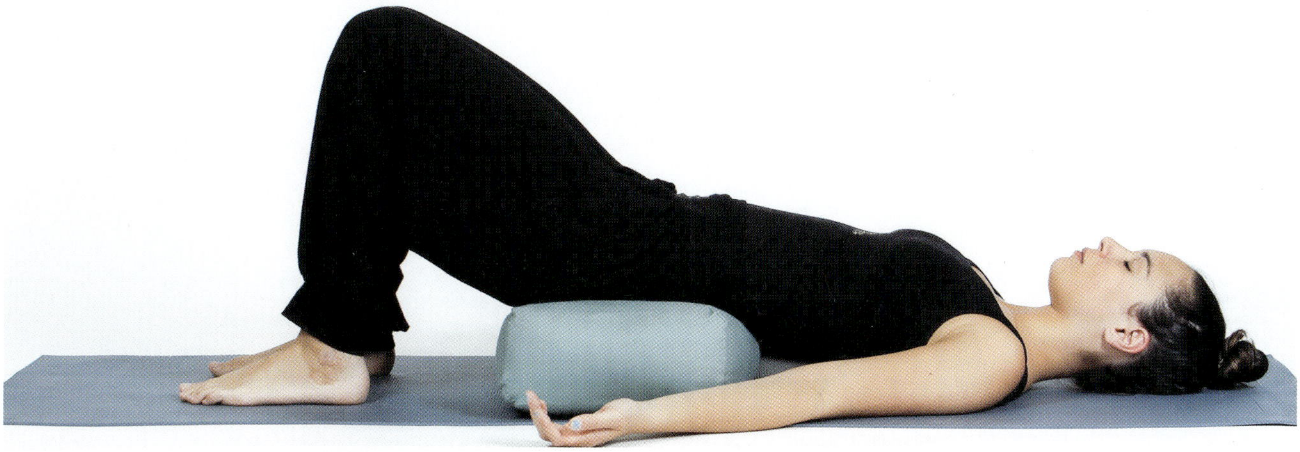

세투 반다 사르반가아사나 (다리 자세)

유익한 차크라:

도샤 균형: K−, P+, V+

방법 1에 필요한 소도구

- 매트
- 같은 크기의 볼스터 2개(당신이 덜 열린 상태일수록 사각 볼스터를 쓰는 것이 좋다. 사각 볼스터가 둥근 볼스터보다 두께가 얇기 때문이다. 볼스터가 없으면 볼스터 대신 직사각 접기를 한 담요를 사용해도 된다.)
- 담요(베개 접기 또는 직사각 접기)(선택)
- 담요 2장(작은 사각 접기)(선택)
- 스트랩(선택)

방법 2에 필요한 소도구

- 벽
- 매트
- 블록 2개
- 볼스터
- 담요(베개 접기 또는 직사각 접기)(선택)

이 자세는 등을 여는 데에 탁월하여 폐의 막힘을 풀고 아나하타 차크라를 열어 준다. 허리에 통증이 있다면 무릎을 굽히고 발을 바닥에 댄 상태로 이 자세를 시험해 보라.

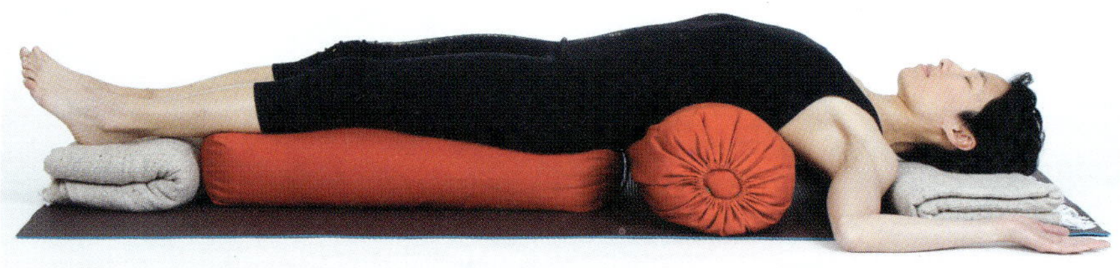

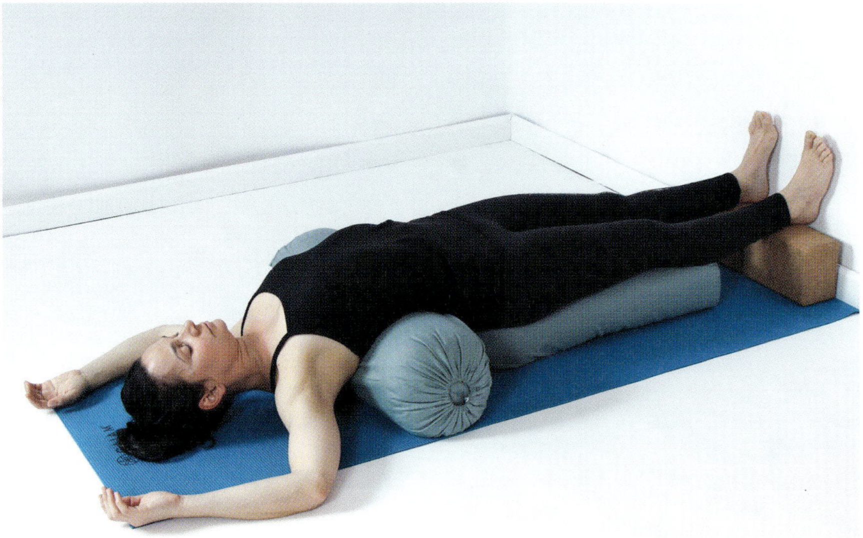

방법 1

하는 방법

1. 볼스터나 직사각 접기를 한 담요들을 매트 위에 놓는다. 몸과 나란하게 등 가운데에서 발까지 이를 정도의 긴 사각형 모양이 되게 정렬시킨다. 아니면 누웠을 때의 느낌에 따라 T자 모양으로 정렬시켜도 된다. 어깨뼈가 볼스터 끝부분을 넘어가도록, 그리고 머리는 바닥에(혹은 베개 접기나 직사각 접기를 한 담요 위에) 댄 상태로 눕는다. 두 번째 볼스터(혹은 작은 사각 접기를 한 담요)로 무릎과 종아리를 받친다. 양팔은 T자 모양으로 뻗거나 U자 모양이 되게 살짝 굽은 모양으로 몸에서 떨어뜨린다.

2. 다리가 길어서 발을 받치려면 작은 사각 접기를 한 작은 담요가 필요할 수도 있다. 다리와 등이 이완될 수 있도록 넓적다리를 볼스터와 묶을 수도 있다. 다리와 볼스터 둘레로 스트랩을 감으면 큰 지지 효과를 볼 수 있다.

3. 이 자세를 마무리할 때에는 양발은 바닥에 놓고 엉덩이를 든다. 엉덩이가 바닥에 닿을 수 있도록 볼스터를 양손으로 벽을 향해 밀어낸다. 양발을 볼스터 위에 올려놓는다. 무릎은 양옆으로 벌리고 발은 서로 모은다. 이렇게 하면 엉덩관절을 열기에 좋고 계속 진행하기에 앞서 등을 이완할 수 있다. 이 자세를 1분간 유지한 다음 양손으로 다리를 모은다. 오른쪽으로 구른 다음 바닥을 밀면서 일어나 앉는다.

방법 2

하는 방법

1. 매트 위에서 벽을 마주본다. 중간 높이 블록 두 개를 벽에 댄다. 그런 다음 볼스터를 세로로 하여 당신 밑에 두고 그 위에 앉는다. 볼스터 끝과 벽 사이의 거리를 조정해서 자기 키에 맞게 해야 할 것이다. 발꿈치를 블록에 올려놓은 상태로 발을 벽에 댄 다음, 볼스터 위에 눕는다. 어깨가 볼스터의 반대편 끝 바깥으로 나오고 머리는 바닥(혹은 선호에 따라 접은 담요 위)에 놓일 때까지 몸을 밀어 올린다. 다리는 완전히 스트레칭된 상태로 양발이 벽을 단단히 누르고 있어야 한다. 양팔은 T자나 U자 모양으로 바닥에 둔다. 이 자세를 최소 5분에서 최대 20분간 유지한다.

2. 이 자세를 마무리할 때에는 양발은 바닥에 놓고 엉덩이를 든다. 엉덩이가 바닥에 닿을 수 있도록 볼스터를 양손으로 벽을 향해 밀어낸다. 양발을 볼스터 위에 올려놓는다. 무릎은 양옆으로 벌리고 발은 서로 모은다. 이렇게 하면 엉덩관절을 열기에 좋고 계속 진행하기에 앞서 등을 이완할 수 있다. 이 자세를 1분간 유지한 다음 양손으로 다리를 모은다. 오른쪽으로 구른 다음 바닥을 밀면서 일어나 앉는다.

숩타 받다 코나아사나 (누운 나비 자세)

유익한 차크라:

도샤 균형: K–, P–, V=

방법 1에 필요한 소도구

- 매트
- 볼스터
- 담요(베개 접기)(선택)
- 담요 2장(짧게 말기)(선택)

방법 2에 필요한 소도구

- 매트
- 블록 2개
- 볼스터
- 담요(베개 접기)(선택)
- 담요 2장(짧게 말기)(선택)
- 담요(펼쳐 접기)(선택)

이 자세는 회복요가에서 매우 인기 있는 자세이다. 등과 엉덩관절을 열어 주고 넓적다리 안쪽을 늘려 주며 골반 부위를 열어 주면서 평정심을 일으킨다. 소도구에 아주 많이 의존하는 자세인 만큼 각각의 선택 사항에 따라 소도구를 준비하는 방법에 대해서 제3장을 참고하기 바란다. 이완을 더욱 깊이 하려면 담요로 몸을 덮는다.

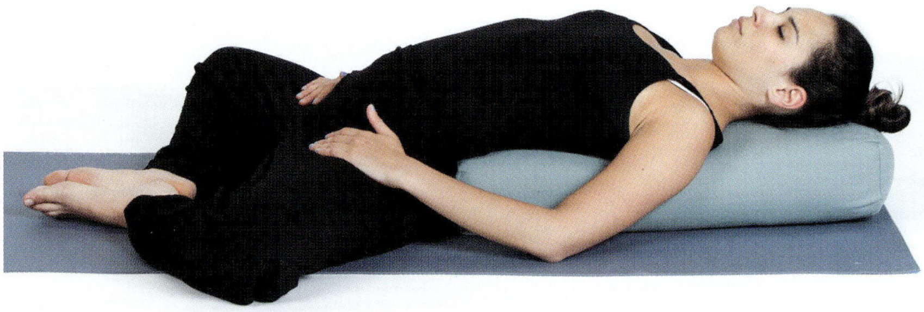

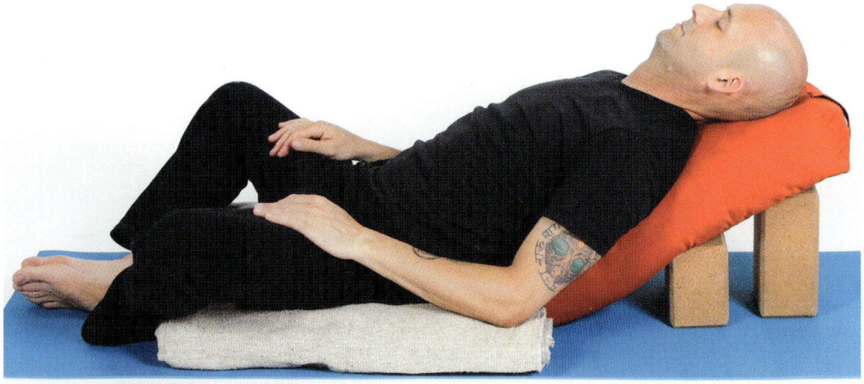

방법 1

하는 방법

1. 매트에 세로로 볼스터를 놓는다.
2. 바닥에 앉아서 허리를 볼스터의 세로 방향 끝으로 가져간다.
3. 양손은 등 뒤의 볼스터에 올려놓고 가슴은 살짝 후굴을 하듯이 앞으로 내밀면서 볼스터 위로 눕는다.
4. 발바닥을 맞대고 무릎은 양쪽으로 내려놓는다.
5. 목 밑에 지지대가 더 필요하다면 베개 접기를 한 담요를 사용하여 머리 밑에 둔다. 다리에 지지대가 더 필요하다면 짧게 말기를 한 담요(소형 볼스터 역할) 두 장을 무릎 밑에 놓는다. 양손은 넓적다리에 올려놓거나 손바닥이 하늘을 향하게 해서 몸 옆에 놓으면 된다. 이 자세로 최소 5분에서 최대 30분간 유지한다.
6. 이 자세를 마무리할 때에는 넓적다리 가쪽을 양손으로 눌러서 두 다리를 모은다. 오른쪽으로 굴러서 잠시 몸과 마음을 가다듬은 다음 일어나 앉는다.

방법 2

하는 방법

1. 블록 한 쌍을 약간의 간격을 두고 매트 위에 놓는다. 이 한 쌍은 큰 높이와 중간 높이, 혹은 중간 높이와 작은 높이의 블록으로 구성할 수 있다. 블록 위에 볼스터를 올려놓는다.
2. 바닥에 앉아서 허리를 볼스터의 세로 방향 끝으로 가져간다.
3. 양손은 등 뒤의 볼스터에 올려놓고 가슴은 살짝 후굴을 하듯이 앞으로 내밀면서 볼스터 위로 눕는다.
4. 발바닥을 맞대고 무릎은 양쪽으로 내려놓는다.
5. 목 밑에 지지대가 더 필요하다면 베개 접기를 한 담요를 사용하여 머리 밑에 둔다. 다리에 지지대가 더 필요하다면 짧게 말기를 한 담요(소형 볼스터 역할) 두 장을 무릎 밑에 놓는다. 펼쳐 접기를 한 담요를 온몸에 덮어도 된다. 양손은 넓적다리에 올려놓거나 손바닥이 하늘을 향하게 해서 몸 옆에 놓으면 된다.
6. 이 자세를 마무리할 때에는 넓적다리 가쪽을 양손으로 눌러서 두 다리를 모은다. 오른쪽으로 굴러서 잠시 몸과 마음을 가다듬은 다음 일어나 앉는다.

방법 3에 필요한 소도구

- 매트
- 볼스터
- 블록 2개(선택)
- 스트랩
- 담요(베개 접기)(선택)
- 담요 2장(짧게 말기)(선택)

방법 3

하는 방법

1. 볼스터를 (방법 1에서처럼) 평평하게 놓거나 (방법 2에서처럼) 경사지게 놓는다.
2. 바닥에 앉아서 허리를 볼스터의 세로 방향 끝으로 가져간다. 양손은 등 뒤의 볼스터에 올려놓고 가슴은 살짝 후굴을 하듯이 앞으로 내밀면서 볼스터 위로 눕는다.
3. 스트랩을 넓은 고리 모양으로 묶는다. 고리를 머리 위로 넣어서 허리 바로 아래에서 두른다. 발바닥을 맞대고 무릎은 양쪽으로 내려놓는다.
4. 허리에 두른 스트랩의 반대편 끝 안에서 양발을 맞대고 고리의 옆 부분은 들어서 넓적다리 안쪽 위에 올려놓는다. 굽힌 무릎이 지탱을 받는다는 느낌을 받을 때까지 고리 모양의 스트랩을 팽팽하게 당긴다. 양손은 넓적다리에 올려놓거나 손바닥이 하늘을 향하게 해서 몸 옆에 놓으면 된다.
5. 목 밑에 지지대가 더 필요하다면 베개 접기를 한 담요를 사용하여 머리 밑에 둔다. 다리에 지지대가 더 필요하다면 짧게 말기를 한 담요(소형 볼스터 역할) 두 장을 무릎 밑에 놓는다.
6. 이 자세를 마무리할 때에는 넓적다리 가쪽을 양손으로 눌러서 두 다리를 모은다. 오른쪽으로 굴러서 잠시 몸과 마음을 가다듬은 다음 일어나 앉는다.

변형

방법 3의 하는 방법 3단계에서 허리 둘레에 스트랩을 감는 대신, 굽힌 무릎 둘레에 고리 모양 스트랩을 감고 발바닥을 맞댄 다음 스트랩의 지탱을 받는 무릎을 양옆으로 내려놓을 수도 있다.

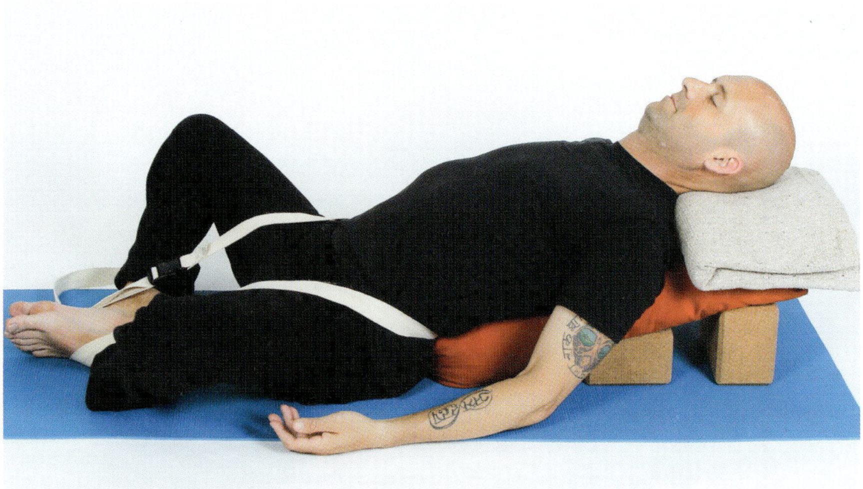

방법 4에 필요한 소도구

- 매트
- 볼스터 2개
- 블록 2개(선택)
- 담요(베개 접기)(선택)
- 담요(펼쳐 접기)(선택, 몸 덮개)

방법 4

하는 방법

1. 볼스터를 (방법 1에서처럼) 평평하게 놓거나 (방법 2에서처럼) 경사지게 놓는다. 바닥에 앉아서 허리를 볼스터의 세로 방향 끝으로 가져간다. 양손은 등 뒤의 볼스터에 올려놓고 가슴은 살짝 후굴을 하듯이 앞으로 내밀면서 볼스터 위로 눕는다.

2. 볼스터 하나를 더 가져다가 다른 볼스터와 직각을 이루게 무릎 밑에 둔다.

3. 발바닥을 맞대고 볼스터가 떠받치고 있는 무릎은 양쪽으로 내려놓는다. 양손은 넓적다리에 올려놓거나 손바닥이 하늘을 향하게 해서 몸 옆에 놓으면 된다.

4. 목 밑에 지지대가 더 필요하다면 베개 접기를 한 담요를 사용하여 머리 밑에 둔다.

5. 온몸에 담요를 덮고 몸을 감싸는 방법을 해 보고 싶다면 양팔을 몸 앞쪽으로 뻗은 다음, 펼쳐 접기를 한 담요를 팔 위에 가로로 덮는다. 그런 다음 팔 밑으로 담요를 접으면 팔을 내릴 때 담요가 팔을 감싼 상태가 되어 지탱을 받을 수 있다.

6. 이 자세를 마무리할 때에는 넓적다리 가쪽을 양손으로 눌러서 두 다리를 모은다. 오른쪽으로 굴러서 잠시 몸과 마음을 가다듬은 다음 일어나 앉는다.

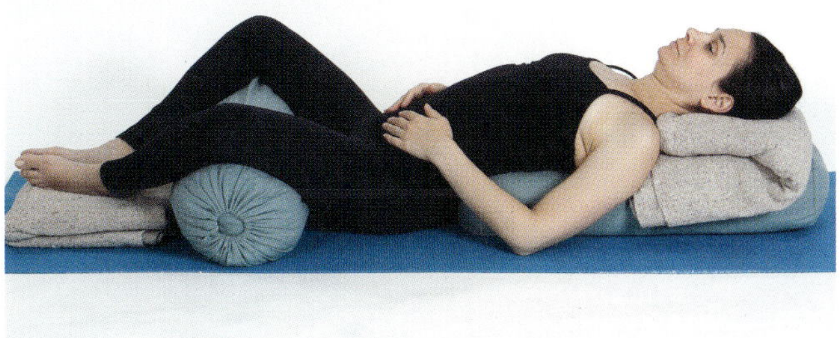

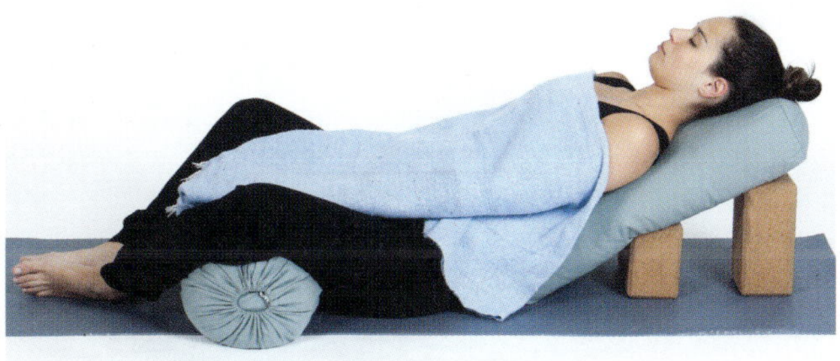

방법 5

방법 5에 필요한 소도구

- 매트
- 볼스터
- 블록 2개(선택)
- 담요(긴 사각 접기)
- 담요(베개 접기)(선택)

하는 방법

1. 볼스터를 (방법 1에서처럼) 평평하게 놓거나 (방법 2에서처럼) 경사지게 놓는다. 옆에는 긴 사각 접기를 한 담요 한 장을 챙겨 놓는다.

2. 바닥에 앉아서 허리를 볼스터의 세로 방향 끝으로 가져간다. 양손은 등 뒤의 볼스터에 올려놓고 가슴은 살짝 후굴을 하듯이 앞으로 내밀면서 볼스터 위로 눕는다. 목 밑에 지지대가 더 필요하다면 베개 접기를 한 담요를 사용하여 머리 밑에 둔다.

3. 발바닥을 맞대고 긴 사각 접기를 한 담요는 발 윗부분을 감싸도록 수평으로 놓는다. 접은 담요의 양 끝을 양다리 둘레로 감은 다음 다리 사이로 위쪽으로 내놓는다. 담요의 양 끝부분을 몸 쪽으로 당겨서 발이 고샅부위 쪽으로 가까이 오게 한다. 그리고 무릎은 양쪽으로 내려놓는다. 접은 담요의 양쪽 끝은 넓적다리 위에 올려놓는다.

4. 이 자세를 마무리할 때에는 넓적다리 가쪽을 양손으로 눌러서 두 다리를 모은다. 양발을 담요 밖으로 빼내고 오른쪽으로 굴러서 잠시 몸과 마음을 가다듬은 다음 일어나 앉는다.

요가의 지혜

'숩타 받다 코나아사나'는 긴장을 풀어 주는 데에 도움이 되기 때문에 월경전증후군을 비롯한 월경 관련 증상을 겪고 있는 여성들에게 좋다. 복부 장기를 자극하고 소화를 도와주기 때문에 소화 문제가 있는 사람에게도 유익하다. 타이트한 엉덩관절을 열어 주고 등허리에도 유익한 자세이다.

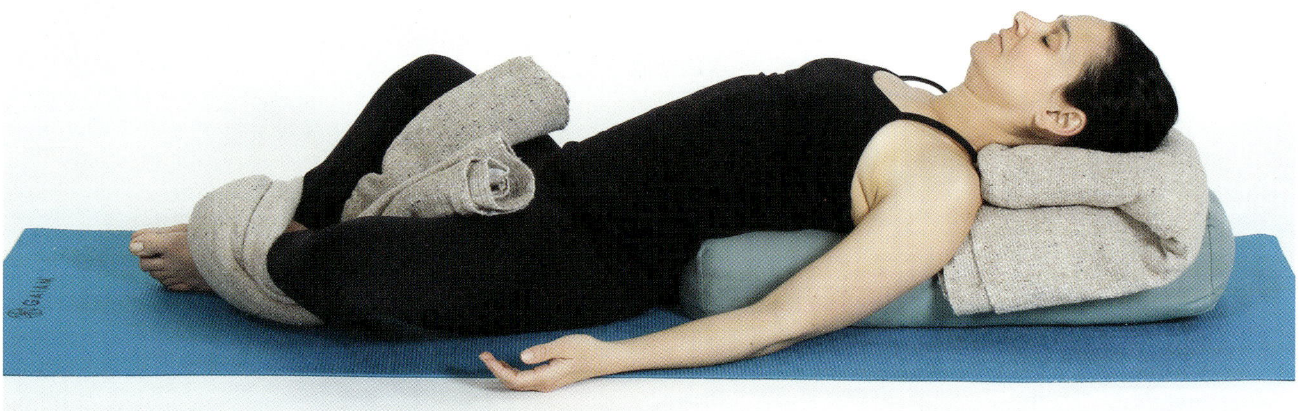

십자 볼스터를 이용한 세투 반다 사르반가아사나 (십자 볼스터를 이용한 다리 자세)

필요한 소도구

- 매트
- 볼스터 2개(둥근 볼스터 하나와 사각 볼스터 하나면 좋다. 둥근 볼스터를 밑에 놓는다.)
- 담요(베개 접기)(선택)

유익한 차크라:

도샤 균형: K−, P+, V+

이 자세는 쉬운 후굴이다. 준비하기도 쉽고 신체적으로도 편안하다. 이 자세는 몸의 앞면과 아나하타 차크라를 열어 주기 때문에 기분이 최상이 아닐 때에 심장(마음)을 진정시켜 준다. 양발을 벽에 대고 이 자세를 하면 안락함과 안정감이 더해진다.

하는 방법

1. 매트 가운데에 볼스터 두 개를 십자 모양으로 놓는다. 위쪽 볼스터가 척주와 평행하게, 밑에 놓은 볼스터를 양옆으로 펼친 팔과 평행하게 해서 그 위에 눕는다. 엉덩이가 몸에서 가장 높은 부위가 되게 해야 한다. 어깨는 세로 볼스터의 위쪽 끝을 넘어서 늘어지게 한다. 양팔은 U자 모양을 유지하거나 T자 모양으로 벌린다. 머리는 바닥에 대거나 필요한 경우 베개 접기를 한 담요 위에 댄다. 이 자세를 최소 5분간 유지한다.

2. 이 자세를 마무리할 때에는 볼기가 볼스터에서 벗어나 바닥에 닿을 때까지 아래로 미끄러져 내려간다. 무릎을 굽히고 오른쪽으로 굴러서 서서히 일어나 앉는다.

변형

볼스터가 하나밖에 없다면 직사각 접기를 한 담요 한두 장으로 밑에 놓는 볼스터를 대신할 수 있다.

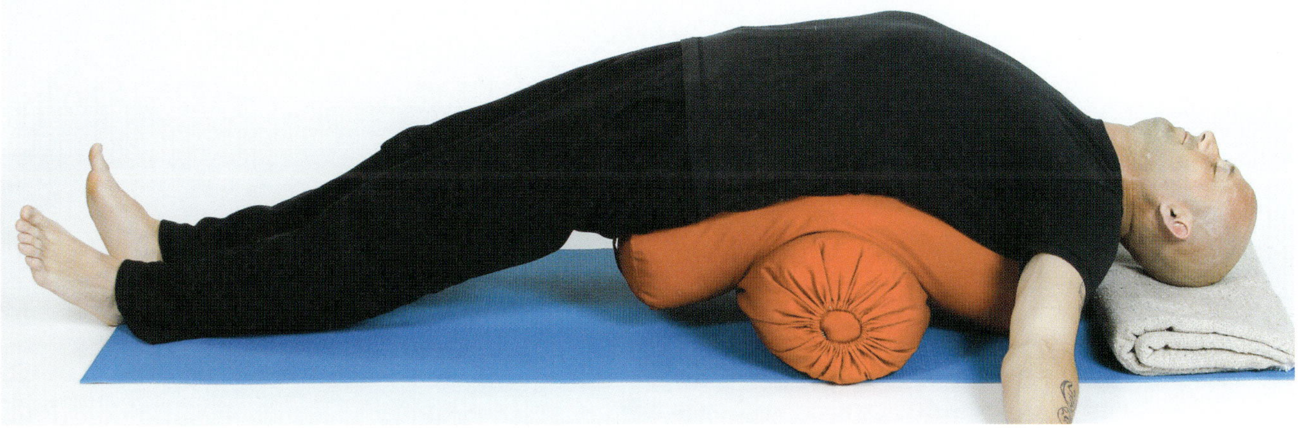

블록이나 볼스터를 이용한 맏스야아사나 (블록이나 볼스터를 이용한 물고기 자세)

유익한 차크라:

도샤 균형: K−, P+, V+

필요한 소도구

- 매트
- 블록 2개
- 볼스터 1~2개(선택)
- 머리띠(선택)

복장뼈 뒤에 있는 가슴샘은 면역체계의 중심이기 때문에 가슴샘이 자극을 받으면 면역체계가 자극을 받는 셈이다. 맏스야아사나와 같이 가슴을 열어 주는 자세들은 면역체계를 튼튼하게 만들어 바이러스나 세균과 같은 침입자들을 더욱 강하게 공격할 수 있게 해 준다. 하지만 회복요가에서 하는 맏스야아사나는 면역체계를 진정시킬 수도 있기 때문에 면역체계가 알레르기 철에 과도하게 활동적일 때에 특히 도움이 된다. 등 밑에 블록을 하나만 놓고 이 자세를 수행하면 목 역시 열린다. 맏스야아사나를 하는 동안 가슴 깊숙이 호흡을 하면 최대의 혜택을 누릴 수 있다. 이 자세는 블록만 가지고 할 수도 있고 블록 위에 볼스터를 놓고 할 수도 있다.

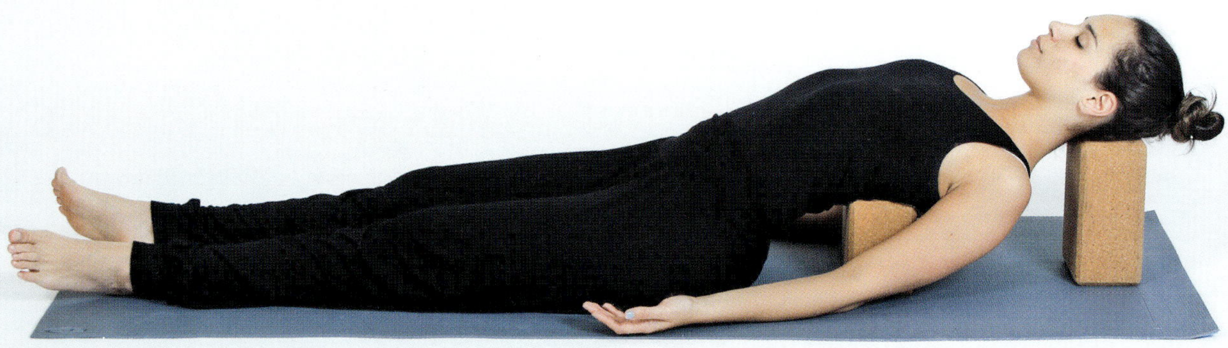

하는 방법

1. 블록을 사용한다면 블록 한 쌍을 약간의 간격을 두고 매트 위에 놓는다. 이 한 쌍은 큰 높이와 중간 높이, 혹은 중간 높이와 작은 높이의 블록으로 구성할 수 있다. 볼스터를 사용한다면 블록 위에 볼스터를 놓거나 매트 위에 볼스터를 납작하게 놓는다.

2. 블록이나 볼스터 위에 누워서 다리는 앞쪽으로 쭉 뻗는다. 최소 5분간 자세를 유지하면서 호흡과 가슴 열기에 집중한다. 편안함과 추가적인 이완을 위해 머리띠를 사용해도 좋다. 원한다면 다리를 굽혀서 다리 밑에 두 번째 볼스터를 넣어 지지대로 삼아도 된다. 양팔은 손바닥이 하늘이나 몸을 향하게 해서 양옆에 둔다.

3. 이 자세를 마무리할 때에는 무릎을 굽히고 오른쪽으로 구른다. 블록과 볼스터를 가쪽으로 밀어내고 무릎은 굽힌 상태로 다시 굴러서 등으로 눕는다. 가슴 부위가 더 열린 느낌을 느껴 본다. 잠시 몸과 마음을 가다듬은 다음 일어나 앉는다.

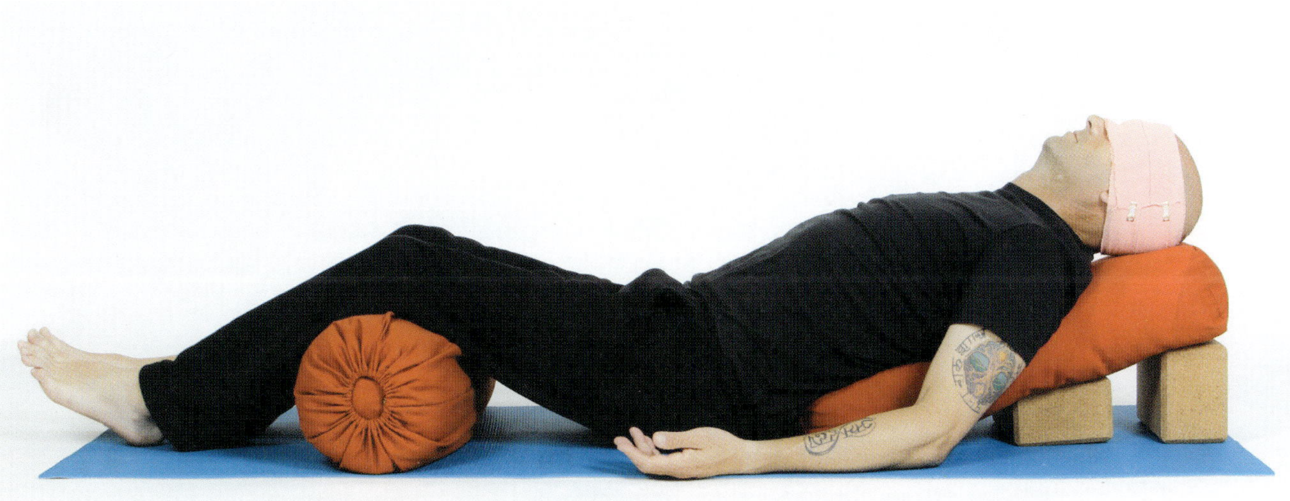

맏스야아사나 (물고기 자세)

유익한 차크라: 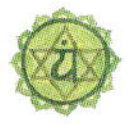

도샤 균형: K−, P−, V=

필요한 소도구

- 매트
- 볼스터 2개
- 담요(베개 접기 또는 직사각 접기) (선택)

이 자세는 당신이 아마도 매일 하고 있을 몸을 앞으로 구부정하게 숙인 온갖 자세(하루 동안 책상 앞에서, 자동차에서 그리고 다른 곳에서 그러고 있는 모든 시간을 생각해보라!)를 교정하는 데에 도움이 된다. 이 자세는 등과 가슴을 열어 주며 몸 전체에 신선한 에너지를 불어넣을 수 있도록 호흡을 자유롭게 하는 데에 도움이 된다. 전체적으로 이 자세는 기운을 북돋아 주며 특히 이 자세를 마무리할 때에 그런 기분을 느끼게 된다. 이 자세에서만은 두 개의 볼스터를 가로로 놓고 사용한다는 점에 주목한다. 시퀀스들 중에는 이 자세에서 볼스터나 담요가 하나만 필요하다고 하는 것들도 있다. 어떤 소도구들을 언제 사용하는지 알려면 시퀀스들의 구체적인 지시 사항을 참고한다.

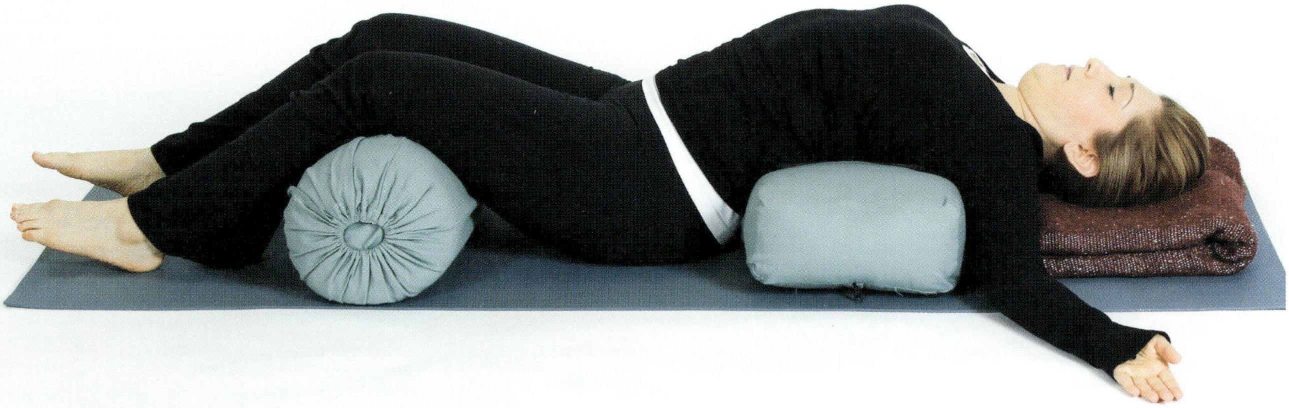

하는 방법

1. 매트 위에 볼스터 하나는 어깨뼈와 등 가운데 부분 사이에 가도록 가로로 두고, 나머지 하나는 다리오금 밑에 가로로 놓는다.

2. 양팔은 볼스터보다는 위, 어깨보다는 아래에 오도록 해서 T자 모양으로 양옆으로 뻗고 볼스터 위에 눕는다. 볼스터가 너무 높은 기분이 들면 머리 밑에 베개 접기를 한 담요 한 장을 두거나 어깨 아래쪽에 있는 위쪽 볼스터를 직사각 접기를 한 담요로 교체할 수 있다.

3. 이 자세를 최소 5분에서 최대 20분간 유지한다. 완전히, 깊이 호흡하는 데에 집중한다.

4. 이 자세를 마무리할 때에는 양발을 무릎 밑에 있던 볼스터 위에 놓고 볼스터를 밀어낸다. 무릎을 굽힌 상태에서 오른쪽으로 구른다. 이 시점에서 위쪽 볼스터는 머리 쪽으로 밀어서 베개처럼 써도 된다. 잠시 몸과 마음을 가다듬은 다음 일어나 앉는다.

요가의 지혜

가슴은 푹 꺼지고 어깨는 둥글게 굽은 상태로 앉아 있는 자기 모습을 의식한 적이 있는가? 뭔가가 어긋났다는 분명한 신호다. 우울하거나 의욕이 없거나 피곤하다는 것이다. 아나하타 차크라가 닫히면 가슴이 꺼지고 호흡이 얕아지며 에너지는 도무지 자연 상태에서처럼 심장과 폐를 통해 자유롭고 시원하게 지나갈 수 없게 된다. 회복요가에서 여러 후굴 자세들을 수행하면 가슴이 열리고 에너지가 흐르기 시작하며 이 부위에 있던 깊은 긴장이 해소된다. 이 자세들은 심장을 열어 주고 당신의 원래 모습대로 사랑스러우며 활달한 인간으로 당신을 되돌려 놓는다.

숩타 비라아사나 (누운 영웅 자세)

유익한 차크라:

도샤 균형: K+, P+, V=

방법 1에 필요한 소도구

- 매트
- 볼스터
- 담요(사각 접기)(선택)
- 담요(직사각 접기)(선택)
- 블록(선택)

방법 2에 필요한 소도구

- 매트
- 블록 2~4개(2개는 필수, 2개는 선택)
- 볼스터
- 담요 2장(길게 말기)

등이 타이트한가? 타이트한 넙다리네갈래근이 주범일 수도 있다는 것을 알면 놀랄지도 모른다! 숩타 비라아사나는 넙다리네갈래근, 배근육, 깊은 엉덩관절 굽힘근육을 신장함으로써 허리 긴장을 제대로 해결해 줄 수 있다. 이 자세는 허리 문제에 유익할 뿐만 아니라 호흡과 소화에도 도움이 된다. 넙다리네갈래근이 타이트하거나 무릎에 문제가 있다면 이 자세가 매우 힘들겠지만 회복요가에서 사용하는 소도구들이 있다면 쉬워진다! 자신의 필요에 따라 자세를 수정해도 된다. 각각의 변형에서 최소 5분간 자세를 유지해야 한다.

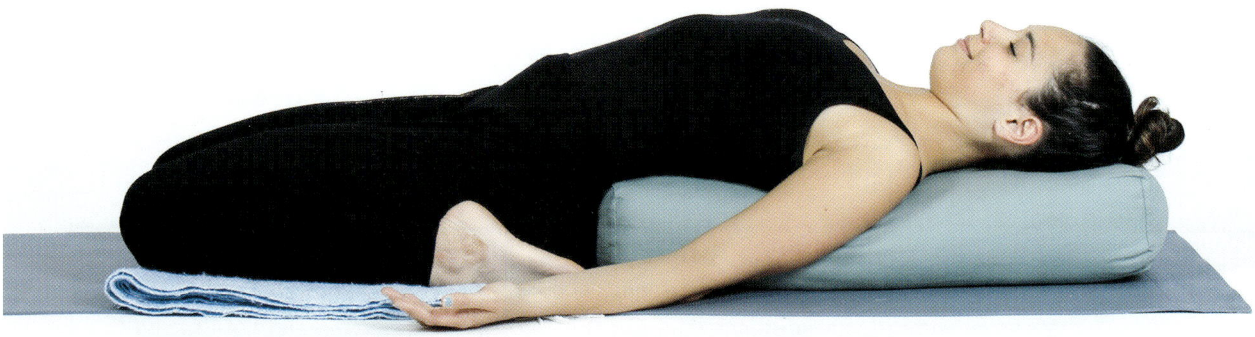

방법 1

하는 방법

1. 필요하다면 사각 접기를 한 담요 한 장을 매트 위에 깔아 더 푹신하게 만든다. 무릎을 꿇고 양 무릎을 살짝 벌린다. 볼스터는 매트 위에 당신의 척주와 평행하게 등 뒤에 두고 양손을 볼스터 위에 놓은 다음 그 위에 등을 대고 눕는다. 머리를 살짝 들어 올려야 할 수도 있다. 필요하다면 머리 밑에 담요 한 장(직사각 접기)을 둔다. 이것조차 조금 불편하다면 머리 쪽 볼스터 끝을 블록 하나로 높여서 볼스터가 경사지게 만든다. 양팔은 손바닥이 하늘을 향하도록 몸 양옆에 편하게 둔다.

2. 이 자세를 마무리할 때에는 손과 무릎을 사용해 손으로 바닥을 밀어 똑바로 앉는다. 그런 다음 한 번에 다리 한쪽씩 스트레칭해서 다리의 혈액순환을 회복한다.

방법 2

하는 방법

1. 방법 1이 넙다리네갈래근의 스트레칭을 너무 심하게 한다면, 무릎을 꿇고 볼스터 앞에 작은 높이나 중간 높이로 블록을 둔 다음 볼기를 거기에 기댄다. 그리고 다른 블록(자신이 편하게 느끼는 높이면 된다)을 머리 쪽 볼스터 밑에 두어 볼스터에 눕기 전에 경사를 만든다. 볼스터를 더 높여야 한다면 엉치뼈 쪽 볼스터 밑에 작은 높이나 중간 높이로 블록 하나를 놓거나 머리 쪽에 큰 높이로 블록을 두어 각도를 유지한다. 양옆에는 길게 말기를 한 담요를 하나씩 두어 팔걸이로 삼는다.

2. 이 자세를 마무리할 때에는 손과 무릎을 사용해 손으로 바닥을 밀어 똑바로 앉는다. 그런 다음 한 번에 다리 한쪽씩 스트레칭해서 다리의 혈액순환을 회복한다.

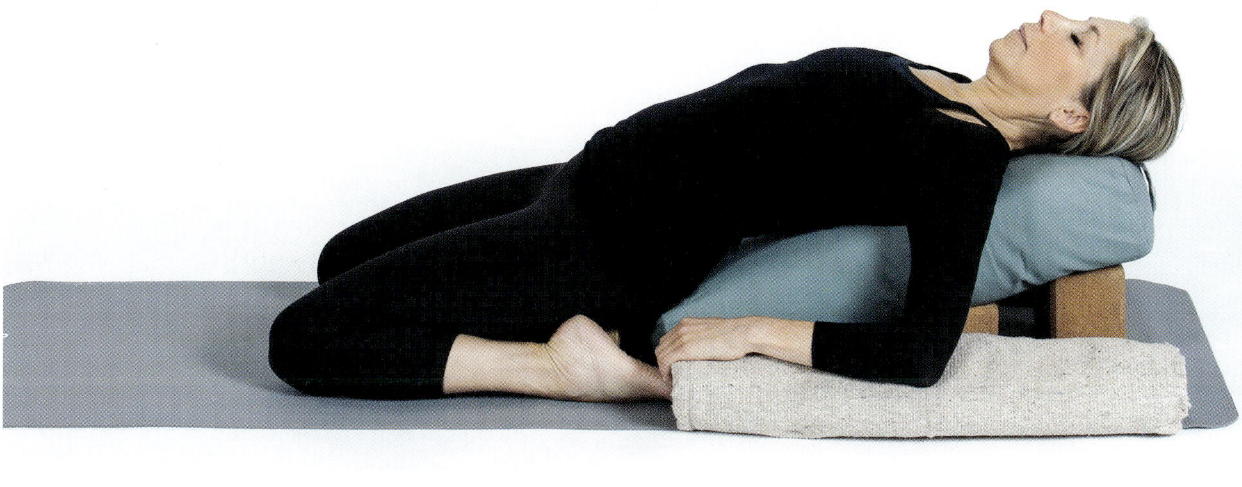

방법 3

방법 3에 필요한 소도구

- 매트
- 의자
- 벽
- 볼스터 2개(상체의 길이에 따라 하나만 필요할 수도 있다.)
- 블록 4개(전부 다 필요하지 않을 수도 있지만 지지대가 추가로 필요할 경우에 대비해 가까이 두는 것이 좋다.)
- 담요 2장(직사각 접기)
- 담요(사각 접기)
- 담요(작은 사각 접기)(선택)

하는 방법

1. 매트를 깔고 그 위에 의자를 둔 다음 의자 등받이를 벽에 댄다. 의자 앞의 매트 위에는 사각 접기를 한 담요를 놓는다. 머리가 닿게 되는 부분에는 볼스터를 세로로 의자 앉는 부분에 기대게 놓아 경사를 만든다. 볼스터의 중간에는 블록을 중간 높이로 두어 볼스터를 지탱하게 한다. 다른 블록은 작은 높이로 볼스터가 바닥에 닿는 부분 앞의 매트 위에 놓는다. 무릎을 살짝 벌리고 무릎을 꿇고 앉아서 몸을 낮추면서 볼기를 이 작은 높이의 블록에 기댄다. 작은 높이나 중간 높이로 블록 두개를 양옆에 두고 각 블록 위에는 직사각 접기를 한 담요를 놓는다. 볼스터 위에 누우면서 양팔은 담요로 덮은 블록 위에 두고 양손은 배 위에 놓거나 몸의 양옆에 둔다. 상체 길이에 따라 추가적으로 소도구가 필요할 수도 있다. 이런 경우 의자의 앉는 부분에 볼스터 하나를 가로로 놓고 지지대가 더 필요한 경우 작은 사각 접기를 한 담요 한 장을 두어 머리를 받친다.

2. 이 자세를 마무리할 때에는 손과 무릎을 사용해 손으로 바닥을 밀어 똑바로 앉는다. 그런 다음 한 번에 다리 한쪽씩 스트레칭해서 다리의 혈액순환을 회복한다.

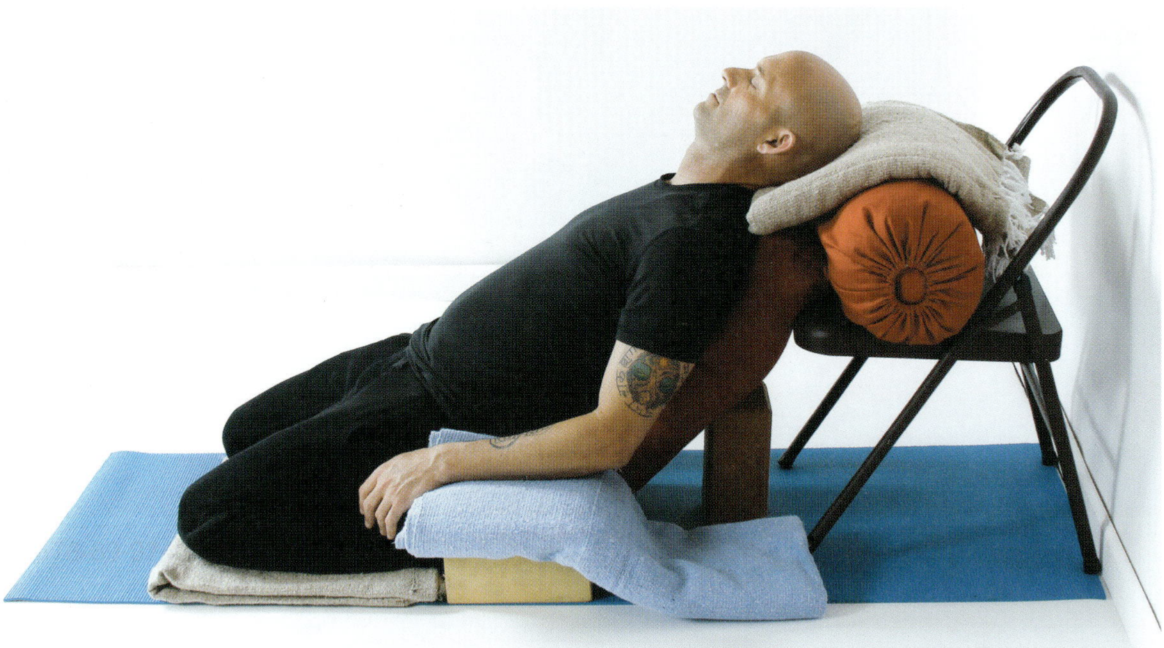

비틀기

비틀기는 몸에 가장 소중한 가치가 있는 요가 자세에 포함된다. 물리적, 신체적 관점에서 보면 비틀기는 척주와 (엉덩관절과 어깨관절을 포함한) 주요 관절들이 잘 작동하는 상태를 유지하게 해 준다. 앉아서 생활하는 문화 때문에 척주의 운동 능력을 상실하는 사람들이 너무나 많다. 척주를 따라 있는 조직이나 관절 속의 조직들이 운동 부족으로 짧아지면 일상적 동작이 더 고통스러워지며 몸은 점점 손상을 당하기 쉬워진다. 비틀기 자세를 수행하면 이런 운동 능력 상실 상황을 늦출 수 있다.

척주가 얻는 혜택과 더불어, 비틀기는 배의 장기들을 쥐어짜고 탄탄하게 만들며 신경계통과 순환계통을 유지하는 데에도 도움이 된다. 아헹가는 비틀기를 통해 장기들을 "쥐어짜고 적시는" 효과가 있다고 묘사한다. 당신 몸이 물을 짜서 말려야 하는 행주나 수건이라고 생각하라. 비틀기를 하면서 내장을 쥐어짜면 독소로 가득한 피가 내장에서 빠져나오고 신선한 새 피가 흘러들 수 있게 된다. 비틀기는 신선한 피의 순환을 자극하고 신경계통에 생기를 되살려 준다. 게다가 기분도 좋아진다!

여기에 나오는 자세들 중 하나라도 매일 하면 몸을 유연하고 탄력 있게 유지하는 좋은 방법이 된다. 비틀기가 척주를 자극하고 근육과 장기에 신선한 피의 흐름을 자극하기 때문에 전굴과 후굴 자세들 사이에 전환하는 자세로 비틀기를 하면 특히 좋다.

요가의 지혜

회복요가의 비틀기 자세 대부분은 모든 사람들에게 안전하지만 몇 가지 유의해야 할 사항이 있다. 최근에 복부에 수술을 받았다면 이 자세들을 하기에 앞서 의사에게 확인을 받도록 한다. 궁둥신경통증이나 엉치엉덩관절통증이 있다면 (담요나 블록을 추가로 사용하여) 필요한 만큼 충분히 지지대를 만들어서 통증을 느끼지 않도록 자세를 변형시켜서 수행한다. 역동적인 요가 수업에서는 보통 임부에게는 비틀기를 하지 않게 하지만 회복요가에서는 안전하다. 소도구를 사용하여 몸과 마음을 편안하게 지지하도록 한다.

자타라 파리바르타나아사나
(배 회전 자세)

유익한 차크라:

도샤 균형: K−, P+, V+

필요한 소도구

- 매트
- 볼스터 2개
- 담요(직사각 접기)(선택)
- 담요(베개 접기)(선택)

요가의 지혜

곁에 (여러 가지 방법으로 접은 담요와 블록 같은) 소도구를 충분히 준비해 두고 이 자세의 효과를 극대화하기 위해 소도구들을 마음껏 사용한다. 머리, 골반, 무릎, 발이 완벽하게 지지를 받을 수 있도록 신경 쓴다.

자타라 파리바르타나아사나는 요가에서 가장 만족스러운 자세 중 하나이다. 비틀기를 하면서 신체가 스스로 가하는 압박 덕분에 힘을 많이 들이지 않고도 자연스러운 배출이 일어난다. 이 자세에서는 허리와 배근육의 건강에 좋은 비틀기가 일어나며 소화기관의 건강도 한결 나아진다. 회복요가에서는 비틀기를 할 때 엉덩이를 볼스터 위에 올려놓음으로써 더 크게 지탱을 받을 수 있게 한다. 이 자세에 있는 동안 몸의 중심에서 모든 독소를 배출하는 데에 마음을 열어라. (이 자세에서 볼스터를 엉덩이 밑에 놓기에는 볼스터가 너무 높다면 직사각 접기를 한 담요로 대신한다.)

하는 방법

1. 매트 중간쯤에 볼스터를 가로로 놓는다. 볼스터 중간에 앉은 다음 왼쪽으로 돌아누워서 아래쪽에 있는 팔은 볼스터와 평행하게 두고 무릎을 굽혀 다리는 가슴 쪽으로 끌어당긴다. 오른쪽 다리는 완전히 왼쪽 다리 너머로 넘기고 왼쪽 무릎은 바닥에 완전히 닿게 한다. 오른쪽 엉덩이는 떠 있고 왼쪽 엉덩이는 볼스터 위에 있어야 한다. 다른 볼스터 하나는 다리 사이에 끼운다. 받침이 더 필요하다면 직사각 접기를 한 담요를 아래쪽 다리 밑에 놓는다. 당신이 하려는 것은 몸통과 다리를 90도 각도로 바닥에서 비트는 것이므로 무릎이 아니라 몸통에서 비틀기가 시작되어야 함을 명심해야 한다.

2. 양팔을 T자 모양으로 벌리고 등, 머리, 양팔이 바닥에 닿게 눕는다. 엉덩이와 다리는 반드시 처음 위치를 유지해야 한다. 머리가 불편하면 베개 접기를 한 담요를 머리 밑에 깔아서 머리를 받친다. 오른쪽 어깨가 불편하면 오른손은 갈비뼈 위에 두고 팔꿈치는 바닥을 향해 두면서 이완한다. 이 자세를 최소 3분간 유지한다.

3. 이 자세를 마무리할 때에는 오른팔을 왼쪽으로 가져와서 바닥을 밀면서 앉되 머리는 마지막에 들도록 한다. 반대편으로도 자세를 되풀이한다.

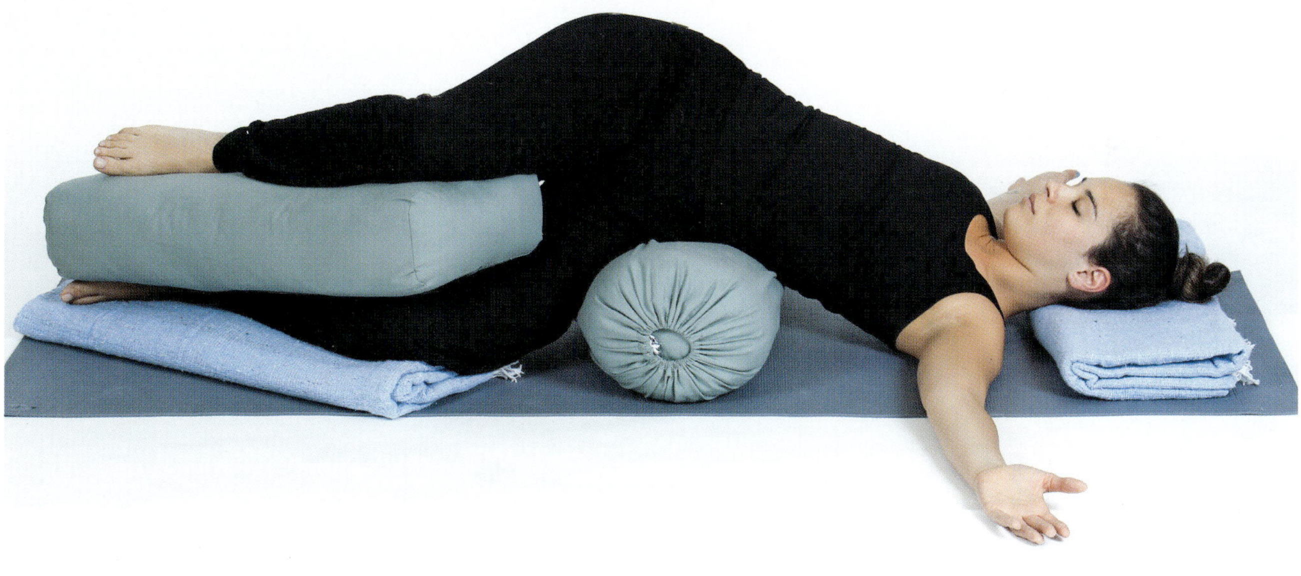

엎드린 자타라 파리바르타나아사나 (엎드린 배 회전 자세)

유익한 차크라:

도샤 균형: K–, P+, V+

필요한 소도구

- 매트
- 볼스터
- 블록 2개(선택)
- 담요 2~4장(직사각 접기)(선택)

이 자세는 긴장을 풀어 주는 비틀기로 완전하게 휴식을 취할 수 있는 자세이다. 이 자세는 옆구리와 몸통의 가운데 부위 근육의 스트레스와 긴장을 풀어 주며, 그럼으로써 호흡도 이완시키고 전반적인 평온감을 키워 준다. 이 부드러운 자세는 정말 모든 사람에게 좋으며, 허리에 문제가 있는 사람이나 임부에게도 좋다. 그러므로 전혀 겁을 먹을 필요가 없다.

하는 방법

1. 매트 중간에 볼스터를 매트 길이 방향으로 놓는다. 담요와 블록을 가까이에 둔다.

2. 볼스터 앞에 앉은 다음 무릎을 굽히고 왼쪽 엉덩이를 볼스터 위에 얹은 다음 편하게 자리를 잡는다.

3. 편안하게 떠받쳐진다는 느낌이 들도록 볼스터로 실험해 보라. (작은 높이와 중간 높이로 한 쌍, 혹은 중간 높이와 큰 높이로 한 쌍인) 블록들을 사용하여 볼스터를 경사지게 할 수도 있고 직사각 접기를 한 담요를 볼스터와 엇갈리게 가로 방향으로 머리 밑에 두어서 받침으로 삼을 수도 있다.

4. 아래쪽 팔을 볼스터를 따라 쭉 뻗은 다음 볼스터 옆 바닥에 팔을 내려놓는다. 위쪽 손은 반대편에 놓는다. 배를 볼스터 쪽으로 돌리면서 볼스터에 눕는다. 숨을 들이쉬면서 척주를 늘였다가 숨을 내쉬면서 조금 더 몸을 비튼다. 머리는 무릎 쪽으로 돌리거나, 좀 더 많이 비틀고 싶으면 무릎 반대쪽으로 돌린다. 처음에는 고개를 무릎 반대쪽으로 돌리

요가의 지혜

이 자세는 (몸 안의 공간들을 닫는다는 의미에서) '닫힌 비틀기'라고 하며 임부에게는 금기시되지만, 사실은 임신 중이라고 해도 할 수 있는 비틀기이다. 임신 중이라면 배가 편하도록 엉덩이와 볼스터 사이에 공간을 남기도록 한다.

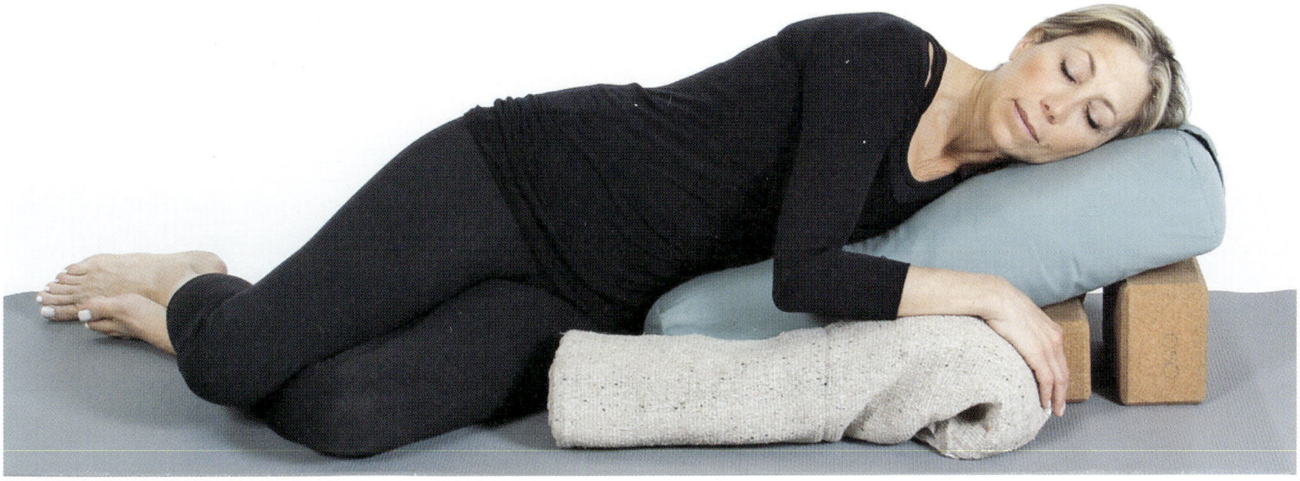

지 않았다면 몇 분이 지나고 나서 몸이 이완되면서 머리를 더 돌려 더 많이 비틀 수 있게 됨을 느낄 수 있을 것이다. 볼스터가 몸을 떠받치게 한다. 양팔을 이완한다. 몸을 직접 지탱하려고 하지 않는다. 필요하다면 무릎 사이에 담요나 블록을 끼워서 혹시라도 등에 느껴지는 긴장을 완전히 제거한다. 직사각 접기를 한 담요 두 장을 약간 기울여서 양팔을 떠받쳐도 된다. 이렇게 하면 양손이 팔꿈치보다 높아져서 더 편안해진다.

5. 이 자세를 3분간 유지한 다음, 양손으로 바닥을 밀면서 볼스터에서 몸을 떼어내면서 이 자세를 마무리하고 앉는다. 반대편으로도 되풀이한다.

엎드려서 가위 다리를 한 자타라 파리바르타나아사나 (엎드려서 가위 다리를 한 배 회전 자세)

유익한 차크라:

도샤 균형: K−, P+, V+

필요한 소도구

- 매트
- 볼스터
- 블록 2개(선택)
- 담요 2~4장(직사각 접기)(선택)

이런 닫힌 비틀기는 몸 안의 공간을 압축하기 때문에 열린 비틀기보다 복부 장기에 더 깊은 압박을 가하는 경향이 있다. 이 자세는 아래쪽 다리의 옆면을 좀 더 스트레칭해 주는데, 회복요가의 자세들이 이완 작용을 하기는 하지만 때로는 좀 더 많이 스트레칭하면 궁극적으로는 몸이 더 깊은 이완을 하는 데에 도움이 된다. 누구나 어느 정도는 이 자세를 할 수 있지만 특히 달리기나 사이클을 하는 사람에게 좋다. 달리기나 사이클을 하는 동안 악화되기 쉬운 인대인 엉덩정강띠를 펴 주는 데에 도움이 되기 때문이다.

『요가수트라』 1장 12절

요가 상태(마음 작용의 지멸)를 경험하기 위해 중단 없는 수련(아비야사)과 무집착(바이라갸)이 필요하다.

새가 날기 위해 두 날개가 있어야 하듯이 수련과 무집착 둘 다 있어야 한다.

하는 방법

1. 매트 중간에 볼스터를 매트 길이 방향으로 놓는다. 담요와 블록을 가까이에 둔다.
2. 볼스터 앞에 앉은 다음 무릎을 굽히고 왼쪽 엉덩이를 볼스터 위에 얹은 다음 편하게 자리를 잡는다.
3. 아래쪽 다리를 뻗어 볼스터와 직각이 되게 만든다. 위쪽 다리는 곧게 뻗어 몸통과 나란하게 만든다.
4. 양손은 각각 볼스터의 양옆에 두고 배를 볼스터 쪽으로 돌린다. 볼스터에 몸을 누이면서 머리는 위쪽 다리 방향으로 돌리거나 좀 더 많이 비틀고 싶으면 위쪽 다리 반대 방향으로 돌린다. 처음에는 고개를 무릎 반대편으로 돌리지 않았다면 몇 분이 지나고 나서 몸이 이완되면서 머리를 더 돌려 더 많이 비틀 수 있게 됨을 느낄 수 있을 것이다.

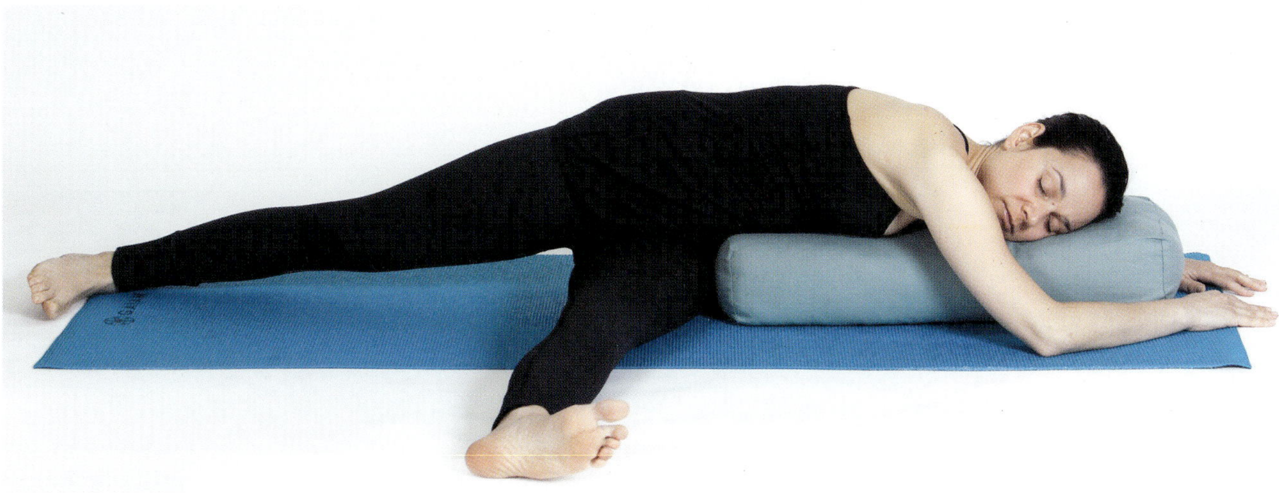

5. 등이 볼스터와 정렬되고 볼스터 위에서 편하게 풀어질 수 있도록 볼스터로 실험해 보라. (작은 높이와 중간 높이로 한 쌍, 혹은 중간 높이와 큰 높이로 한 쌍인) 블록들을 사용하여 볼스터를 경사지게 할 수도 있고 직사각 접기를 한 담요를 볼스터와 엇갈리게 가로 방향으로 머리 밑에 두어서 받침으로 삼을 수도 있다.

6. 볼스터가 몸을 떠받치게 한다. 양팔을 이완한다. 몸을 직접 지탱하려고 하지 않는다. 편하지 않다면 다리를 살짝 굽혀서 남은 긴장을 완전히 없애도 된다. 이 자세를 최소 3분간 유지한다.

7. 이 자세를 마무리할 때에는 양손으로 바닥을 밀면서 볼스터에서 몸을 떼어내면서 앉는다. 반대편으로도 되풀이한다.

모로 누운 아르다 찬드라아사나 (모로 누운 반달 자세)

유익한 차크라: 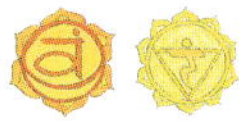

도샤 균형: K–, P+, V+

필요한 소도구

- 매트
- 볼스터나 담요(짧게 말기)
- 담요(직사각 접기)(선택)

이 자세는 엄밀히 말해 비틀기는 아니지만 몸 옆면을 열어 준다는 점에서는 비틀기 자세로 들어가기 위한 훌륭하고도 쉬운 전환 자세이다. '모로 누운 아르다 찬드라아사나'는 몸 안에 정체된 에너지에 관한 문제에 도움이 된다. 에너지가 떨어졌다는 느낌이 든다면, 이 자세는 에너지가 다시 원활하게 돌 수 있게 해 주는 훌륭한 방법이다. 쓸개 문제가 있다면 시간을 내어 규칙적으로 이 자세를 해 주면 아주 좋다.

하는 방법

1. 볼스터나 짧게 말기를 한 담요를 매트 가운데에 가로로 놓고 왼쪽 엉덩이를 대고 앉는다.
2. 왼쪽 다리를 바닥에서 스트레칭해서 볼스터와 직각이 되게 한다. 오른쪽 다리는 몸통과 아래쪽 다리와 나란하도록 곧게 뻗는다.
3. 왼팔을 머리 위쪽으로 곧게 스트레칭한다. 볼스터를 가슴 옆쪽 밑에 둔 상태로 왼쪽으로 눕고 머리는 팔에 기댄다. (팔을 약간 들어올리기 위해 직사각 접기를 한 담요를 팔 밑에 두어도 된다.) 오른팔은 왼팔과 나란하도록 머리 위로 뻗는다. 그러면 양팔은 귀를 덮으면서 바닥에 평행하게 될 것이다.
4. 볼스터 혹은 담요가 몸을 지탱하게 한다. 양팔을 이완한다. 직접 몸을 떠받치려고 하지 않는다. 편하지 않다면 다리를 살짝 굽혀서 남은 긴장을 완전히 없애도 된다. 이 자세를 3분간 유지한다.
5. 이 자세를 마무리할 때에는 양손으로 바닥을 밀면서 볼스터에서 몸을 떼어내면서 앉는다. 반대편으로도 되풀이한다.

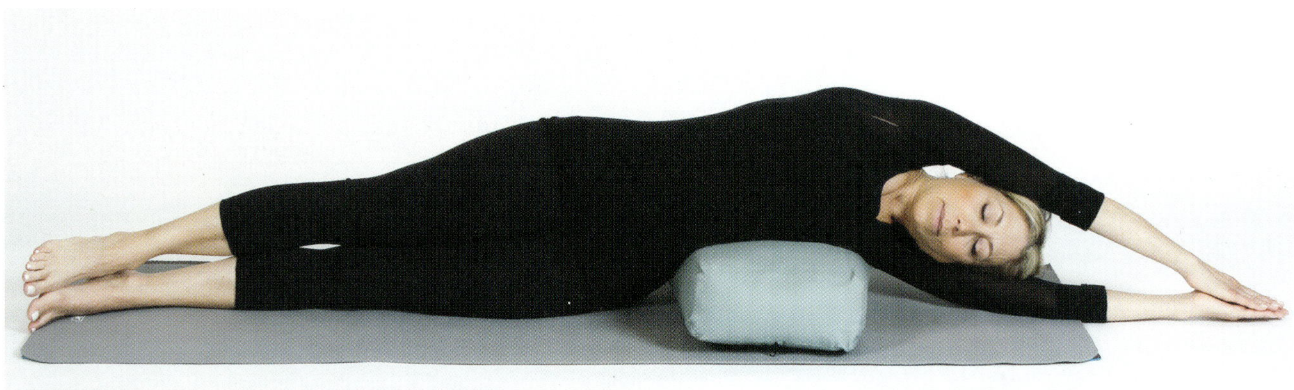

전굴

전굴은 항복하는 자세이기 때문에 마음을 크게 가라앉혀 준다. 이 자세들은 몸을 앞으로 말고 등 부위를 열어 주는 자세를 통해 이런 감정을 일으키고, 이른바 '조개' 모양을 만들어서 자신을 스스로 떠받쳐 주는 감정을 자아낸다. 대부분의 전굴이 배를 부드럽게 마사지해 주기 때문에 소화 능력을 개선시키며 경우에 따라 월경통이나 불임과 같은 여성 문제에도 도움이 될 수 있다. 전굴은 불면증을 완화하는 데에도 좋으며 고혈압을 낮추는 데에도 도움이 되는 것으로 알려져 있다. 여러 전굴 자세들이 머리를 심장보다 아래 혹은 심장과 수평 위치에 두는데 이는 자아(ego)를 놓아 버리고 심장(마음)이 당신의 결정을 따르게 함으로써 당신의 영혼과 더 깊이 연결될 수 있도록 촉진한다.

발라아사나 (아기 자세)

유익한 차크라: 

도샤 균형: K+, P+, V−

방법 1에 필요한 소도구

- 매트
- 담요(절반 접기)(선택)
- 담요(사각 접기)
- 볼스터 1~2개(때로 지지대가 더 필요해서 볼스터가 2개 필요할 수도 있다.)
- 블록 2개(선택)
- 담요(길게 말기)(선택)
- 담요 2장(직사각 접기)(선택)

방법 2에 필요한 소도구

- 매트
- 의자 2개
- 볼스터 1~2개
- 블록 1~2개

발라아사나는 요가 휴식 자세의 기초가 된다. 이 자세는 '안전한' 자세로서 지지와 돌봄을 받는다는 느낌을 주며 호흡에 집중할 수 있게 해 준다. 신체적 차원에서 발라아사나는 등을 부드럽게 여는 데에 도움이 되는 훌륭한 전굴 자세이며 동시에 복부 장기를 마사지한다. 이 자세에서는 스스로 힘을 주어서 몸을 떠받친다는 기분이 전혀 들지 않게 하는 것이 중요하다. 떠받치는 일은 볼스터나 의자에 맡기고 당신은 완전히 이완할 수 있도록 한다.

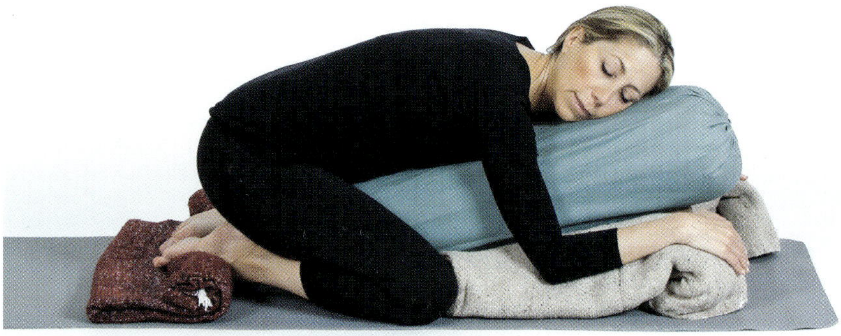

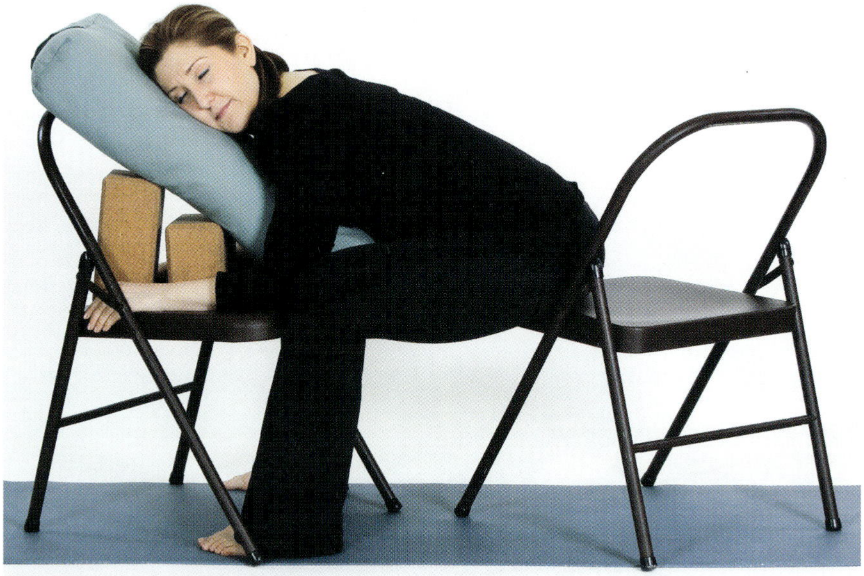

방법 1

하는 방법

1. 무릎 밑에 추가로 덧댈 것이 필요하다면 절반 접기를 한 담요 한 장을 바닥에 깐다. 발이 타이트하면 발등 밑에 사각 접기를 한 담요 한 장을 둔다. 편하게 느껴질 정도까지 담요를 말아 올리면 된다.
2. 볼스터의 세로 방향 끝부분을 무릎 사이에 끼우고 발꿈치를 깔고 앉는다. 앞으로 몸을 숙이면서 배를 볼스터 위에 완전히 기댄다. 작은 높이와 중간 높이 또는 중간 높이와 큰 높이의 블록 두 개를 볼스터 머리 쪽과 가운데에 놓아서 경사지게 높여도 된다. 원한다면 엉덩이와 넓적다리 사이에 길게 말기를 한 담요를 끼워서 추가적인 허리 지지대로 삼아도 된다.
3. 양팔이 바닥에 편하게 놓여 있지 않거나 바닥에 닿지 않는다면 각 팔 밑에 직사각 접기를 한 담요를 놓는다. 담요 윗부분을 밑으로 말아 넣어서 양손을 편히 놓을 수 있는 자리를 만든다.
4. 머리를 한쪽으로 돌렸다가 몇 분이 지나면 반대쪽으로 같은 시간만큼 돌려놓는다.
5. 자세를 최소 5분간 유지한다. 끝나고 나면 굽혔던 몸을 부드럽게 펴면서 볼스터를 옆으로 치우고 다리를 스트레칭한다.

변형

직사각 접기를 한 담요를 볼스터 꼭대기에 놓고 이마를 그 담요에 대고 있는 것도 좋은 변형 방법이다. 숨 쉴 수 있는 공간이 있고 미주신경을 가볍게 압박하도록 담요를 두면 진정 효과가 있다.

방법 2

하는 방법

1. 발라아사나에서 무릎이 영 편치 않다면 다른 방법으로 의자 두 개를 모서리와 모서리가 서로 마주보게 두는 방법이 있다. 한쪽 의자 앉는 부분에 볼스터를 경사지게 두고 의자 등받이에 위쪽 끝을 기대 놓는다. 볼스터를 마주보고 다른 의자의 모서리에 앉아서 앞으로 몸을 굽히면서 배 전체를 볼스터에 기댄다. 볼스터 하나를 추가로 더 쓰거나 블록 한두 개로 볼스터를 원하는 높이만큼 경사지게 해서 볼스터가 편하게 느껴지게 높일 수도 있다. 양팔은 편한 자세로 아무렇게나 놓는다.
2. 머리를 한쪽으로 돌려서 볼을 볼스터 위에 혹은 포갠 손 위에 댄다. 시간이 절반이 지나면 고개를 돌려서 반대편 뺨을 같은 시간만큼 댄다.
3. 자세를 최소 5분간 유지한다. 끝나고 나면 굽혔던 몸을 부드럽게 펴면서 볼스터를 옆으로 치우고 다리를 스트레칭한다.

요가의 지혜

임부라고 해도 발라아사나를 할 수 있다. 배에 좀 더 여유 공간을 두고 가슴과 머리를 볼스터에 대면 된다.

우파비스타 코나아사나 (박쥐 자세)

유익한 차크라:

도샤 균형: K−, P+, V=

필요한 소도구

- 매트
- 담요(직사각 접기)(선택)
- 볼스터
- 담요(베개 접기 또는 직사각 접기)(선택)
- 의자(선택)
- 블록 2개(선택)

우파비스타 코나아사나는 넓적다리 안쪽을 열어 주고 허리를 늘려 주는 이완에 좋은 전굴 자세이다. 장기를 진정시키는 데에 도움이 되며 다리에 있는 모든 정체된 에너지를 다시 움직이게 만든다. 길고, 바쁘고, 스트레스 쌓이는 하루를 보낸 다음 이 자세를 사용하여 내면으로 초점을 돌려보라.

하는 방법

1. 매트를 가로로 놓고 앉는다. 다리를 편안하게 부채꼴로 편다. 다리는 늘어남이 느껴질 정도로 넓게 벌려야 하지만 볼기나 무릎 뒤에 통증이 느껴질 정도까지 벌리면 안 된다. 똑바로 앉기가 힘들다면 직사각 접기를 한 담요 위에 앉거나 엉덩관절을 앞으로 기울인다.

2. 볼스터의 좁은 쪽 끝을 다리 사이에 놓는다. 엉덩관절에서부터 몸을 앞으로 숙이면서 배를 볼스터에 올려놓는다. 이마도 볼스터에 올려놓거나 고개를 한쪽으로 돌려서 뺨을 볼스터에 댄다. 추가적으로 완충작용을 할 수 있도록 베개 접기나 직사각 접기를 한 담요를 머리 밑에 둔다. 양팔은 볼스터의 양옆에 내려놓거나 볼스터 위에 걸쳐놓을 수 있다.

3. 이 자세를 최소 5분간 유지한다. 이 자세를 마무리할 때에는 상체를 곧게 세운 다음, 볼스터를 치우고 다리를 한데 모은다.

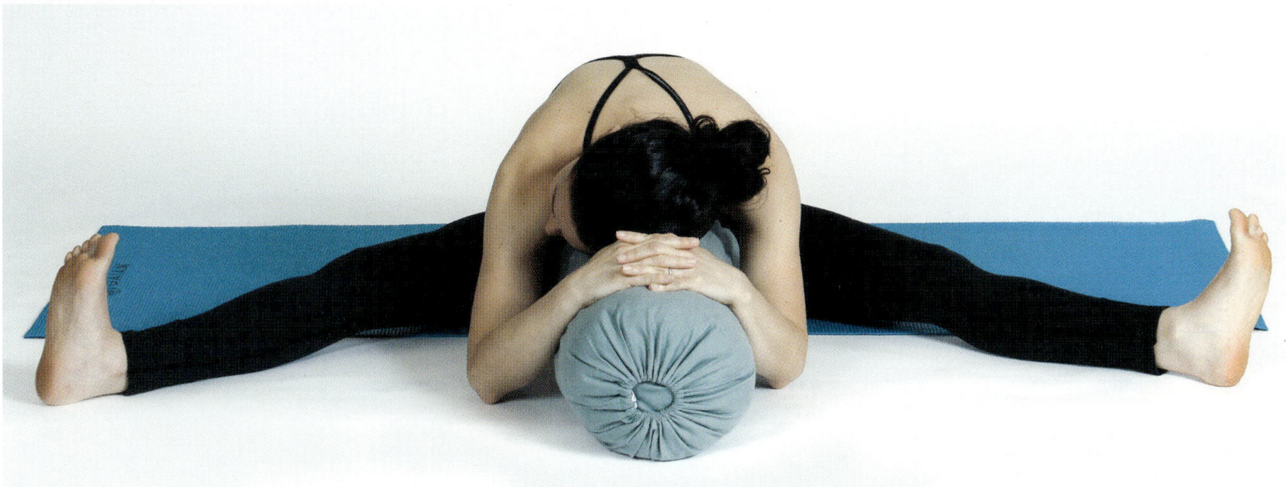

변형

이 자세를 하는 또 다른 방법은 바닥에 앉아서 양팔을 의자에 기댄 다음 다리는 의자 다리 양옆으로 벌리는 것이다. 이 자세를 어떻게 하기로 선택했든 간에 중요한 점은 편한 높이의 볼스터를 구하는 것임을 명심하기 바란다. 허리를 너무 많이 늘리면 안 된다. 블록 한두 개를 볼스터 머리 쪽 밑에 놓고 높이를 올려 보거나, 볼스터를 하나 이상 사용하거나, 담요를 사용해서 볼스터가 자신에게 더 가까워지도록 약간만 높이를 올리는 식으로 시험해 본다. 팔도 편해야 한다. 양팔이 바닥에 닿지 않는다면 담요로 받치거나 볼스터 위에 올려놓는다.

엎드린 예비 전굴 자세

유익한 차크라:

도샤 균형: K+, P+, V−

이 자세는 엄밀히 말하면 전굴은 아니지만 전굴과 비슷한 효과가 있어서 "전굴"에 포함되었다. 이 자세를 등의 모든 긴장을 해소하는 스트레칭 방법으로 사용하면 좋다. 월경통과 같은 여성 문제에도 탁월하다.

필요한 소도구

- 매트
- 볼스터

하는 방법

1. 바닥에 매트를 깐다. 매트 중간에 가로로 볼스터를 놓는다.
2. 매트의 끝부분을 보면서 볼스터에 무릎을 꿇고 앉는다. 엉덩관절을 볼스터에 오도록 자리 잡고 그 위에 엎드려서 엉덩관절을 볼스터 위에 올린다. 양팔은 팔꿉관절을 굽혀서 앞으로 가져온 다음 서로 포갠다. 머리를 숙여서 이마를 양손 위에 올려놓는다. 다리와 발은 이완 상태를 유지하면서 발목이 바깥을 향하고 발가락이 안쪽을 향하게 양발을 바닥에 둔다.
3. 이 자세를 최소 5분간 유지한다. 이 자세를 유지하는 동안 호흡에 집중한다.
4. 양손으로 바닥을 누르면서 몸을 볼스터에서 다시 일으킨다. **발라아사나(방법 1)**를 하되 양팔은 수평 위치에서 볼스터에 늘어뜨린 채로 잠시 두었다가 이 자세를 마무리한다.

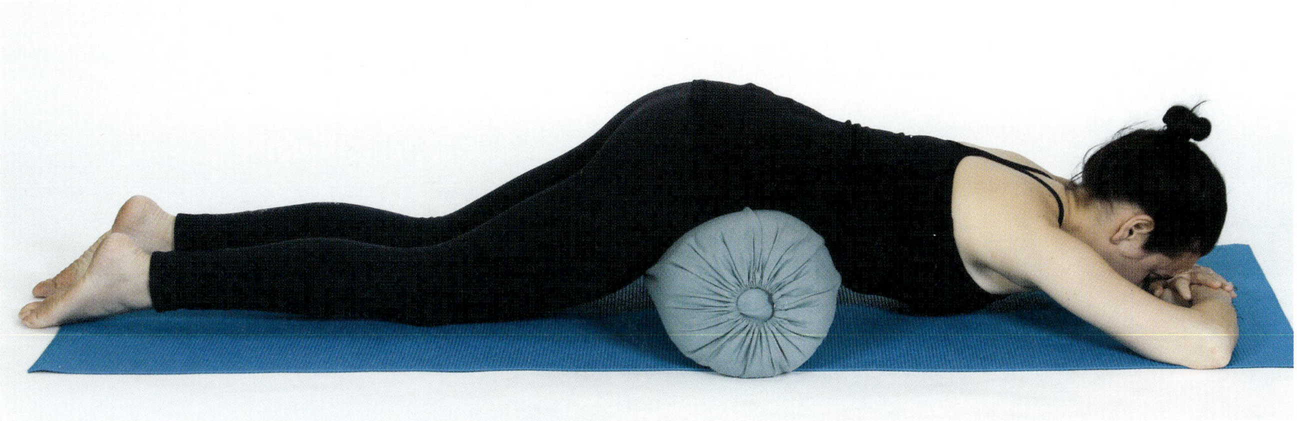

『요가수트라』 1장 2절

요가는 마음 작용의 지멸이다.

요가의 상태에 이르면 끊임없이 움직이려는 마음의 활동(치타 브리티)이 고요해진다(니로다).

의자를 이용한 파스치모타나아사나 (의자를 이용한 전굴 자세)

방법 1에 필요한 소도구

- 매트
- 의자
- 담요(사각 접기)(선택)
- 담요(직사각 접기)(선택)
- 블록 2개(선택)

유익한 차크라:

도샤 균형: K+, P+, V−

모든 전굴은 마음을 진정시켜 주지만 지나치게 신장한다는 느낌이 들면 이완하기가 힘들다! 이 의자 전굴의 미덕은 자세를 유지하면서도 기댈 곳이 있다는 느낌을 받을 수 있다는 점이다. 몸은 신장하지만 지나치다는 느낌을 받지 않을 수 있다.

방법 1

하는 방법

1. 의자의 앉는 부분이 당신을 향하게 매트 끝에 의자를 놓는다. 의자 앞에 책상다리로 앉는다. 팔꿉 관절을 굽힌 상태로 아래팔을 의자 앉는 부분에 놓고 몸을 앞으로 굽힌다. 이마를 아래팔에 댄다. 사각 접기를 한 담요를 의자의 앉는 부분에 깔아서 부드럽게 해도 된다. 직사각 접기를 한 담요를 볼기 밑에 깔아도 된다. 필요하다면 무릎을 블록으로 받칠 수도 있다.

2. 이 자세를 최소 3분간 유지한 다음 다리 위치를 서로 바꾼다.

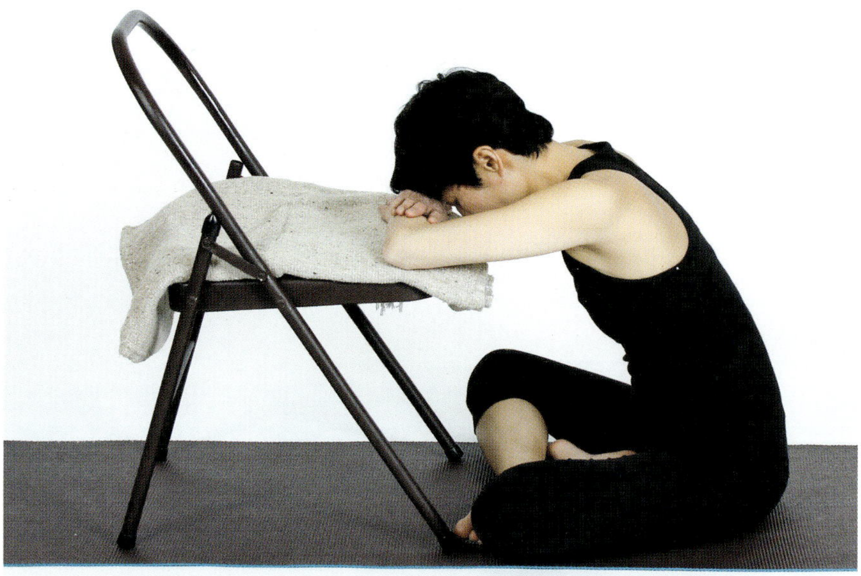

방법 2에 필요한 소도구

- 매트
- 의자
- 담요(사각 접기)(선택)
- 담요(직사각 접기)(선택)
- 담요(짧게 말기)나 블록(선택)

방법 2

하는 방법

1. 의자의 앉는 부분이 당신을 향하게 매트 끝에 의자를 놓는다. 의자 앞에 앉아서 한쪽 다리는 의자 밑에 편 상태로 두고 다른 한쪽은 무릎을 굽혀서 발을 골반 쪽으로 접는다. 스트레칭을 더 하고 싶다면 뻗은 쪽 발을 의자의 뒤쪽 가로대에 두어도 된다. 팔꿉관절을 굽힌 상태로 아래팔을 의자 앉는 부분에 놓고 몸을 앞으로 굽힌다. 이마를 아래팔에 댄다. 머리가 의자 앉는 부분에 닿지 않으면 의자를 끌어당긴다. 사각 접기를 한 담요를 의자 앉는 부분에 깔아서 부드럽게 해도 된다. 직사각 접기를 한 담요를 볼기 밑에 깔아도 된다. 필요하다면 굽힌 무릎을 블록이나 짧게 말기를 한 담요로 받칠 수도 있다.

2. 이 자세를 최소 3분간 유지한 다음 편 다리와 굽힌 다리를 서로 바꾼다.

변형

두 방법 모두 최우선 고려 사항은 편안해지고 허리나 무릎에 어떠한 긴장도 일으키지 않는 것이다. 등과 허리가 더 편해질 수 있도록 담요를 깔고 앉아 볼기를 높일 수 있다. 무릎에 조금이라도 압박이 느껴진다면 말아 놓은 담요나 블록을 무릎 밑에 깔아서 지지대로 삼는다.

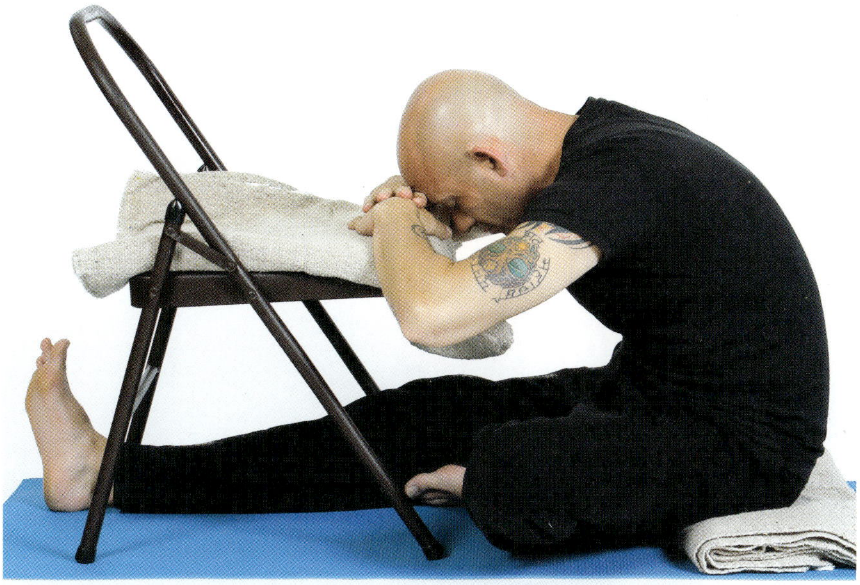

아도 무카 스바나아사나 (얼굴을 아래로 한 개 자세)

유익한 차크라: 

도샤 균형: K+, P+, V-

필요한 소도구

- 매트
- 블록이나 볼스터

이 전굴 자세는 역동적인 요가 강좌에서는 밥 먹듯이 하는 것이다. 마음을 크게 진정시켜 주는 역자세이다. 하지만 회복요가에서 이렇게 지지대와 함께 하는 형식에서는 목에 전혀 무리를 줄 필요가 없다. '놓아 버림'의 감정을 일으키며 동시에 가로막을 쉬게 해 줌으로써 호흡을 풀게 하고 타이트한 어깨 근육도 풀어 준다. 고혈압이 있는 사람에게도 좋다. 허리통증을 완화시키기 위해 한 번 시도해 보라.

하는 방법

1. 바닥에 매트를 깔고 블록이나 볼스터를 매트 맨 위에 세로로 놓는다. 손발로 엎드려서 체중을 사지에 동일하게 분산시킨다. 손은 어깨 바로 아래에, 무릎은 엉덩관절 바로 아래에 있어야 한다. (자세를 잡고 난 다음에는 손과 발의 위치를 약간 조정할 수 있다.)

2. 블록 또는 볼스터를 양팔 사이에서 다리 방향으로 옮겨서 대략 복장뼈 바로 아래에 오게 둔다.

3. 발가락으로 바닥을 밀면서 무릎을 바닥에서 들어 올린다. 무릎은 살짝 굽힌 채로 유지해도 괜찮다. 무릎과 엉덩관절을 들어 올림으로 인해 머리와 몸통은 아래로 내려갈 것이다.

4. 이마를 블록 또는 볼스터에 댄다. 목에 전혀 무리가 가지 않도록 머리 지지대의 높이를 조정한다. 머리를 지지대까지 낮추려고 팔을 굽히지 않도록 한다. 지지대의 높이를 조정하는 편이 낫다. 최소 1분간 이 자세를 유지한다. 다리가 신장되고 펴질 때, 더 곧게 펴려고 해 보라.

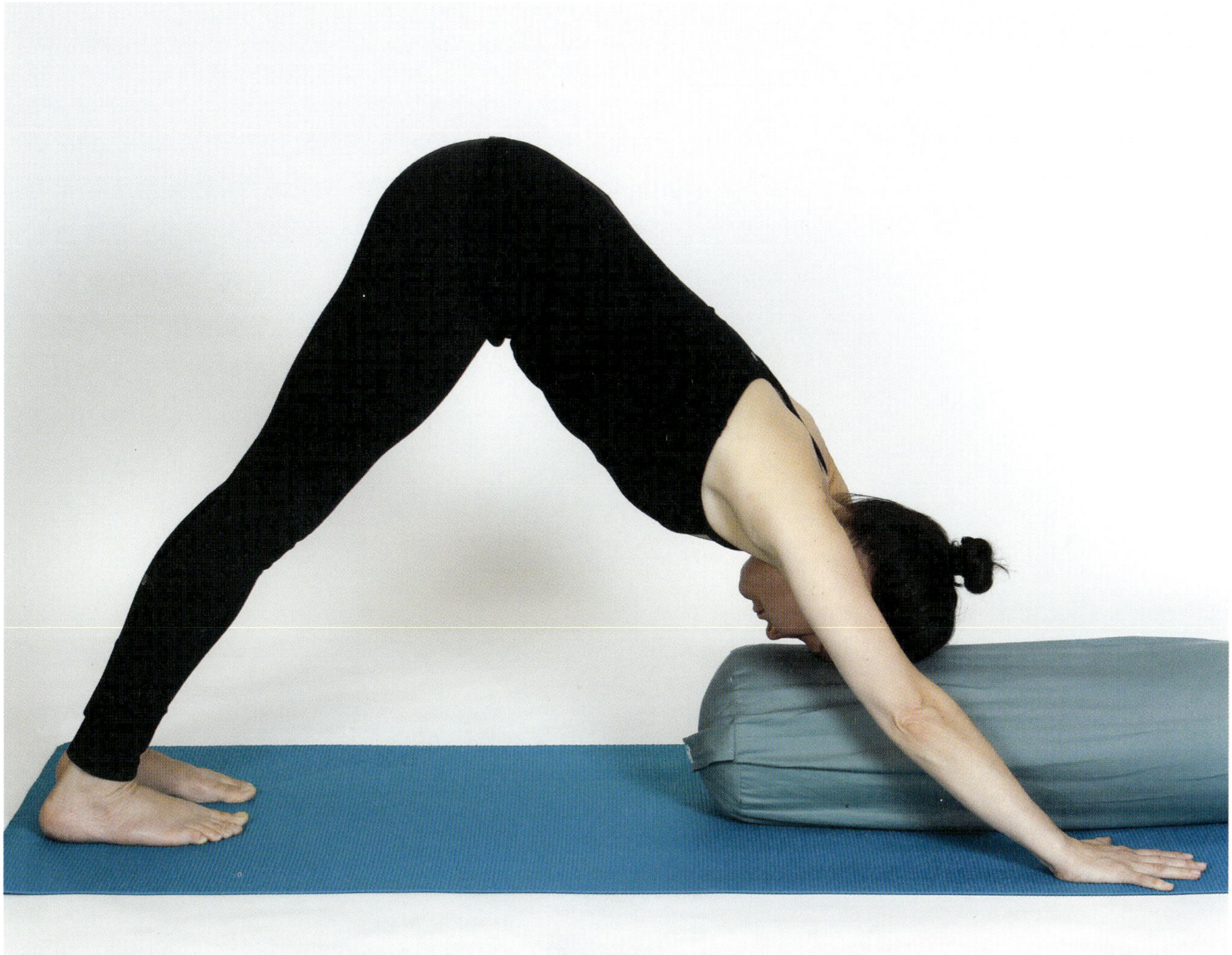

5. 이 자세를 마무리할 때에는 무릎을 낮추고 **발라아사나**로 잠시 휴식을 취한다. (주: 이 자세에서는 **발라아사나**를 할 때 소도구를 아무 것도 사용하지 않아야 한다. 그저 다리 위에 몸을 웅크리도록 한다.)

에카 파다 라자카포타아사나 (비둘기 자세)

유익한 차크라:

도샤 균형: K+, P+, V−

주: 이 자세를 할 때에는 골반이 수평 상태를 유지하고 엉덩부위에 지나친 긴장을 주지 않게 하는 것이 중요하다. 주위에 추가로 담요들을 두었다가 엉덩부위가 수평을 유지할 수 있게 도와주는 소도구로 사용한다.

필요한 소도구

- 매트
- 볼스터
- 블록(선택)
- 담요 1~2장(직사각 접기 혹은 작은 사각 접기 혹은 긴 사각 접기)

거의 누구나 '에카 파다 라자카포타아사나'를 해야 한다. 요즘 대부분이 그렇듯이 오랜 시간 동안 의자에 앉거나 차를 운전한다면 엉덩부위에 긴장이 있을 가능성이 높으며 궁둥구멍근과 궁둥신경이 이 타이트하고 조밀하게 뭉쳐진 부위에서 서로 부대끼면서 온갖 문제들을 일으킬 수 있다. 요가에서는 엉덩부위를 '옷장'이라고 부르는데 이는 엉덩부위가 우리 감정과 연관된 긴장을 너무나 많이 담고 있기 때문이다. 이 때문에 엉덩부위는 회복요가에서 집중하는 중요한 부위가 된다. 지지대를 사용하는 형식의 비둘기 자세에서는 볼스터를 추가적인 지지대로 삼아 더 큰 이완과 해방감을 일으킨다. '옷장을 깨끗이 비우기' 위해 가능한 한 오랫동안 이 자세를 유지한다.

하는 방법

1. 바닥에 매트를 놓는다. 볼스터를 중간쯤에서 매트 위쪽 끝을 향해 세로로 놓는다. (머리에 블록이나 볼스터를 대지 않은 상태로) **아도 무카 스바나아사나**로 시작한다.

2. 왼쪽 발가락으로 바닥을 미는 상태로 오른쪽 다리를 들고 오른쪽 무릎을 오른쪽 손목 쪽으로 끌어올린 다음 엉덩부위를 낮춘다. 양손은 척주를 늘이는 데에 도움이 되도록 몸을 따라 양옆에 둔다.

3. 볼스터에 손을 뻗어 매트 가운데로 끌어내려 척주와 나란히 몸통 밑에 둔 다음, 오른쪽 정강이에 기댄다. 배를 볼스터 위에 올려놓는다. 양손은 볼스터 위에 놓고 이마를 양손 위에 놓을 수도 있고 고개를 한쪽으로 돌려 뺨을 볼스터에 대고 양팔은 몸을 따라 바닥에 놓아도 된다. 블록으로 볼스터 머리 쪽을 높이는 것이 편하다면 그렇게 해도 된다. 굽힌 무릎 쪽으로 몸이 기울어진다면 직사각 접기나 작은 사각 접기를 한 담요 한두 장을 사용하여 엉덩부위 밑, 굽힌 무릎 위쪽에 놓으면 된다. 일단 자세를 잡고 나면 발을 이완하고 버티고 있던 발가락을 편다. 뒤쪽(뻗은 쪽) 무릎을 더 편하게 만들려면 긴 사각 접기를 한 담요를 다

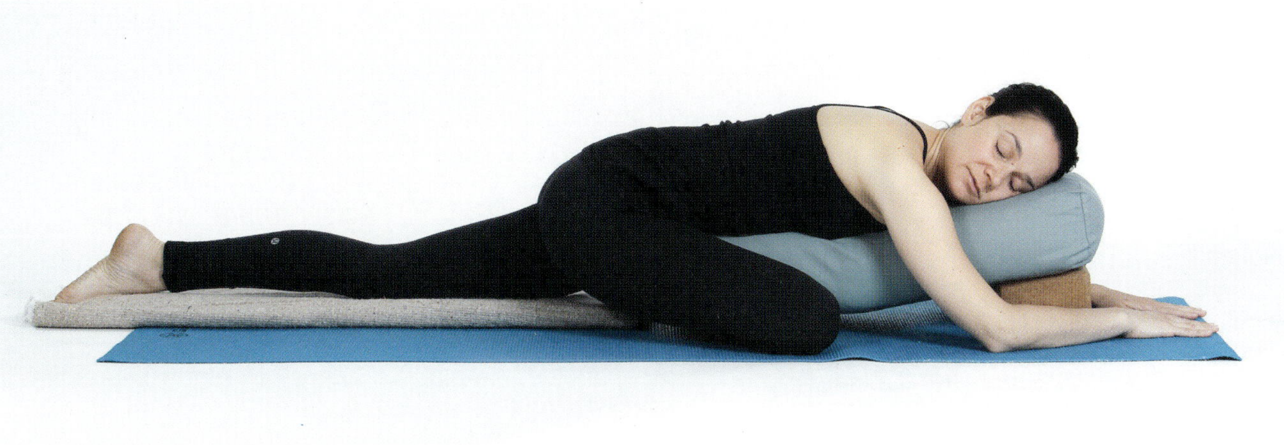

리 밑에 놓는다. 이 자세로 최소 3분간 휴식을 취한다. 볼스터에 뺨을 댄 상태로 쉬고 있다면 시간이 절반이 지나면 고개를 돌려서 반대편 뺨을 댄다.

4. (머리에 블록이나 볼스터를 대지 않은 상태로) **아도 무카 스바나아사나**로 다시 일어난다. 다리를 털어 준 다음 왼쪽으로 자세를 되풀이한다.

변형

무릎과 엉덩부위에 받침이 더 필요하다면 (특히 무릎 문제가 있다면) 몸통의 중심을 따라 앞쪽에 볼스터를 놓는 대신, 넓적다리 밑에 볼스터를 매트에 가로가 되도록 놓는다. 하는 방법은 다음과 같다. **아도 무카 스바나아사나**에서 시작해서 한쪽 다리를 앞으로 끌어당긴 다음 볼스터를 넓적다리 밑에 놓는다. 발을 반대편으로 넘긴 다음 볼스터 위로 몸을 낮춘다. 볼스터는 매트에 가로로, 정강이와는 평행하게 놓여야 한다. 이렇게 해야 넓적다리가 볼스터 위에 편하게 놓일 수 있기 때문이다. 발가락을 꼼지락거리면서 무릎의 모든 압박을 푼다. 양팔이 바닥에 닿도록 몸을 앞으로 숙이고 팔을 굽혀서 머리를 앞에 있는 양손 위에 둔다.

역자세

우리는 대부분의 시간을 서서, 앉아서, 혹은 누워서 보낸다. 우리가 역자세를 취할 일은 거의 없는데 이는 매우 딱한 일이다. 이따금 우리 몸을 뒤집어 주면 많은 이점이 있기 때문이다. 다행히 역자세들이 대부분의 요가 시퀀스에서 중추적인 부분을 차지한다. 아헹가요가에서는 역자세, 그리고 그것이 일으키는 '역(逆) 중력' 효과가 당신의 장기에 휴식을 주고 발에 정체된 체액들을 온몸에 다시 흐르게 해 줌으로써 전반적인 회복에 큰 효과를 일으킨다. 역자세를 하는 동안은 신선한 림프가 온몸에 흐르며 신선한 혈액이 심장과 뇌로 흘러들어 가면서 면역체계의 기능을 향상시키고 정신을 더욱 명료하게 만들어 준다. 이 자세의 다른 혜택들로는 젖산의 배출이 있는데 이는 지친 다리와 발을 푸는 데에 도움이 된다.(체육관에서 운동을 무리하게 했다면 특히 좋다.) 또한 다리 뒤쪽을 부드럽게 신장해 주고, 가벼운 허리통증을 완화시켜 주기도 한다. 역자세는 시차증후군을 완화하는 데에도 매우 좋다! 하지만 역자세의 가치가 가장 빛나는 혜택은 바로 마음을 진정시켜 준다는 것으로, 이는 회복요가의 핵심이기도 하다.

요가의 지혜

회복요가에서 역자세의 미덕은 거의 누구에게나 득이 되며 전통적인 자세들을 대체할 수 있는 안전한 대안을 제시해 준다는 점이다. 예를 들면, '볼스터를 이용한 비파리타 카라니' 나 '비파리타 카라니' 는 목에 경직이 있거나 탈출척추원반과 같은 문제가 있는 사람에게는 전통적인 살람바 시르사아사나의 안전한 대안이며 '살람바 사르반가아사나' 는 어깨 문제가 있는 사람에게도 안전하다. 하지만 회복요가에서도 망막박리가 있거나 심각한 심장병 혹은 심한 두통을 앓고 있는 사람에게는 역자세를 권하지 않는다.

비파리타 카라니 (거꾸로 뒤집힌 자세)

유익한 차크라: 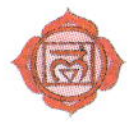

도샤 균형: K−, P+, V=

주: 이 자세는 임신 중기나 말기에 있는 여성에게는 권하지 않지만 녹내장이 있는 사람에게는 안전한 자세이다.

필요한 소도구

- 매트
- 벽
- 담요(베개 접기)(선택)
- 담요(펼쳐 접기, 몸 감싸기 용도)(선택)

이 자세는 '볼스터를 이용한 비파리타 카라니'와 비슷하지만 벽만 있다면 어디서나 할 수 있다는 차이점이 있다. 긴 하루의 끝 혹은 힘든 운동을 한 다음에 이 자세를 사용하여 다리에서 젖산을 제거함으로써 평온함과 회복감을 얻도록 하라. 요가에서는 월경 중인 여성에게는 보통 역자세를 권하지 않지만 월경이 심하지 않다면 이 자세는 월경 중에 해도 괜찮다.

하는 방법

1. 바닥에 모로 누워서 태아 자세로 웅크린 다음 볼기를 벽에 최대한 가까이 가져간다.
2. 등으로 굴러서 다리를 벽에 대고 위로 뻗는다. 양팔을 옆으로 뻗어서 T자나 U자 모양으로 만든다. 턱이 너무 뒤로 젖혀지거나 지나치게 들어난 상태라면 베개 접기를 한 담요를 머리 밑에 받쳐서 가슴과 수평이 되게 한다.
3. 온기가 더 필요하다면 펼친 담요를 발 위에 걸친다. 자세를 잡고 호흡에 집중한다. 이 자세를 최소 5분에서 최대 20분간 유지한다.
4. 이 자세를 마무리할 때에는 무릎을 굽힌 다음 오른쪽으로 굴러서 일어난다.

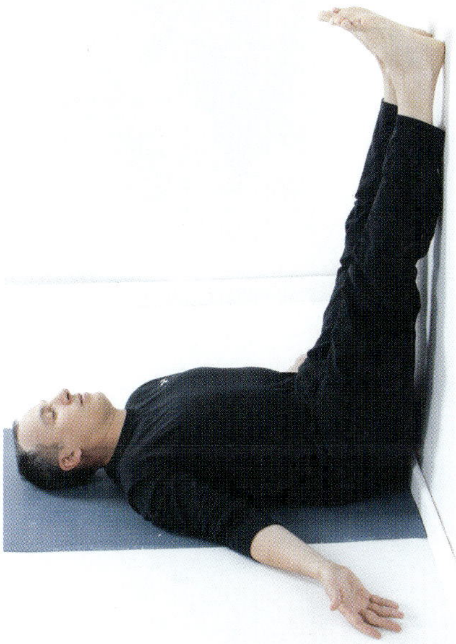

변형

다리의 서로 다른 부분들을 스트레칭하고 싶다면 다음과 같은 '비파리타 카라니'의 변형들을 몇 분간 한다. 다리를 '우파비스타 코나아사나'의 다리 자세로 하기, 다리를 '숩타 받다 코나아사나'의 다리 자세로 하기, 다리를 책상다리 자세로 하기(엇갈린 다리를 위아래로 바꿔서 각각 같은 시간만큼 하도록 한다).

볼스터를 이용한 비파리타 카라니 (볼스터를 이용한 거꾸로 뒤집힌 자세)

주: 온몸을 바닥에 납작하게 대고 눕는 것은 위험할 수 있기 때문에 이 자세는 임신 중기나 말기에 있는 여성에게는 권하지 않는다.

필요한 소도구

- 매트
- 블록
- 벽
- 볼스터 2개
- 담요(직사각 접기)(선택)

유익한 차크라:

도샤 균형: K−, P+, V=

이 자세는 전반적으로 회복에 훌륭한 자세이며 후굴의 모든 신체적 혜택 중 여러 가지가 있어서 많은 사람들이 좋아하는 자세이다. 피곤한 다리와 발에 원기를 회복시켜 주며 신경계통을 진정시키고 여행 중에 에너지의 균형을 다시 잡아 주는 데에도 좋다. 오랫동안 앉아 있던 다음에 피의 순환을 도와주기 때문이다. 비행기 여행과 관련된 흔한 문제인 다리의 부기를 줄여 주는 데에도 도움이 된다. 이 자세는 비교적 쉽게 할 수 있다. 이 자세로 20분을 하면 낮잠(하지만 호흡에 집중한 상태를 유지하는 깨어 있는 낮잠이다!)을 자는 것과 동일한 유익한 효과를 신경계통에 미친다고 한다. 이 자세를 하면 후굴의 다양한 신체적 혜택을 얻을 수 있다. 이 자세가 원기를 회복시켜 주기 때문이다.

하는 방법

1. 블록을 작은 높이로 해서 긴 면을 벽에 댄 다음 볼스터의 긴 쪽을 블록에 댄다. 블록을 제거한다.(블록은 그저 볼스터 공간을 측정하기 위해 두었던 것이다.)
2. 원한다면 직사각 접기를 한 담요로 볼스터 가운데를 덮으면서 T자 모양이 되게 한다. 담요의 나머지 부분은 매트 위에 놓는다.
3. 한쪽 엉덩부위를 볼스터에 대면서 옆으로 앉고 어깨와 머리를 낮추어서 옆쪽 바닥에 댄다.
4. 등으로 굴러서 다리를 벽에 대고 위로 뻗는다. 볼스터 위에 있는 꼬리뼈가 위쪽을 향할 때까지 자세를 고친다.
5. 양팔을 옆으로 뻗어서 T자나 U자 모양으로 만든다. 필요하다면 매트 중간에 놓인 직사각 접기를 한 담요를 말아서 목을 받친다.

변형

넓적다리뒤근육이 타이트하다면 무릎을 더 굽혀야 할 수도 있다. 허리를 볼스터에 대고 다리는 벽에서 살짝 떨어트린 채로 볼스터 하나를 벽에 수직으로 세워서 넓적다리를 지탱하게 해서 이 자세를 연습한다. 추가적으로 지지하려면 길게 말기를 한 담요를 무릎 뒤에 놓아도 된다.

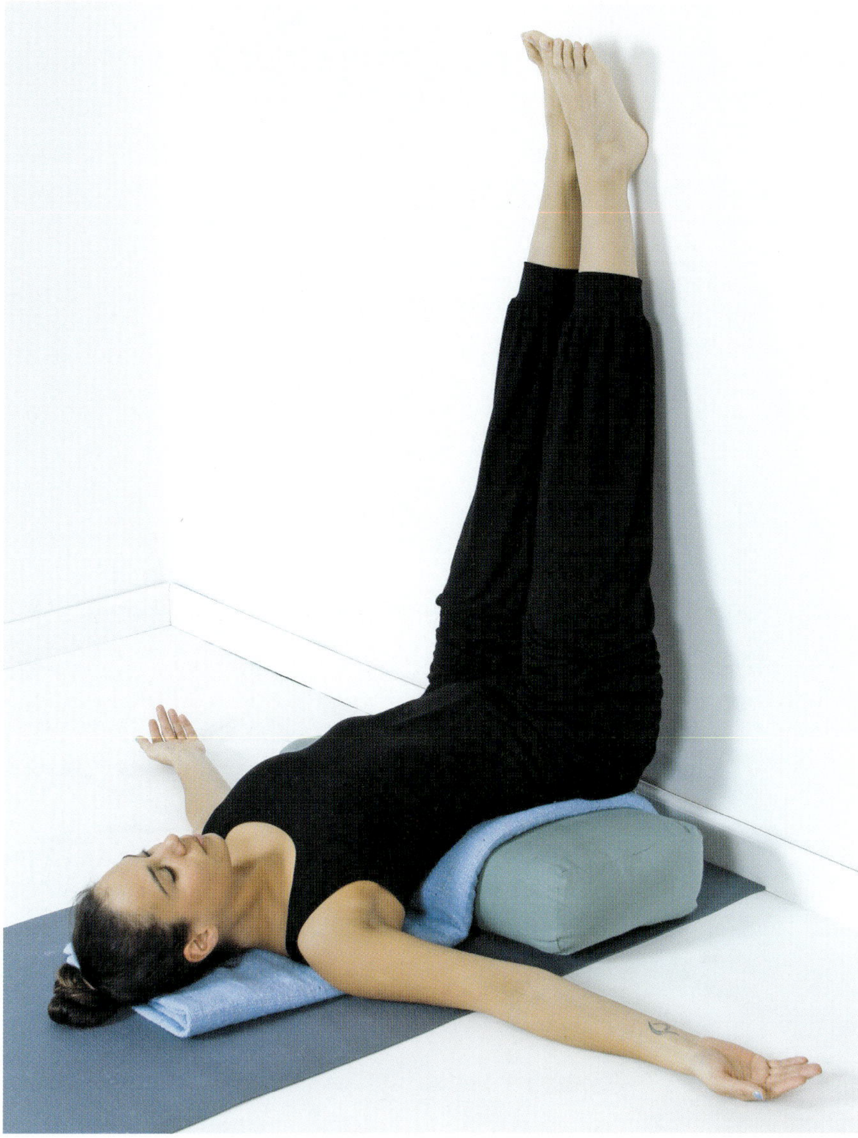

6. 자리를 잡고 호흡에 집중한다. 이 자세를 최소 5분에서 최대 20분간 유지한다.

7. 이 자세를 마무리할 때에는 무릎을 굽히고 볼스터를 벽을 향해 민 다음 오른쪽으로 굴러서 일어난다.

의자에 다리 놓기 자세

유익한 차크라:

도샤 균형: K−, P+, V=

필요한 소도구

- 매트
- 의자
- 담요(사각 접기)
- 담요(베개 접기)
- 볼스터(선택)

넓적다리뒤근육은 역자세에서 문제가 될 수 있다. 넓적다리뒤근육이 타이트하면 다리를 위로 곧게 올릴 때 무리가 갈 수 있기 때문에 자세가 불편해진다. '의자에 다리 놓기 자세'의 미덕은 의자가 장딴지를 받쳐 주어서 넓적다리뒤근육을 편하게 만들어 준다는 점이다. 역자세의 불편은 전혀 겪지 않으면서도 신경계통을 진정시키고 다리와 발을 회복시키며 허리를 이완시키는 것을 포함해 역자세의 모든 혜택을 얻을 수 있다.

주: 이 자세는 임신 말기에 있는 여성에게는 권하지 않는다.

하는 방법

1. 의자를 요가 매트 위에 놓는다.
2. 의자의 앉는 부분에 사각 접기를 한 담요를 놓는다.
3. 모로 누워 등으로 굴러 움직여 장딴지를 의자 앉는 부분에 올려놓는다. 무릎 뒤가 의자 앉는 부분 끝에 닿지 않게 한다.
4. 양팔은 T자나 U자 모양으로 혹은 몸과 팔 사이에 공간을 두고 몸을 따라 옆에 둔다. 목은 베개 접기를 한 담요로 받친다. 허리 밑에 볼스터를 놓고 싶다면 장딴지로 의자 앉는 부분을 눌러서 엉덩이를 들어 올린 다음, 볼스터를 허리 밑으로 밀어 넣는다.
5. 자세를 잡고 호흡에 집중한다. 이 자세를 최소 5분에서 최대 20분간 유지한다.
6. 이 자세를 마무리할 때에는 무릎을 굽혀서 당신 몸 쪽으로 끌어안은 다음 오른쪽으로 굴러서 일어난다.

『요가수트라』 2장 16절

아직 오지 않은 고통은 피할 수 있다.

과거와 현재의 고통은 피할 수 없다. 우리 카르마의 열매인 것이다. 하지만 미래의 고통은 요가 수행을 통해 피할 수 있다.

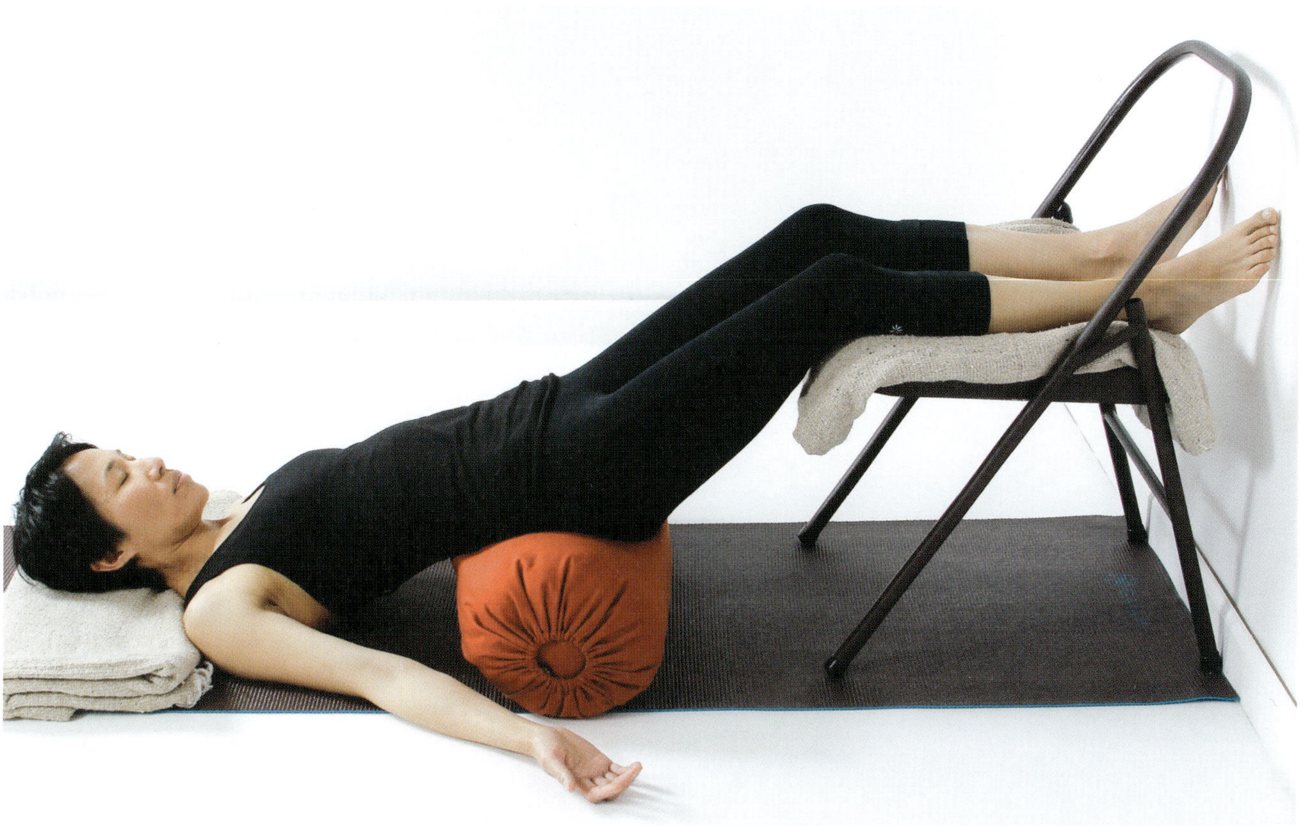

파리푸르나 나바아사나 (보트 자세)

유익한 차크라:

도샤 균형: K−, P+, V=

필요한 소도구

- 매트
- 담요(사각 접기)
- 의자 2개
- 블록 6개
- 볼스터 2개
- 담요 2장(사각 접기)(선택)
- 담요(베개 접기)(선택)
- 담요(펼쳐 접기, 몸 덮기 용도)(선택)

『요가수트라』 2장 1절

부단한 수련, 자기 탐구, 신에 대한 헌신은 크리야 요가라고 한다.

요가의 길은 다양하다. 결과에 대한 집착 없이 끊임없이 수련하고 진정한 자기를 탐구하고, 신에게 온전히 헌신할 때 요가의 상태에 이른다.

이 자세를 준비하려면 좀 애를 써야 하지만 낙담하지 마라. 그만한 가치는 충분히 있다. 탁월한 진정 작용을 하는 이 자세는 신경계통 회복에 도움이 되고 담요를 몸에 덮어 조용한 '고치'와 같은 효과를 내면 모든 감정적 외상을 완화시키는 데에도 도움이 된다. 대개 역자세는 임신 초기를 지난 여성에게는 권하지 않지만 이 자세는 안전하다.

하는 방법

1. 사각 접기를 한 담요를 매트 위에 깔아 추가적 완충제로 삼는다.
2. 의자 두 개를 뒤집어서 의자 다리가 서로 마주보도록 매트 위에 놓는다. 사각 접기를 한 담요가 그 사이에 오면 된다.
3. 블록 2개를 작은 높이로 세워서 각 의자 앉는 부분 아래에 둔다. 각 의자 앉는 부분 위에 블록을 따라 볼스터를 기대 놓는다. 볼스터 한쪽 끝은 사각 접기를 한 담요에 닿게 한다. (블록은 볼스터를 떠받쳐서 볼스터가 쳐지지 않게 하기 위해 놓는다.) 준비가 다 끝나면 V자 모양으로 보여야 한다.
4. 두 의자 사이에 몸을 놓고 한쪽 볼스터/의자에 등을 대고 눕는다. 다리를 들어서 다른 쪽 볼스터/의자에 올려놓는다. 편해지고 등허리나 다리에 전혀 긴장을 느끼지 않을 때까지 두 의자 사이의 거리를 조정한다. 원한다면 몸통 옆쪽에 있는 의자 다리 각각에 사각 접기를 한 담요를 드리워서 어깨에 추가적인 완충제로 삼는다. 머리 받침이 필요하다면 베개 접기를 한 담요를 머리 밑에 깐다. '고치' 같은 느낌을 더하고 싶다면 텐트처럼 전체적인 구조 위에 담요를 뒤덮어서 완전히 공간 속에 둘러싸여서 안전한 느낌을 만든다.

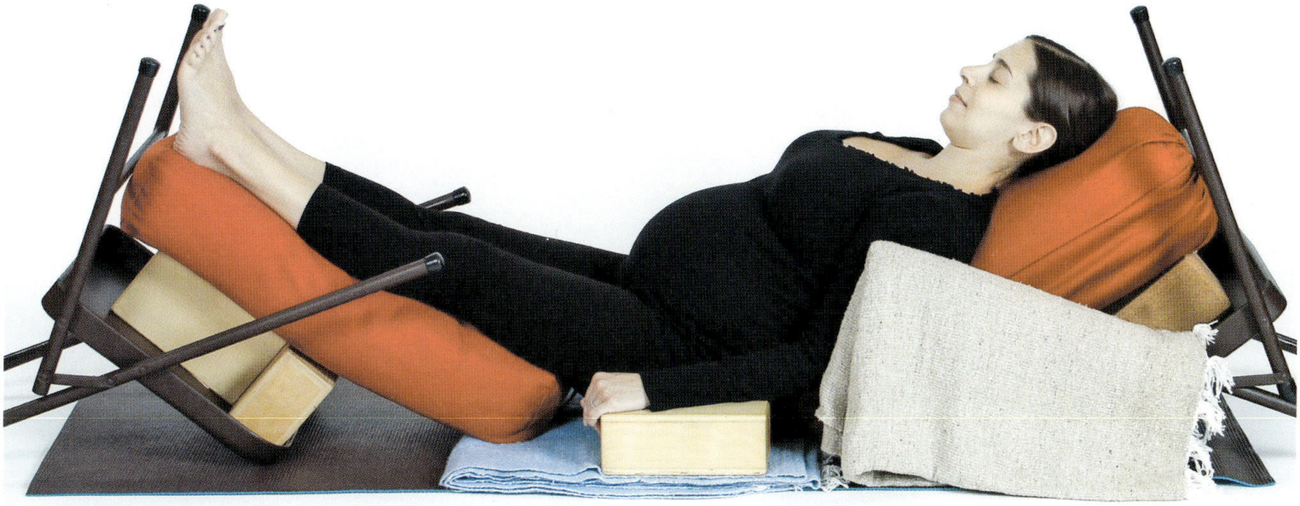

5. 아래팔을 몸통이나 남은 블록 두 개 위에 올려놓는다. 자세를 잡고 호흡에 집중한다. 이 자세를 최소 5분에서 최대 20분간 유지한다.

6. 이 자세를 마무리할 때에는, 발을 먼 쪽 의자에 대고 다리를 곧게 뻗어 의자를 몸에서 멀리 밀어낸다. 무릎을 굽히고 오른쪽으로 굴러 의자에서 나온다.

살람바 사르반가아사나
(어깨 서기 자세)

유익한 차크라:

도샤 균형: K−, P+, V=

필요한 소도구

- 매트
- 의자
- 담요(사각 접기)
- 볼스터
- 벽
- 담요(직사각 접기)(선택)

이 자세는 모든 자세의 여왕이라고 할 수 있는 살람바 사르반가아사나의 모든 혜택을 준다. 신경을 진정시키고 불면증을 완화시키며 소화를 개선시키고 심장의 부담을 줄여 주며 머리로 가는 혈류를 증가시켜 코막힘을 경감시킴으로써 감기를 완화하는 데에도 도움이 되고 면역체계에도 유익하다. 이 모든 혜택을 지지대 없이 할 때에 따라오는 모든 긴장감이 전혀 없이 얻을 수 있는 것이다! 수고를 해야 하지만 수고할 가치가 충분하다.

하는 방법

1. 의자의 앉는 부분이 당신과 마주보도록 매트 위에 벽에서 살짝 떨어진 곳에 의자를 놓는다. 사각 접기를 한 담요를 의자의 앉는 부분에 놓는다. 그런 다음, 매트 위에 볼스터를 놓는다. 의자 앞쪽에 볼스터가 닿게 한다.

2. 벽을 보고 의자에 다리를 양쪽에 걸치고 앉는다. 우선 양다리를 의자 위로 올려 벽에 기댄다. 다리를 올리면서 등을 의자 위로 눕히기 시작한다. 양팔로 몸을 지탱하면서 상체를 바닥의 볼스터를 향해 미끄러지듯 내리면서 의자에는 하체만 기댄다. 어깨는 볼스터에 기댄다. 원한다면 직사각 접기를 한 담요를 사용하여 머리를 받쳐도 좋다. 양팔은 T자나 U자 모양 혹은 당신이 편하게 느끼는 어떤 자세로 두어도 좋다. 이 자세로 5분에서 15분간 휴식한다.

3. 다음으로 몸을 더 아래로 낮추어 허리가 볼스터에 닿고 상체는 바닥에 닿게 한다. 꼬리뼈를 바닥 쪽으로 살짝 내리도록 노력한다. 양다리는 무릎을 살짝 굽히고 양발이 서로 닿게 다이아몬드 형태가 되게 하면서 의자 앉는 부분에 올려놓는다. 이 자세를 완전히 마무리할 준비가 되기 전까지는 이 자세로 최소 5분에서 최대 20분간 휴식한다. (이 자세를 마무리하려면 이 두 번째 자세는 1분만 하라.)

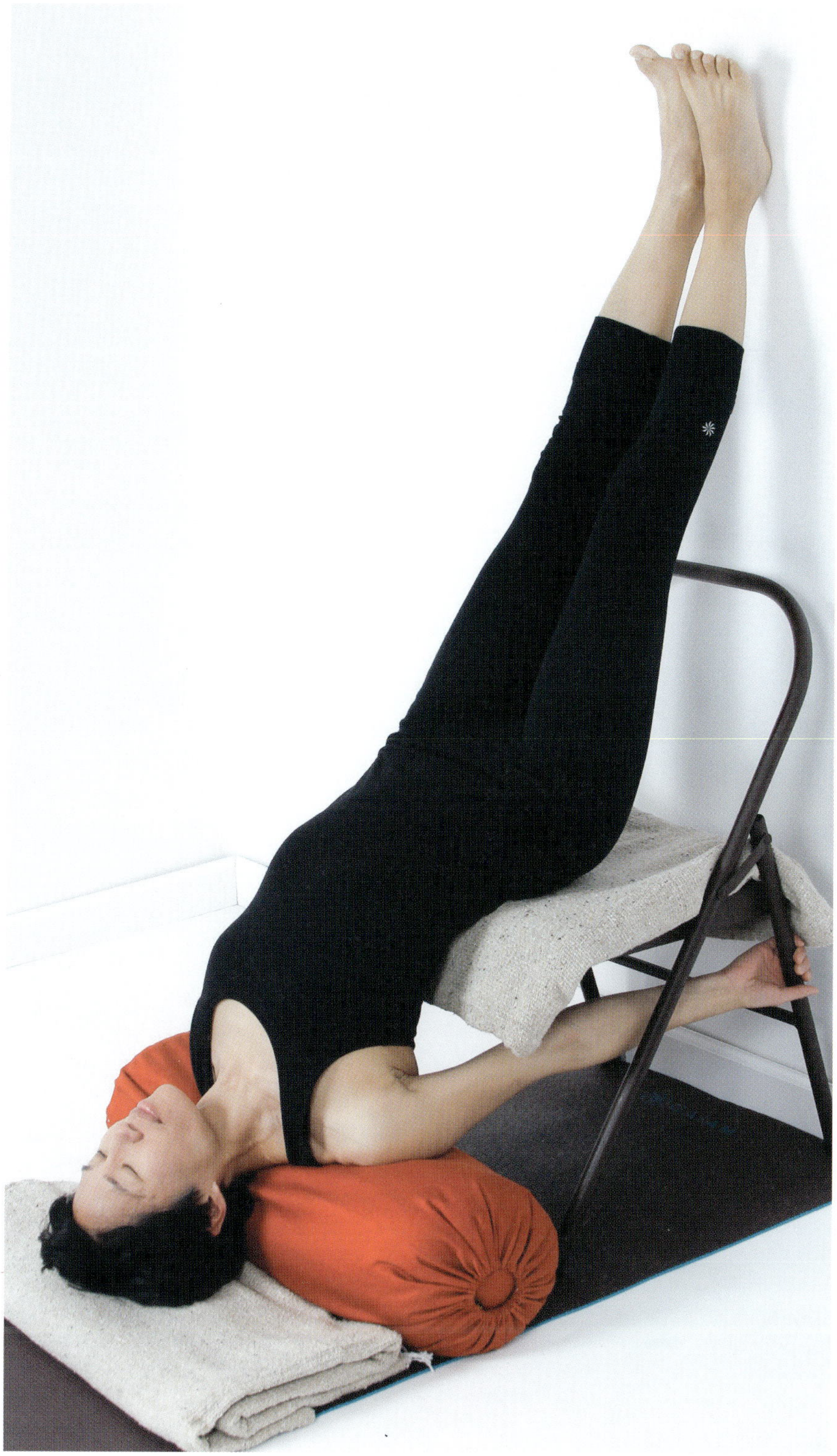

4. 이 자세를 마무리할 때에는 몸을 의자에서 먼 쪽으로 밀면서 볼기를 볼스터에서 떨어트려 허리가 바닥에 닿게 한다. 그런 다음 옆으로 굴러서 잠시 휴식을 취한 다음 일어나 앉는다.

요가의 지혜

이 자세에서는 목이 완전히 받쳐지게 하는 데에 신경 써야 한다. 가슴 쪽으로 눌리거나 어느 쪽으로든 너무 늘어나지 않게 해야 한다. 필요하다면 직사각 접기를 한 담요를 머리 밑에 두어 추가적인 지지대로 삼는다.

마무리 자세

사바아사나는 모든 것을 매조지는 자세이다. '사바'라는 말의 뜻은 산스크리트어로 '송장'이다. 사바아사나 상태에 있으면 우리가 '죽음'을 배우게 된다는 생각이 깔려 있다. 으스스하게 들릴 수도 있지만 이 자세를 올바르게 수행하면 이 생각의 중요성을 조금은 이해하기 시작할 수 있을 것이다. 감정적 차원에서 사바아사나는 당신이 놓아 버리도록, 즉 당신을 감정적으로나 신체적으로 가둬 두고 있던 것에 '죽음'을 주도록 도와준다. 그리고 놓아 버림의 기술이야말로 회복요가의 핵심이다.

이 절(節)의 마무리 자세는 앞서 실시했던 모든 자세를 몸이 통합하게 도와주기 때문에 이 자세들은 항상 수행의 마지막에 해야 한다. 하지만 이 자세들이 당신을 잠재우려고 있는 것은 아니며 여기에 곤란한 부분이 있다. 이 자세를 하고 있으면 너무 이완되기 때문이다! 사바아사나는 최소 10분간 유지해야 하지만 정말 깊이 들어가려면 꼬박 15분이 필요하다. 사바아사나 상태에 있는 자신을 '바라보려고' 노력하라. 당신이 깨어 있으면서도 이완되어 있을 때 모습이 어떤지를 관찰하라. 사바아사나에는 다양한 변형이 있으며 외상이나 학대와 같은 감정적 문제들에 특히 좋은 변형들도 있는 한편 임신이나 부상에 좋은 것들도 있다.

『요가수트라』 1장 3절

(마음 작용이 멈출 때) 순수한 의식은 관조자로서 온전히 드러난다.

자신을 바다라고 상상하라. 일렁이는 물결(치타 브리티: 변덕스러운 생각과 감정)을 뚫고 바닥까지 꿰뚫어 보아야 진정한 자기(드라쉬투)를 찾을 수 있다.

엎드린 사바아사나
(엎드린 송장 자세)

유익한 차크라:

도샤 균형: K+, P−, V=

필요한 소도구

- 매트
- 볼스터(선택)

변형

변비나 월경통 같은 장기의 문제가 있다면 담요를 가져다가 단단한 공에 두른 다음 갈비뼈 아래 배의 부드러운 부분에 끼워 넣고 공 위에 엎드린다. 편하게 느끼는 한 자세를 유지한다. 이 자세에 있는 동안 깊은 배호흡을 하려고 노력한다. 이 자세를 마무리할 때에는 발꿈치로 땅을 딛고 **발라아사나(방법 1)**로 잠시 휴식한다.

이 형태의 사바아사나는 내면으로의 집중을 촉진하며 감정을 진정시키는 자세가 필요한 모든 사람에게 좋다. 몸의 전면을 닫으면 특히 정신적 외상을 겪은 경우에 보살핌을 받고 안전하다는 느낌을 일으킨다. 이 자세는 특히 힘들었던 하루의 끝에 좋다. 이 자세를 할 때에는 다양한 소도구를 사용할 수 있다. 시작하기에 앞서, 사용하고 싶은 모든 소도구를 준비하라. 예를 들면, 직사각 접기를 한 담요를 머리 밑에 깔거나 길게 말기를 한 담요를 발등 밑에 깔 수도 있다.

하는 방법

1. 전통적 사바아사나에서처럼 등으로 눕는 대신, 배로 엎드린다. 발끝이 서로를 향하게 둔다. 원한다면 매트에 볼스터를 가로로 놓은 다음, 엎드릴 때 골반을 볼스터 위에 둔다.

2. 팔꿈관절을 굽혀서 손바닥을 밑으로 해서 손을 포갠다. 이마를 손 위에 둔다. 고개를 한쪽으로 돌렸다가 같은 시간만큼 반대쪽으로 돌려도 된다.

3. 편안하게 느낄 때까지 이 자세로 이완한다. 이 자세를 마무리할 때에는 손으로 바닥을 밀어서 궁둥이가 발꿈치에 오게 해서 **발라아사나(방법 1)**로 잠시 휴식한다.

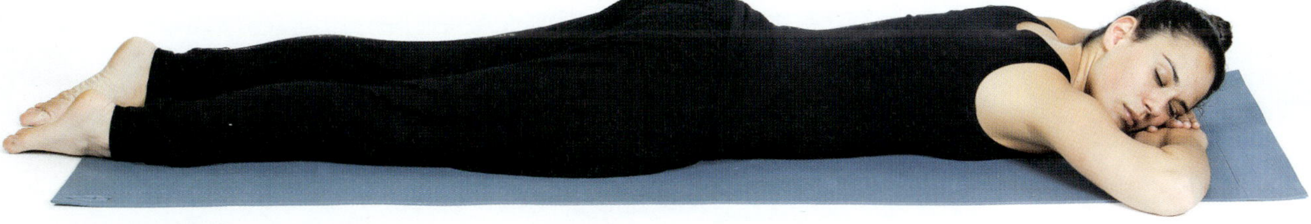

사바아사나
(송장 자세)

유익한 차크라:

도샤 균형: K+, P−, V=

필요한 소도구

- 매트
- 담요(베개 접기)(선택)
- 볼스터(선택)
- 담요 1~3장(길게 말기)(선택)
- 담요(펼쳐 접기)(선택)
- 모래주머니 1~2개(선택)
- 눈베개나 머리띠(선택)

가장 기초적인 수준에서 사바아사나는 소도구가 전혀 없이도 할 수 있다. 그렇기는 해도, 회복요가의 전제가 떠받쳐진다는 느낌을 받는 것인 만큼 이 자세에서 지지를 받는다는 느낌을 받도록 도와줄 어떤 소도구든지 사용해도 좋다.

하는 방법

1. 매트 위에 편하게 눕는다. 한쪽 무릎을 가슴 쪽으로 끌어안은 다음 다리를 내려서 바닥에 놓는다. 반대쪽 무릎을 가슴 쪽으로 끌어안은 다음 다리를 내려서 바닥에 놓는다. 양팔을 뻗어서 겨드랑이에 공간을 만든다. 손은 손바닥이 하늘을 향하게 두거나 손바닥이 몸을 향하게 해서 옆으로 세워 둔다.

2. 조용히 몸을 탐색하면서 어떻게 소도구를 써야 편해질지 판단한다. 어디에 추가적인 받침이 필요한가? 팔꿉관절을 굽혀 양손을 머리 뒤로 하고 턱은 가슴 쪽으로 끌어당긴다. 그런 다음 머리를 서서히 바닥으로 내리면서 목을 늘이려고 노력한다. 머리를 내리는 동안에도 여전히 목이 편치 않다면 머리 밑에 베개 접기를 한 담요를 깐다. 다음으로 등허리를 확인한다. 편치 않다면 무릎을 살짝 굽혀서 그 밑에 볼스터를 놓는다. 발꿈치힘줄 밑에 놓은 길게 접기를 한 담요에 양발을 대는 것도 매우 도움이 된다. 무게감과 이완을 더하고 싶다면 펼친 담요를 몸 위에 덮거나 어깨 혹은 배 위에 모래주머니를 놓는다. 원한다면 눈베개나 머리띠를 사용한다. 양팔을 받치기 위해 양팔 바깥쪽을 따라 길게 접기를 한 담요를 놓는다. 이런 소도구를 사용하여 몸을 받치면 깊은 이완을 촉진하는 데에 도움이 된다.

요가의 지혜

두통이 있다면 블록과 모래주머니가 이 자세에 유용한 도구가 된다. 블록을 머리 위의 바닥에 놓고, 모래주머니의 일부는 블록에, 일부는 이마에 놓는다. 소도구를 움직이는 동안 몸을 무리해서 움직이지 않도록 조심한다.

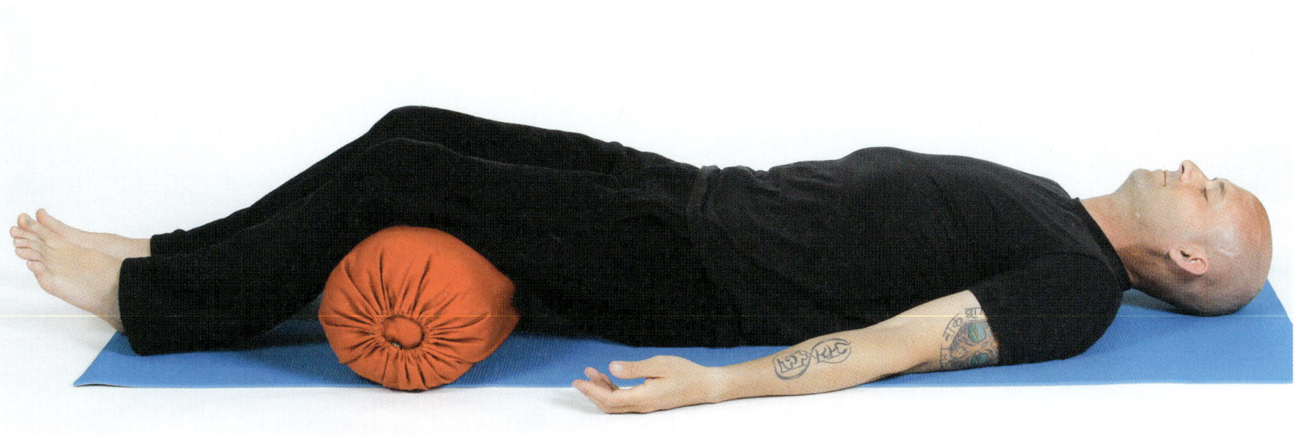

3. 이 자세를 마무리할 때에는 손가락과 발가락을 꼼지락거리는 것부터 시작해서 몸의 각 부위를 미세하게 움직이기 시작한다. 그런 다음, 무릎을 가슴 쪽으로 서서히 끌어안았다가 오른쪽으로 굴러서(임신 중인 경우라면 왼쪽으로 굴러야 한다) 자세를 가다듬는다. 바닥을 딛고 일어나 앉는다.

모로 누운 사바아사나 (모로 누운 송장 자세)

유익한 차크라:

도샤 균형: K+, P–, V=

필요한 소도구

- 매트
- 담요 2장(작은 사각 접기)
- 볼스터 2~3개
- 담요(펼쳐 접기)(선택)

받침을 많이 사용하는 형태의 사바아사나인 모로 '누운 사바아사나'는 누구나 할 수 있다. 피로와 고혈압을 줄여 주는 데에 특히 효과가 있으며 소화불량이나 배탈이 났을 때에 좋은 형태다. 불편함을 줄여 주고 소화를 자극하기 때문이다. 임부들에게는 떠안고 다니는 무게를 절실히 줄여야 할 임신 마지막 몇 달에 이 자세가 효과적이며 아래대정맥에 압박을 주지 않기 때문에 가장 안전하다. 임신 중에 등을 바닥에 똑바로 대고 누우면 자궁이 아래대정맥에 압박을 가하면서 기절하거나 욕지기가 날 것 같은 기분이 들 수도 있다.

하는 방법

1. 왼쪽으로 누워서 왼팔을 몸에서 멀리 떨어트린다.
2. 작은 사각 접기를 한 담요를 머리 밑에 둔다.
3. 볼스터 하나를 다리 사이에 무릎에서 발목까지 놓는다. 다른 볼스터 하나는 배 앞에 놓아서 위쪽 팔을 볼스터에 놓는다. 작은 사각 접기를 한 담요 한 장을 발목 밑에 더 놓아서 무릎과 발목이 같은 높이에 오게 한다. 등 뒤에 추가로 볼스터를 놓아서 더 지지받는 느낌을 내면 더 깊게 이완할 수 있다. 원한다면 몸을 담요로 덮는다. 이 자세의 혜택을 제대로 얻으려면 최소 10분에서 최대 20분간 유지한다.

변형

원한다면 이 자세에서 벽으로 등을 받쳐도 된다. 매트를 벽에 가로로 놓고 자리를 잡는다. 벽을 등 지지대로 삼고 싶다면 볼스터를 매트와 평행하게 가로로 벽에 댄다. 머리 밑에는 작은 사각 접기를 한 담요를 깔아서 받침으로 삼는다.

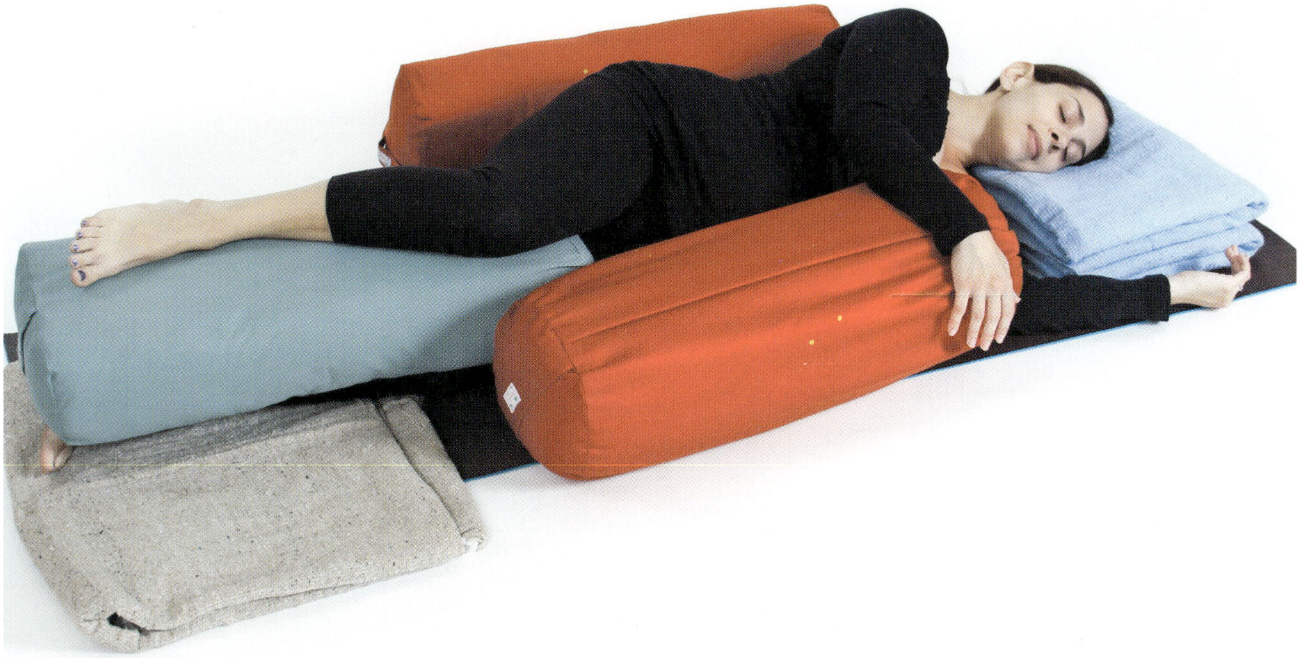

4. 이 자세를 마무리할 때에는 다리 사이와 몸 앞의 소도구들을 치운다. 서서히 손으로 바닥을 밀며 일어나 앉는데 머리는 마지막에 든다. 일어서기 전에 잠시 기다린다.

제 3 부

시퀀스

"어떤 순간에도 선택권은 당신에게 있다.
당신을 당신 영혼에 가깝게 인도해 주거나
멀어지게 만드는 선택 말이다."

— 틱낫한 _베트남 선불교 승려, 교육자, 작가, 시인, 평화운동가

이 책은 당신이 자기 손으로 안녕에 다가갈 수 있도록 도와주기 위해 만들어졌다. 실험해 볼 수 있는 정보를 충분히 제공하며, 당신이 당신의 몸에 특히 잘 맞는 것이 무엇인지 살펴볼 수 있다. 완전히 똑같은 사람은 아무도 없으며 우리는 지금 우리 모습에 이르기까지 너무나도 다양하고 다른 경험들을 해 왔다.

그렇다고는 해도, 때로는 당신이 가능한 최대의 효과를 얻을 수 있도록 작업할 수 있는 시퀀스를 보여주는 '학습 계획'을 갖고 있는 것도 나쁘지는 않다. 회복요가는 목적 지향적이다. 우리가 특정한 자세들을 대충 고르는 것이 아니다. 요가 강사나 요가요법사도 당신의 특수한 상황에 맞춘 시퀀스를 만들어 줄 것이다. 시퀀스는 흔히 규칙적으로 되풀이하게 되며 필요에 따라 조정되고 바뀐다.

이어지는 쪽들에서 통증을 줄여 주고 신체적 손상을 치유하게 도와줄 다양한 시퀀스들을 보게 될 것이다. 회복요가는 누구나 할 수 있다. 아주 유연한 운동선수나, 운동을 덜 하는 혹은 전혀 하지 않는 부상당한 사람, 더 활동적이고 싶은 사람, 운동을 하지 않아서 실력이 떨어진 사람, 여러 부분이 다쳤다가 낫고 있는 사람까지 말이다. 제6장에서는 전반적인 건강에 유익한 시퀀스들과 더불어 스트레스를 줄여 주는 시퀀스, 삶의 특정 시점에 대처해야 할 감정적 문제들에 도움이 될 시퀀스도 볼 수 있다.

제6장에서 보게 될 각각의 질병이나 문제들에 대해 회복요가를 사용하여 균형을 찾는 두 가지 방법이 있다.

- **짧은 시퀀스:** 서너 가지 자세를 30분간 실시함으로써 이완을 깊이 하고 자세가 주는 혜택에 자신을 열 수 있다.
- **긴 시퀀스:** 한 시간에서 세 시간 동안 진정으로 깊은 이완 상태에 들어갈 수 있게 도와준다. 회복요가의 주요한 혜택이 본격적으로 나타나는 방법은 이쪽이다!

이어지는 시퀀스들은 특정한 문제나 괴로운 상황들을 다루며, 당신의 치유에 가능한 것들의 일부에 불과하다. 당신이 안녕으로 가는 길에 도움이 되리라고 확신한다.

주: 제6장에서는 각각의 시퀀스를 완료하는 데에 필요한 소도구의 목록이 나온다. 각 자세에서 담요를 접는 방법들이 달라지기 때문에 그 시퀀스에서 처음부터 끝까지 쓰이는 특정 접기 방식뿐만 아니라 해당 시퀀스를 완료하기 위해 필요한 담요의 전체 개수에 대한 정보도 제시된다. 때로는 담요 두 장만 있으면 되지만 당신의 편의를 위해 다양한 접기 방식이 나올 것이다.

제 6 장

시퀀스

"요가는 참을 필요가 없는 것들을 낫게 하고
나을 수 없는 것은 참는 법을 가르쳐준다."

— 아헹가 _아헹가요가 창시자, 요가 마스터

이 장의 시퀀스들은 신체적, 감정적 질병이나 문제들에 관한 요법에 기반을 두고 있다. 많은 경우에 한 문제에 대한 시퀀스가 다른 것에도 도움이 될 수 있으며 보충글에서 그런 부분들을 환기시켜 줄 것이다. 각각의 문제에 대해 짧은 시퀀스와 긴 시퀀스가 각각 소개되기 때문에 당신은 그날 가용한 시간에 따라 선택할 수 있다. 짧은 시퀀스는 대략 30분 정도 걸리며 긴 시퀀스는 평균 두 시간이 걸린다.

한 시퀀스에 포함된 각각의 자세는 제2장의 각 자세 항목에 나와 있는 최소에서 최대 시간 동안 유지하면 된다. 당신이 쓸 수 있는 시간과 자세에서의 당신 느낌에 맞추어 자세를 얼마나 유지할지 결정한다. 한 자세를 한참 동안 유지하고 나면 불편할 수도 있는데 이는 편안하게 더 오래 유지하려면 몸을 더 튼튼하게 만들어야 한다는 뜻일 뿐이다. 불편한 기분이 들면 자세를 마무리하도록 한다.

때로 해당 시퀀스에서 어떤 자세가 당신에게 효과가 없을 수도 있다. 이런 경우에는 같은 유형에 속한 다른 자세로 바꾸면 된다. 물론 시퀀스 내에 있는 각각의 자세는 특정한 생리적, 감정적 효과가 있기 때문에 선택된 것이기는 하다. 또한 한 자세를 유지하고 있는 동안에는 최대한 편안해야 함을 명심해야 한다. 그러므로 자세 지시 사항에서는 말하고 있지 않다고 해도 추가적으로 소도구가 필요하다면 얼마든지 사용해도 된다. 회복요가는 편안함이 핵심이므로 이 장에서 보게 되는 모든 시퀀스를 작업해 나가는 동안 반드시 편안하다고 느껴야 한다.

상체를 위한 시퀀스

이 절의 시퀀스들은 가장 흔히 문제가 일어나는 부위인 상체의 뻣뻣함을 다룬다. 사람들은 살다 보면 언젠가는 목, 등, 어깨에 문제를 겪게 된다. 팔은 상체의 연장이므로 상체가 정렬되어 있지 않으면 팔, 손목, 팔꿈에도 문제가 생기게 된다. 회복요가의 미덕은 급성통증이나 만성통증이 있더라도, 혹은 상체의 여러 부분에 약한 곳이 있더라도 할 수 있다는 점이다. 수동적인 요가 자세는 더 나은 자세 정렬에 도움이 되기 때문에 해당 부위들을 치유하는 데에 도움이 된다. 이 시퀀스들은 상체에서 수술을 하거나 부상을 당한 후에 회복되고 있는 모든 부위에도 도움이 된다. 수술을 받은 지 얼마 되지 않았다면 주의해서 진행해야 하며 시작하기에 앞서 신체 활동을 시작해도 좋다고 의사에게 확인을 반드시 받도록 한다.

목, 등, 어깨, 팔

시간: 15~30분

필요한 소도구

- 매트
- 담요 2장(베개 접기, 길게 말기)
- 볼스터 2개
- 블록 2개
- 의자(선택)
- 모래주머니 2개(또는 쌀주머니 2개)
- 눈베개(선택)

목은 특히 아주 작은 부상이나 긴장에도 위험할 수 있다. 목뼈와 척추사이원반의 정렬이 흐트러지면 팔과 손끝까지 통증을 경험할 수도 있다. 팔이 전반적으로 피로하거나 테니스팔꿉증이나 손목굴증후군을 앓게 될 수도 있다. 이 부위에 긴장을 풀어 주고 이완시켜 주는 법을 배울 수 있다면 방사통증이 사라질 것이다. 어깨 역시 많이 긴장되어 있으며 몸에서 가장 취약한 관절이자 부상당하기 쉬운 곳 중 하나다. 책상 앞에 앉아서 일하거나 운전을 많이 한다면 등 윗부분에 통증이 느껴질 수 있다. 여기에 나오는 회복요가 시퀀스는 이런 긴장을 줄여 주는 데에 뛰어나다.

짧은 시퀀스

하는 방법

1. 우선 **목 스트레칭**을 한다. 한 쪽을 스트레칭할 때마다 반드시 최소한 두 번 호흡하는 동안 자세를 유지하고, 가능하다면 양팔을 바닥 쪽으로 뻗어서 목 스트레칭이 더 되도록 한다. 목 부위가 정말 완전히 이완된 기분을 느껴야 한다.
2. 다음은 **가루다아사나의 팔 자세**를 한다. 반드시 턱을 아래로 숙이고 두 번 정도 호흡하면서 목의 긴장을 제대로 풀어야 한다. 그런 다음 고개를 다시 들고 자세를 마무리한다.
3. 이제 **예비 후굴 자세(위치 1)**를 한다. 담요는 등 윗부분이 완전히 스트레칭될 수 있도록 어깨뼈 바로 밑에 둔다. 최소 2분간 이 자세를 유지한다. 자세를 마무리할 때에는 오른쪽으로 굴러서 일어나 앉은 다음, 그 다음 자세를 준비한다.
4. **맏스야아사나**를 하면서 신선한 회복 에너지를 몸으로 받아들이는 데에 집중한다. 심호흡을 하면서 긴장이 몸 밖으로 빠져나가는 기분을 느낀다. 이 자세를 5분 이상 유지한다.

요가의 지혜

이 시퀀스를 하는 동안 언제라도 불편함이 느껴진다면(특히 '맏스야아사나'에서 불편할 수 있다) 소도구를 마음대로 빼거나 더하라. 이 자세뿐만 아니라 제3부에 나오는 모든 시퀀스의 모든 혜택을 누리려면 최대한 편안해야 한다.

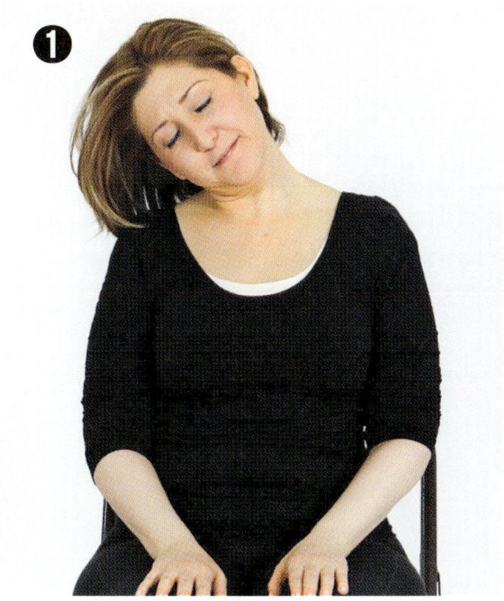

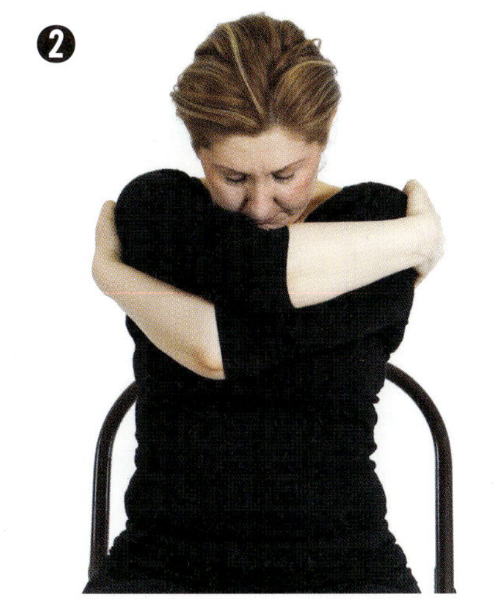

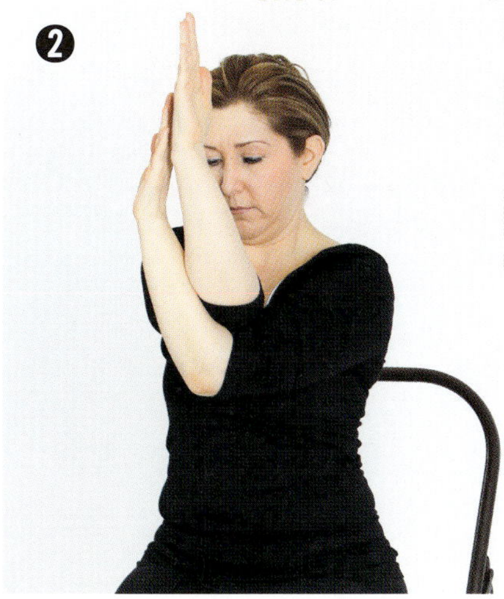

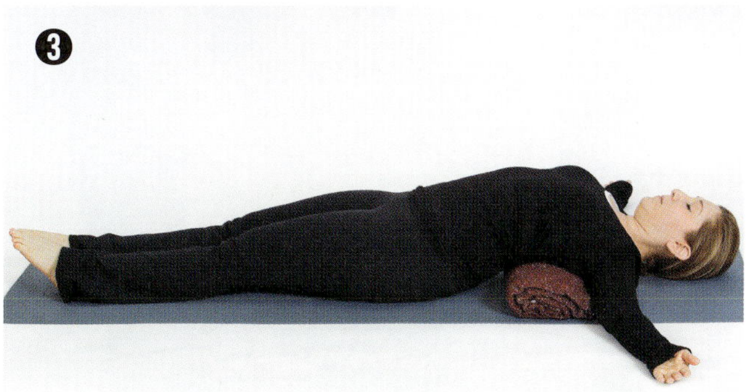

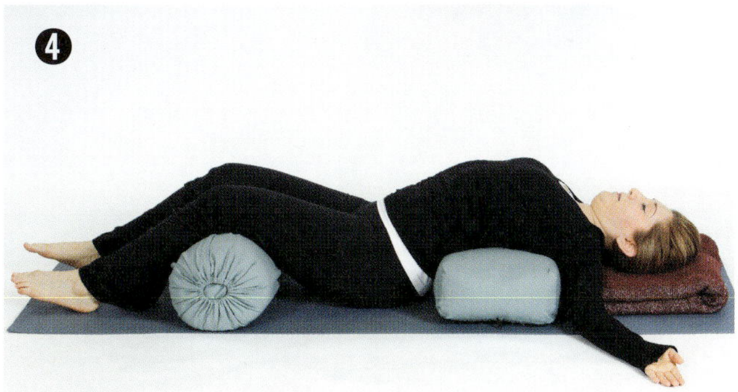

5. **자타라 파리바르타나아사나**를 한다. 매트 가운데에 볼스터를 가로로 놓고 다른 하나는 골반을 받칠 수 있도록 무릎과 발 사이에 끼운다. 비틀기 자세를 최소 3분간 유지해야 함을 명심하라. 반대로도 되풀이한다.

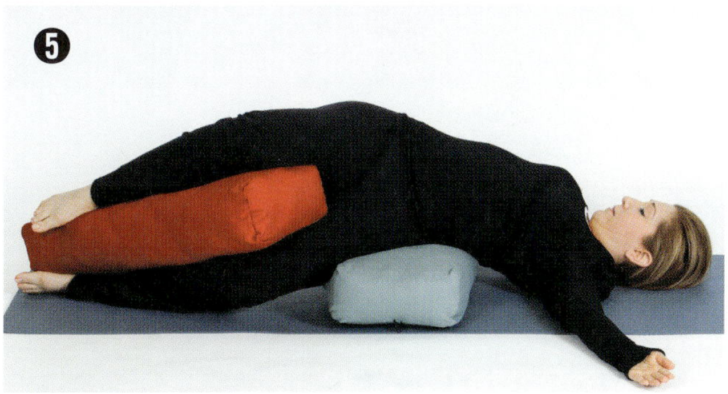

6. **사바아사나**로 시퀀스를 마무리한다. 이 시퀀스에서만은 모래주머니를 양 어깨에 하나씩 놓아서 남은 긴장을 완전히 푼다. 어깨에 놓인 모래주머니의 무게를 즐겨라. **사바아사나**가 끝나고 모래주머니를 치우면 분명히 훨씬 가벼운 느낌이 들 것이다. 이 자세에서 정말 최대의 효과를 내고 싶다면 최소한 10분간 자세를 유지한다.

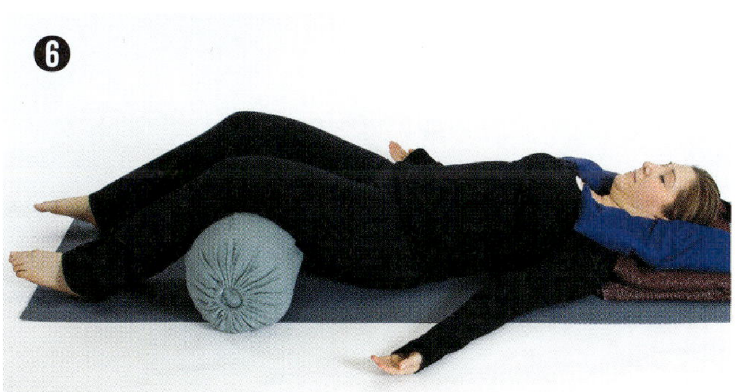

시간: 45분~2시간

필요한 소도구

- 매트
- 벽
- 담요 2장(베개 접기, 길게 말기)
- 스트랩/볼스터 2개
- 블록 2개
- 의자(선택)
- 모래주머니 2개(또는 쌀주머니 2개)
- 눈베개(선택)

긴 시퀀스

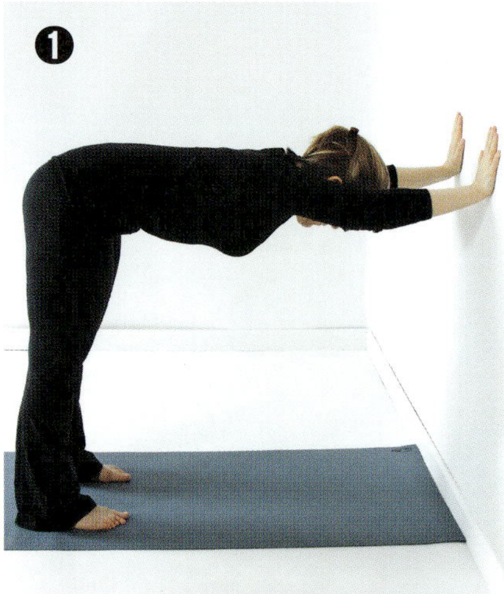

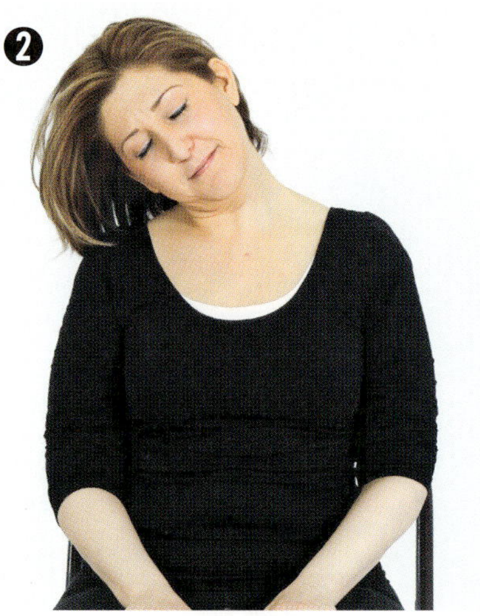

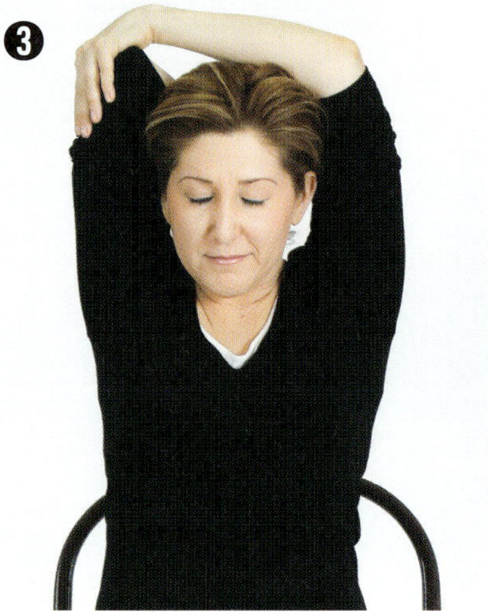

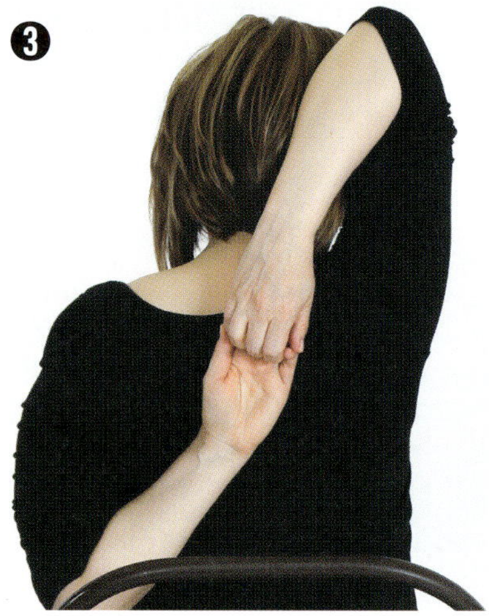

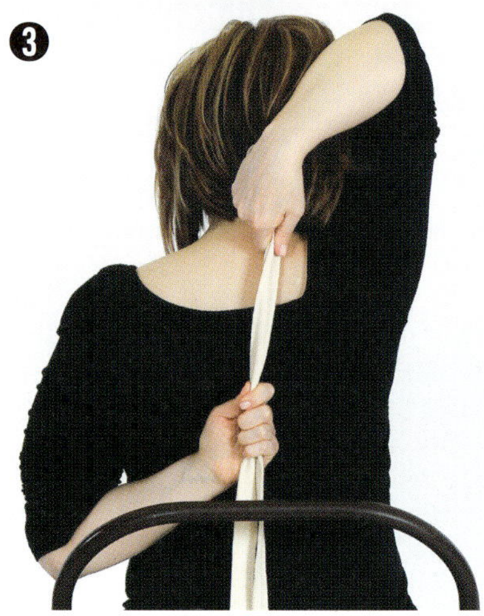

하는 방법

1. 벽 앞에 서서 **벽을 이용한 아도 무카 스바나아사나**를 한다. 숨을 내쉴 때마다 목과 어깨를 이완하는 데에 집중한다.
2. 다음으로 **목 스트레칭**을 2회 실시한다.
3. 이제 **고무카아사나의 팔 자세**를 한 쪽씩 실시한다. 한 쪽당 최소 세 번 호흡하도록 한다.
4. 이어서 **어깨 스트레칭**을 2회 실시한다. 여기에서 상체의 모든 근육섬유를 풀어 주는 모습을 시각화한다.
5. 이제 **예비 후굴 자세**(위치 1)를 한다. 담요를 어깨뼈 바로 밑에 두어서 등 윗부분이 완전히 스트레칭되도록 한다. 최소 2분간 이 자세를 유지한다.
6. **맏스야아사나**를 한다. 10분간 가슴을 열고 등의 긴장을 푸는 데에 집중한다.

❹

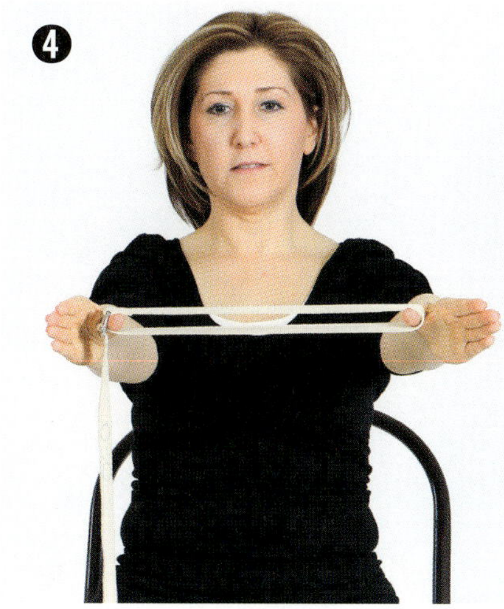

❹

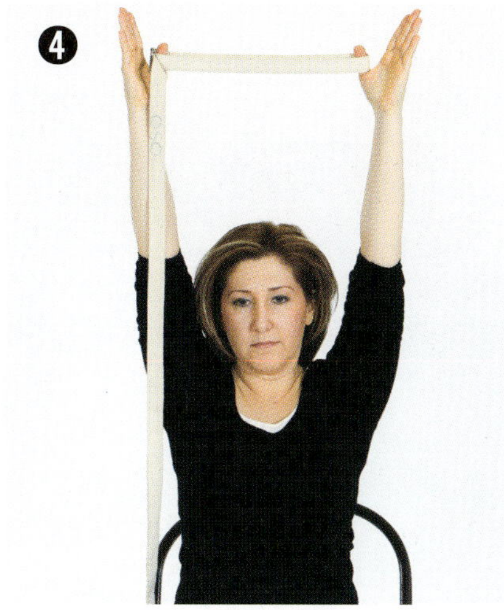

❹

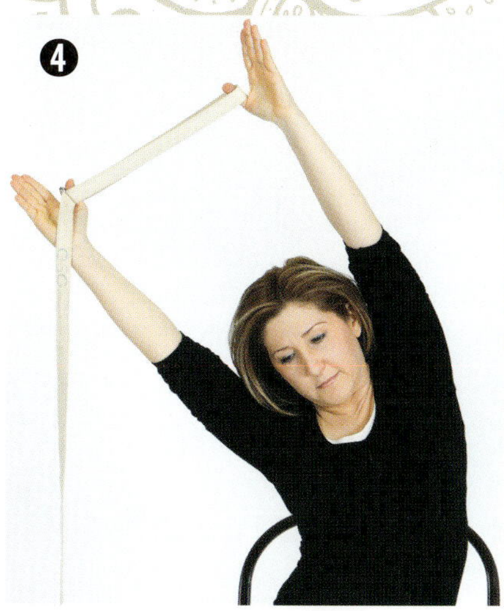

❹

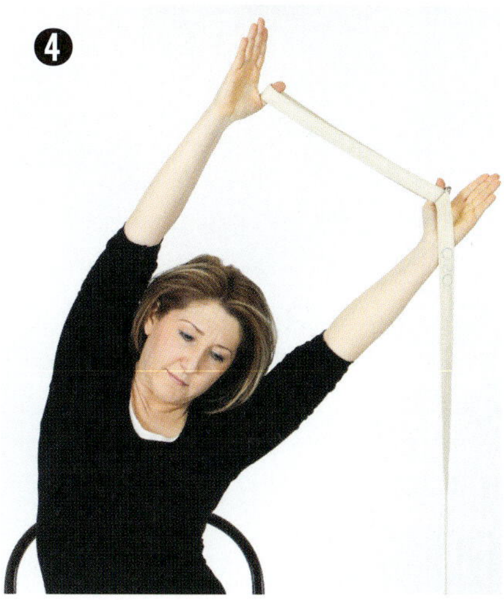

❹

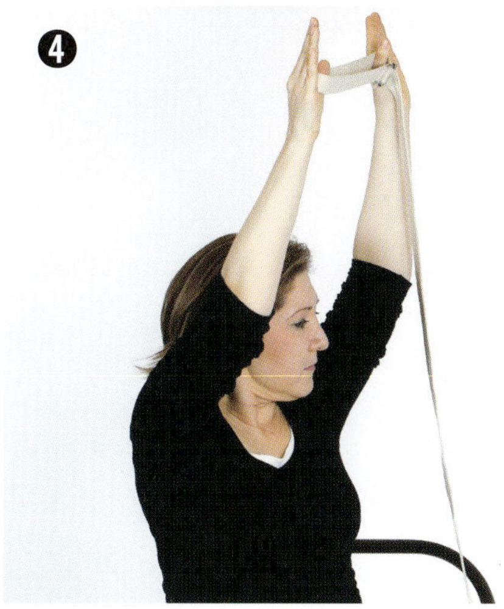

❹

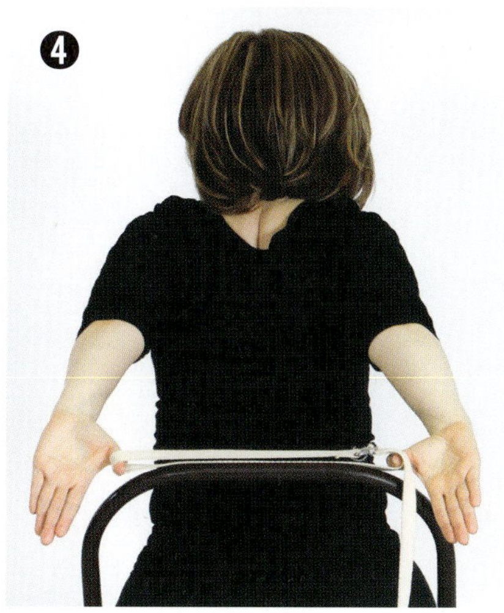

❺

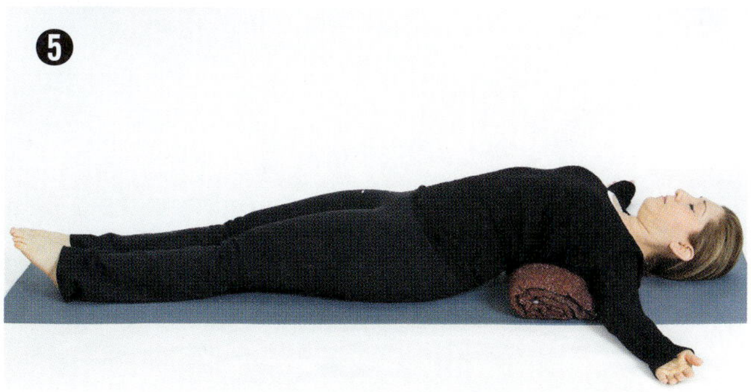

❻

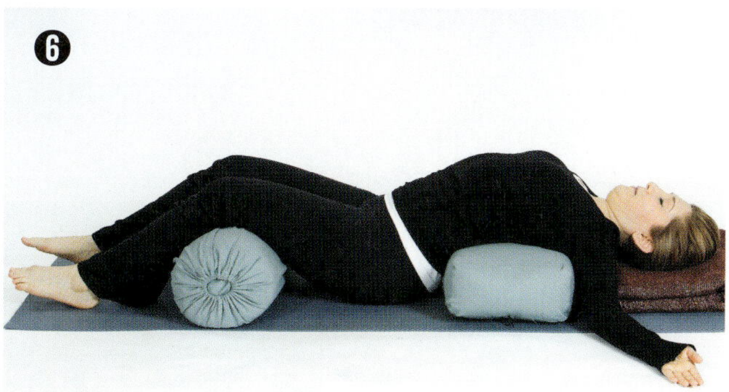

7. 다음으로 **세투 반다 사르반가 아사나**(방법 1)를 한다. 여기에서도 가슴을 여는 데에 집중하여 최소 8분에서 최대 20분간 이 자세를 유지한다.

8. **발라아사나**(방법 1)를 한다. 날숨을 길게 늘이면서 긴장을 풀고 최소 6분에서 최대 15분간 이 자세를 유지한다.

9. **엎드린 자타라 파리바르타나 아사나**를 한다. 숨을 내쉴 때마다 더 깊게 비틀면서 상체의 긴장을 푸는 데에 집중한다. 이 자세를 3분간 유지한다. 반대로도 되풀이한다.

10. **사바아사나**로 시퀀스를 마무리한다. 이 시퀀스에서만은 모래주머니를 양 어깨에 하나씩 놓아서 남은 긴장을 완전히 푼다. 어깨에 놓인 모래주머니의 무게를 즐겨라. **사바아사나**가 끝나고 모래주머니를 치우면 분명히 훨씬 가벼운 느낌이 들 것이다. 이 자세에서 정말 최대의 효과를 내고 싶다면 최소한 10분간 이 자세를 유지한다.

❼
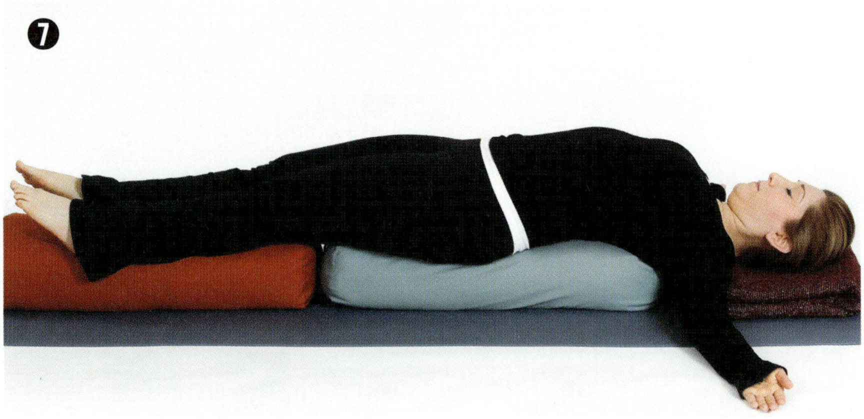

❽
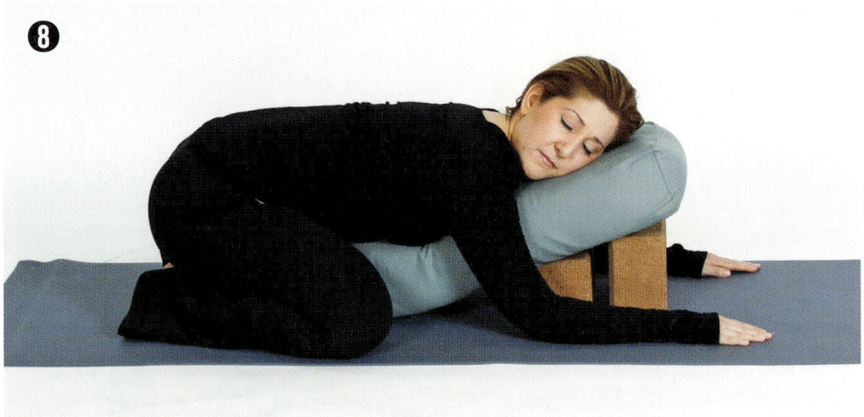

❾
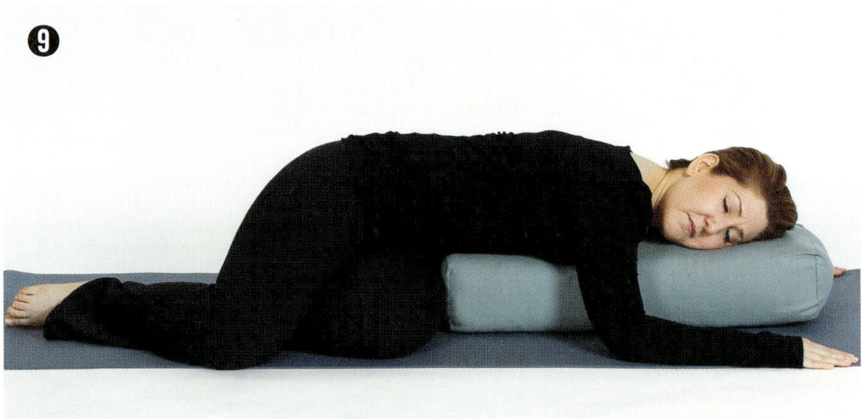

❿
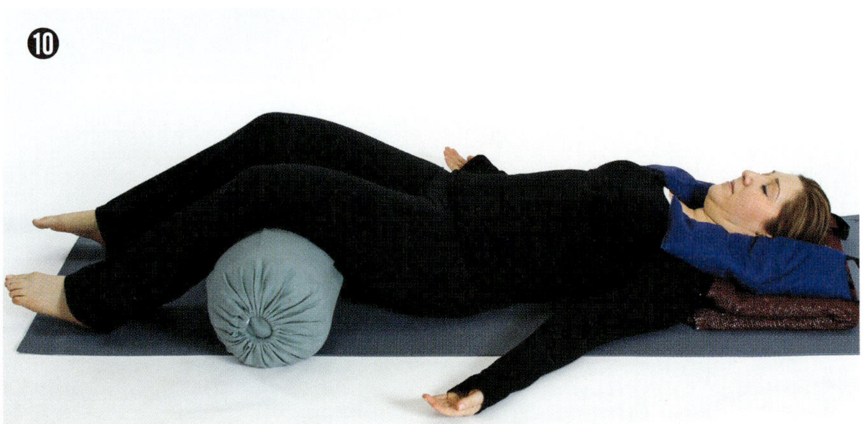

하체를 위한 시퀀스

너무 오래 앉아 있거나, 서 있거나, 맞지 않는 신발을 신고 있거나, 너무 심하게 운동을 하면 하체가 그 대가를 치르게 된다. 구조적으로 불균형이 있든, 손상이 있든, 반복적인 스트레스로 아픈 것이든 다음의 시퀀스를 하면 통증을 줄이는 데에 도움이 될 뿐만 아니라 하체의 운동 능력을 되찾는 데에도 도움이 될 것이다.

다리, 무릎, 발

시간: 40분

필요한 소도구

- 매트
- 벽
- 블록 2개
- 스트랩 2개
- 담요 2장
- 볼스터
- 눈베개(선택)

다리, 무릎, 발은 매일 많은 일을 하며 그 때문에 이 부위에는 문제가 흔히 일어난다. 발은 아마도 몸에서 가장 무시당하는 부분이지만 매일 모든 체중을 떠받치고 있기 때문에 걷는 방식이 다리에 영향을 미칠 수 있다. 이 시퀀스들은 피로한 다리와 발을 위해 고안되었지만 무릎의 불편함을 덜어주는 데에도 도움이 된다. 최근 다리나 무릎 또는 발에 수술을 받았다면 이 시퀀스가 치유에 도움이 될 것이다. 하지만 항상 편안함을 유지해야 하며, 통증을 느끼기 시작한 순간 자세를 마무리해야 함을 명심하기 바란다.

짧은 시퀀스

하는 방법

1. 앞쪽 발밑에 놓은 블록을 사용한 **벽을 이용한 파르스보타나아사나**로 시작한다. 이 자세를 2분간 유지한다. 다리를 바꾸어서 되풀이한다.
2. 다음으로 **숩타 파당구쉬타아사나**를 한다. 한쪽 다리를 곧게 위로 1분간 들었다가 가쪽으로 1분간 벌렸다가 몸 반대쪽으로 1분간 넘긴다. 다리를 바꾸어서 되풀이한다.
3. 벽 쪽으로 가서 **비파리타 카라니**를 한다. 이 시퀀스에서는 스트랩으로 양다리를 두 곳에서 묶어야 한다. 한 곳은 종아리이고 다른 한 곳은 넓적다리이다. 자세를 10분간 유지해야 하지만 더 빨리 자세를 마무리해야 할 것 같으면 그렇게 해도 된다. 자세를 마무리하기 전에 다리에 묶은 스트랩을 제거한다.
4. **숩타 받다 코나아사나**(방법 2)로 자세를 바꾸어서 4분간 유지한다.

❶

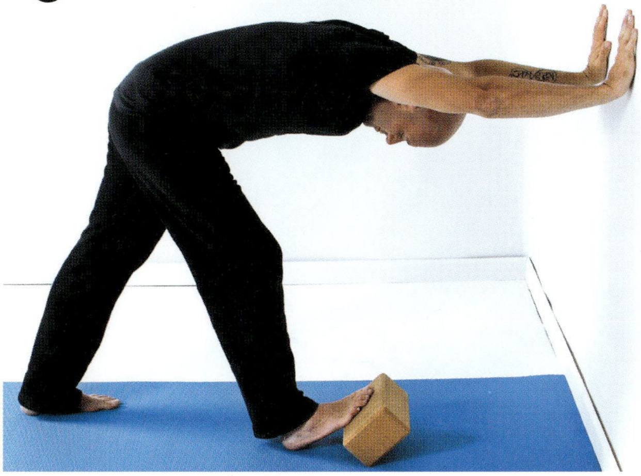

❷

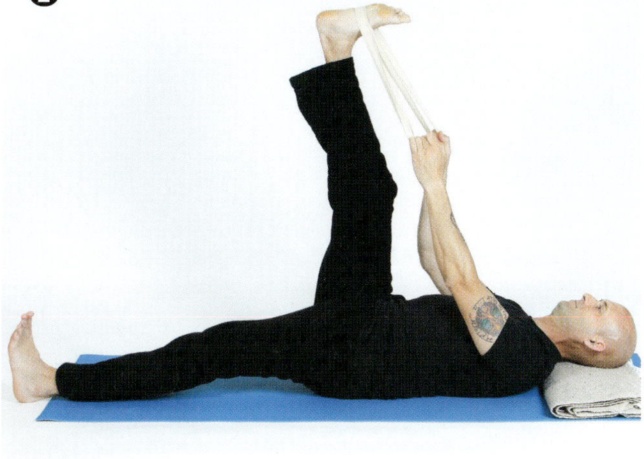

❷

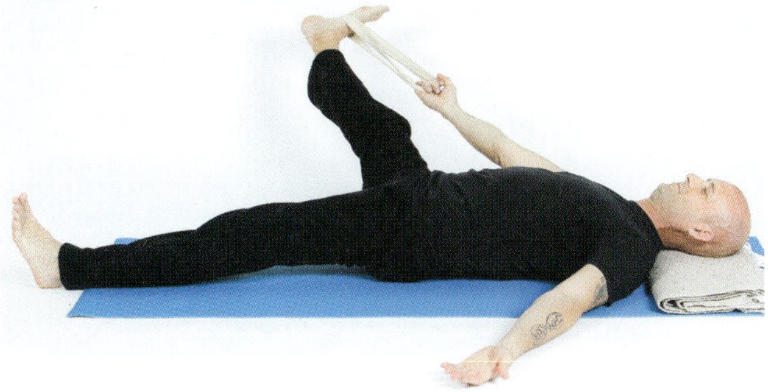

❷

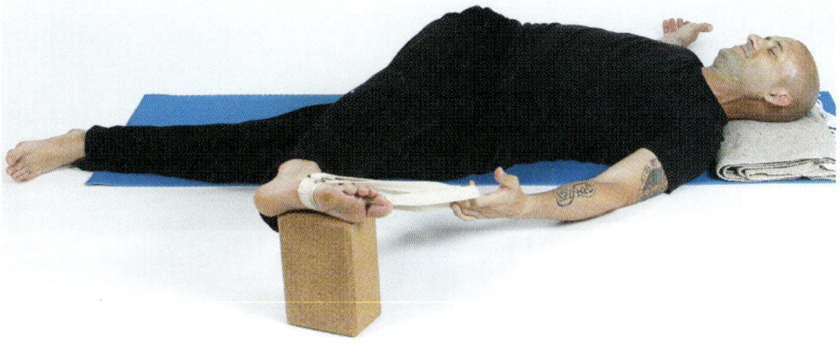

❸

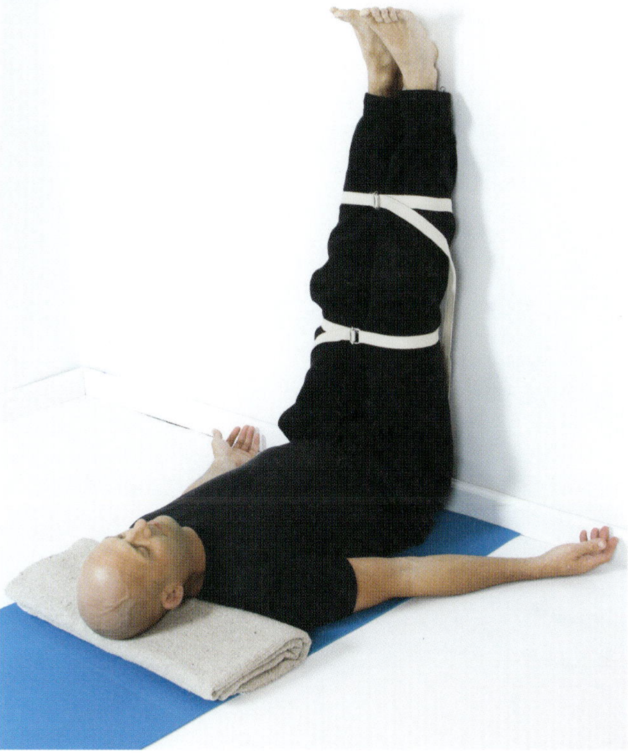

❹

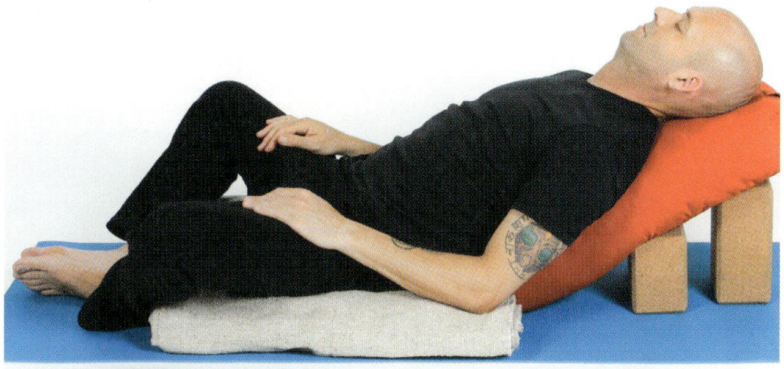

❺

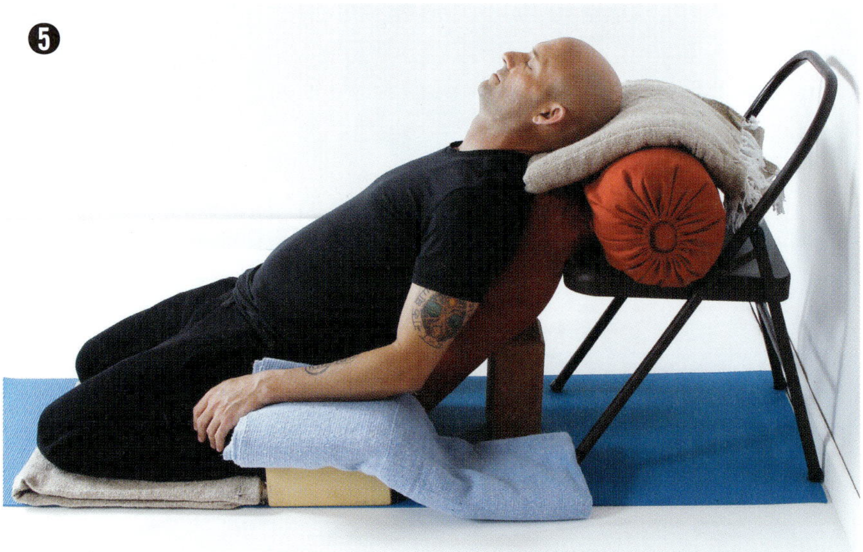

5. **숩타 비라아사나**(방법 3)를 4분간 유지한다. 반드시 정강이 밑에 담요를 받치고 블록 위에 앉아서 무릎과 발의 불편함을 덜어야 한다.

❻

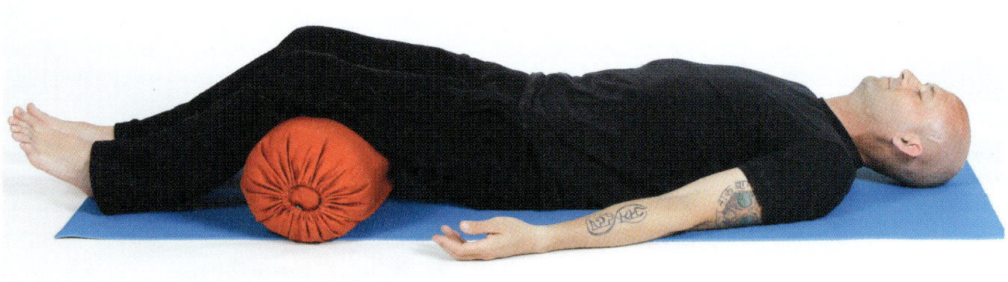

6. **사바아사나**를 한다. 무릎 밑에 볼스터를 놓고 자세를 10분간 유지한다. 원한다면 눈베개를 써도 좋다.

『요가수트라』 1장 1절

지금 요가는 시작된다.

요가 수행은 피곤하거나, 허약하거나, 원기가 넘치거나, 튼튼하거나 상관없이 지금 처한 상황에서 시작한다. 당신이 준비되면 요가도 준비된다.

시간: 1시간

필요한 소도구

- 매트
- 벽
- 블록 2개
- 담요 2장
- 스트랩 2개
- 볼스터 2개
- 눈베개(선택)
- 의자

긴 시퀀스

❶

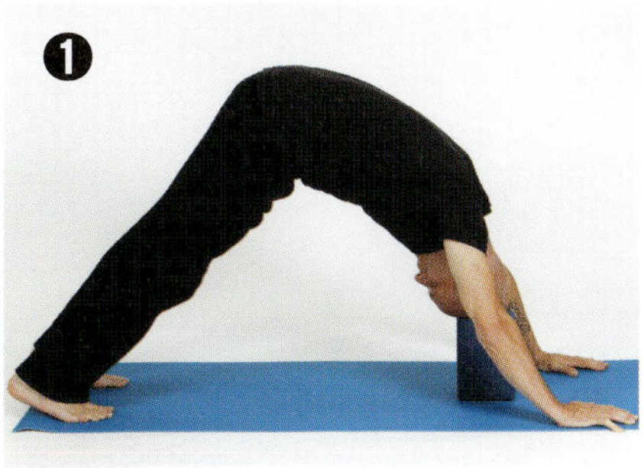

❷

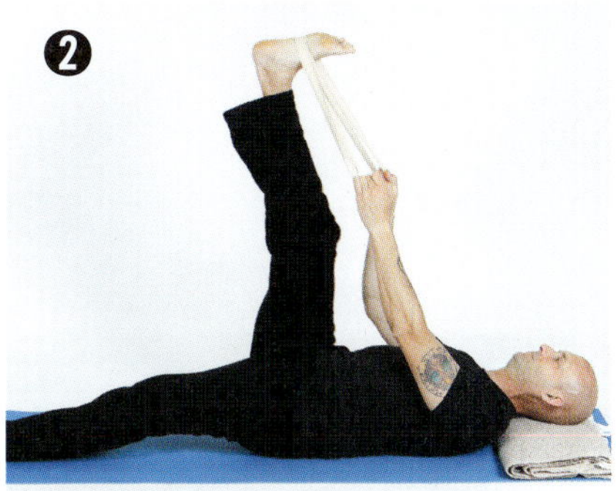

❷

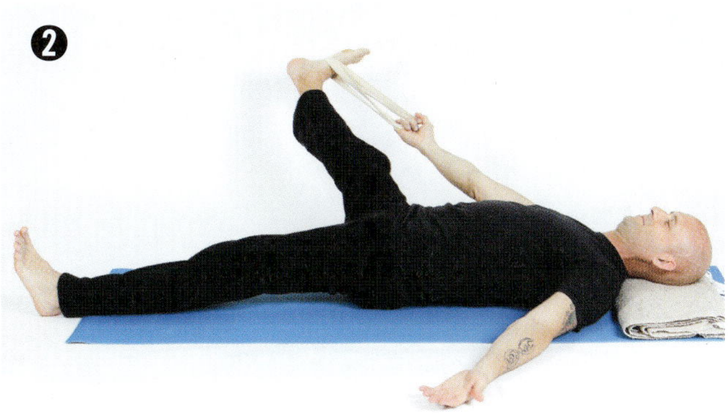

❷

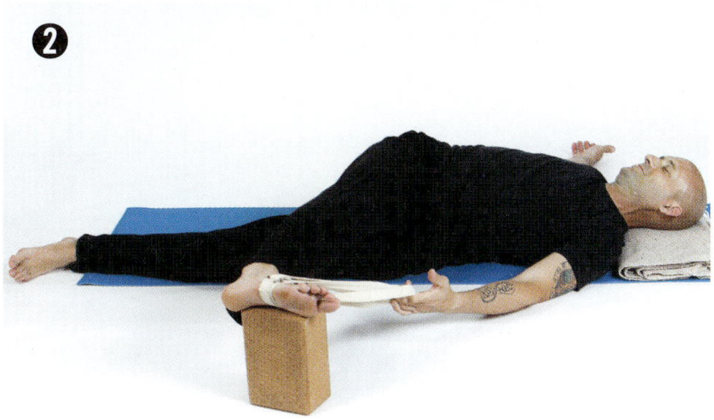

❸

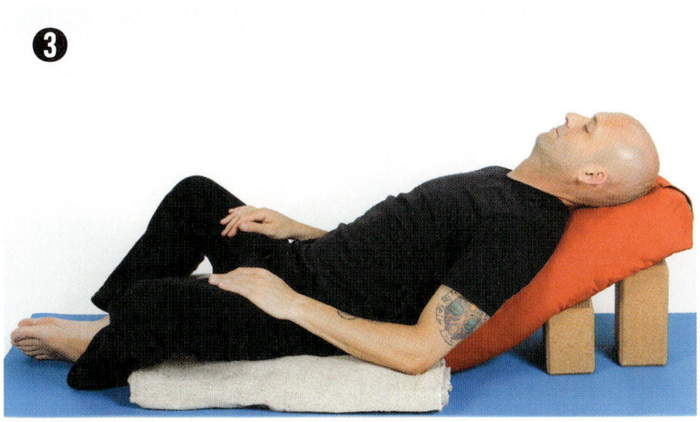

❹

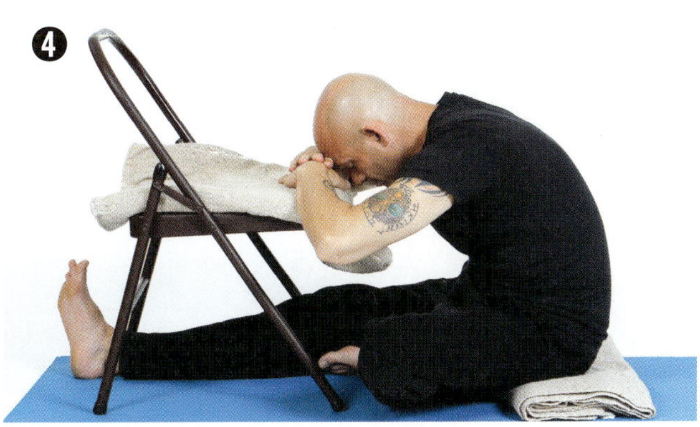

하는 방법

1. 블록을 사용하여 **아도 무카 스바나아사나**를 한다. 3분간 유지한다.

2. 다음으로 **숩타 파당구쉬타아사나**를 한다. 한쪽 다리를 곧게 위로 1분간 들었다가 가쪽으로 1분간 벌렸다가 몸 반대쪽으로 1분간 넘긴다. 다리를 바꾸어서 되풀이한다.

3. **숩타 받다 코나아사나(방법 2)**를 한다. 10분간 유지한다.

4. 의자로 가서 **의자를 이용한 파스치모타나아사나(방법 2)**를 한다. 이 자세를 4분간 유지한다. 다리를 바꾸어서 다시 4분간 유지한다.

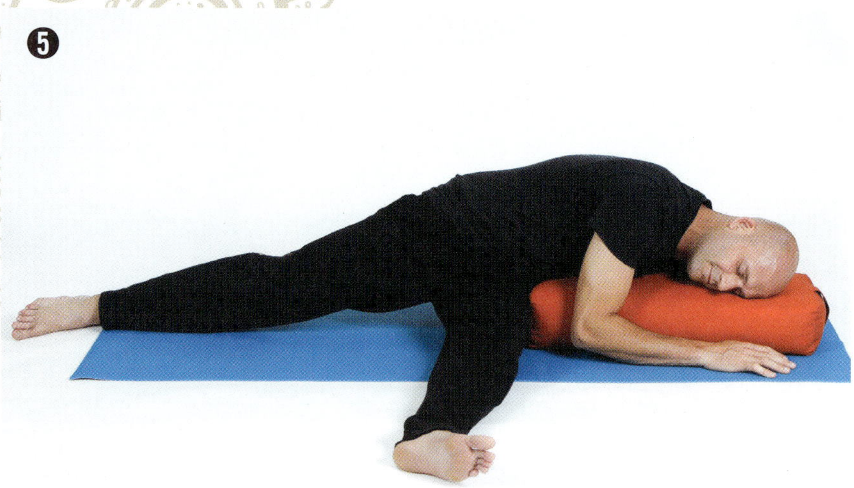

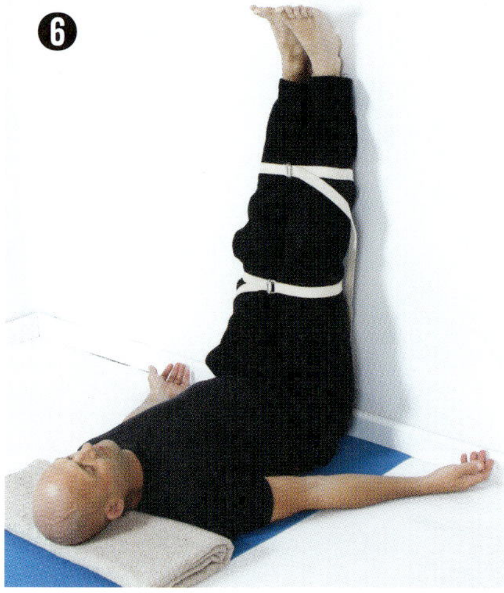

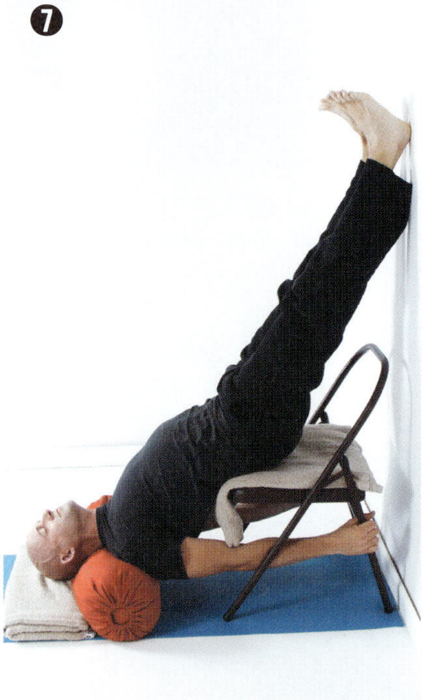

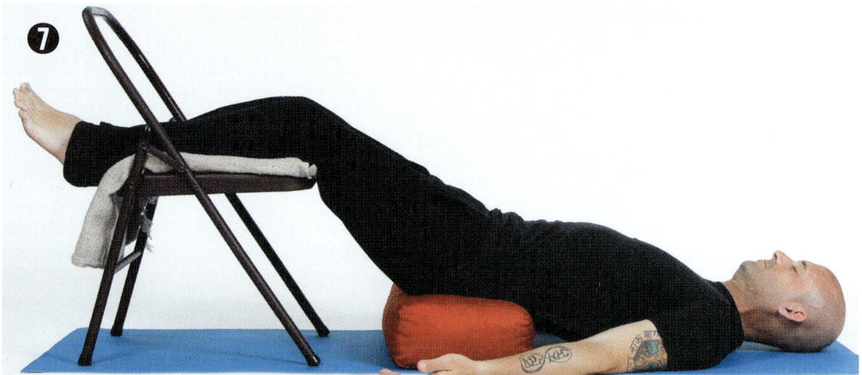

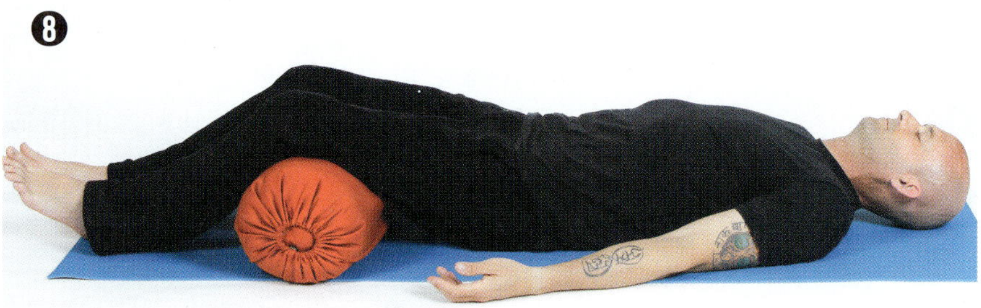

5. **엎드려서 가위 다리를 한 자타라 파리바르타나아사나**를 한다. 이 자세를 3분간 유지한다. 반대로도 되풀이한다.

6. 벽 쪽으로 가서 **비파리타 카라니**를 한다. 이 시퀀스에서는 스트랩으로 양다리를 두 곳에서 묶어야 한다. 한 곳은 종아리이고 다른 한 곳은 넓적다리이다. 자세를 10분간 유지한다.

7. 의자를 이용하여 **살람바 사르반가아사나**를 6분간 한다. 이 자세를 마무리할 때에는 볼스터에 허리를 올려놓고 다리는 의자 앉는 부분에 올려놓은 채로 2~3분간 휴식한다.

8. 마지막으로 바닥으로 내려와서 **사바아사나**를 한다. 무릎 밑에 볼스터를 놓고 12분간 유지한다. 원한다면 눈베개를 사용한다.

엉덩부위

시간: 30분

필요한 소도구

- 매트
- 스트랩
- 볼스터 2개
- 블록 2개
- 담요(베개 접기)(선택)

앞서 언급했듯이, 엉덩부위는 긴장이 많이 쌓이기 때문에 우리 몸의 옷장으로 불린다. 근육에도 기억이 있으며 엉덩부위에 저장하는 기억들은 안전하고 보호받는다는 느낌과 연관되어 있음을 이해하는 것이 중요하다. 그런 느낌을 해치는 경험이 삶에서 있었다면 요가 수행을 하면서 그 경험의 긴장을 해소할 수 있을 것이다. 타이트한 엉덩부위는 등에서부터 무릎에 이르기까지 몸 전체에 문제의 근원이 될 수 있다. 서구 사회에서는 낮 동안 너무나 많은 시간을 의자나 차에 앉아 보내기 때문에 엉덩이가 타이트해지는 경험을 하게 마련이다. 다음 시퀀스는 엉덩부위가 보다 편안해지게 도와주고 결과적으로 감정적 삶에서도 보다 평온해지도록 도와줄 것이다.

짧은 시퀀스

❶

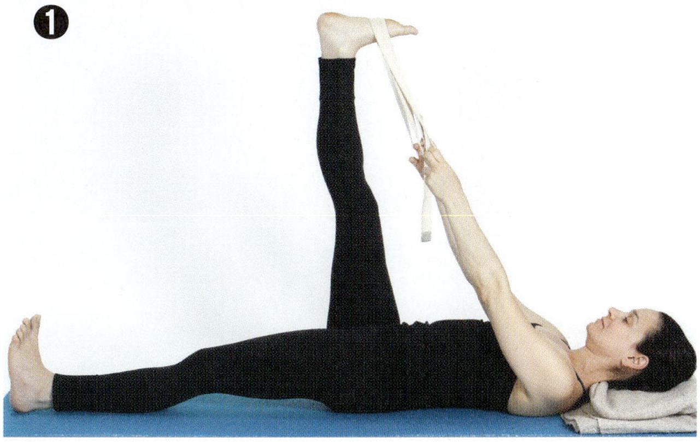

❶

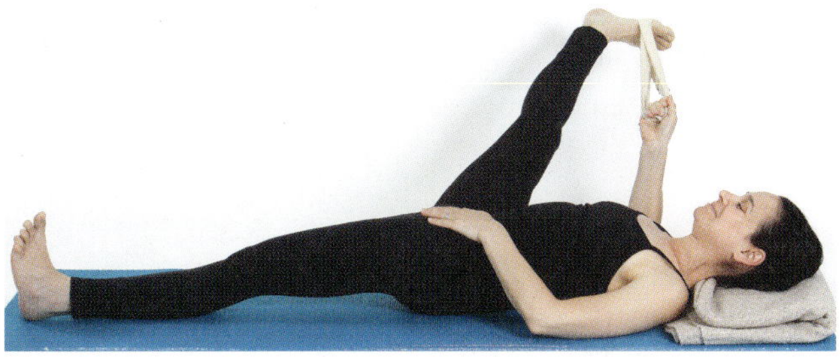

❶

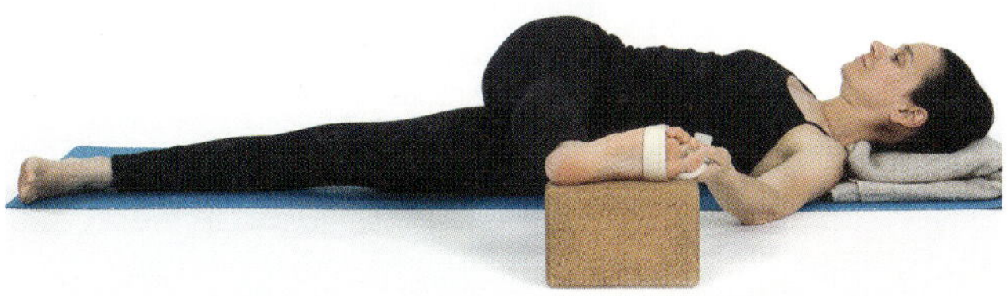

하는 방법

1. 우선 **숩타 파당구쉬타아사나**를 한다. 등을 바닥에 대고 누워서 한쪽 다리를 곧게 위로 1분간 들었다가 가쪽으로 1분간 벌렸다가 몸 반대쪽으로 1분간 넘긴다. 다리를 바꾸어서 되풀이한다.

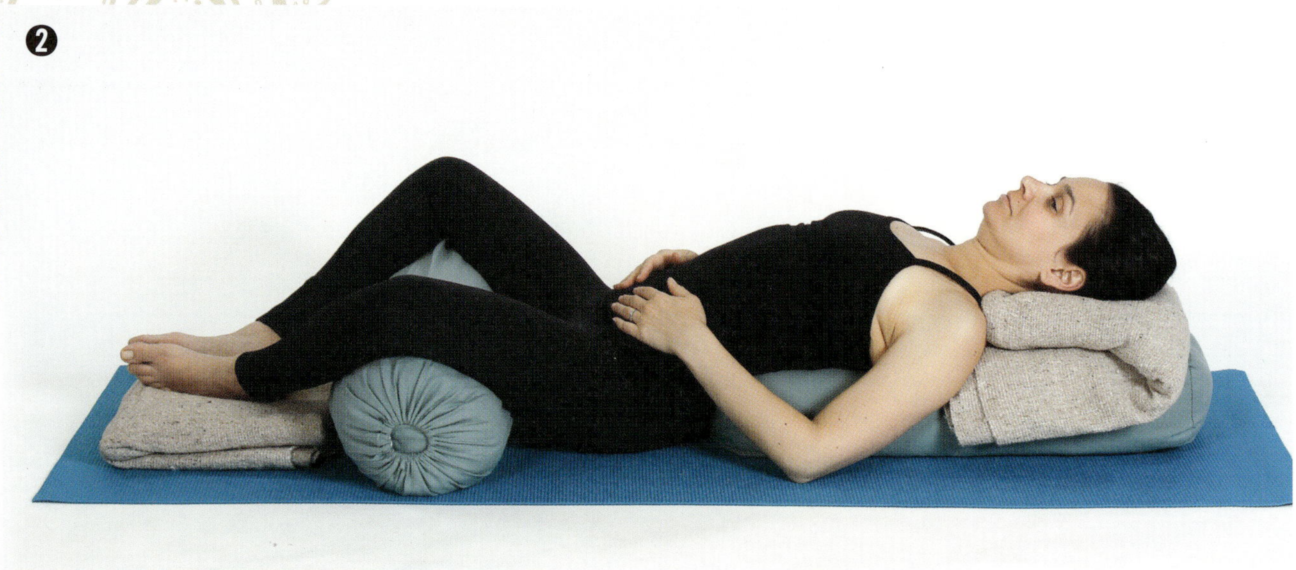

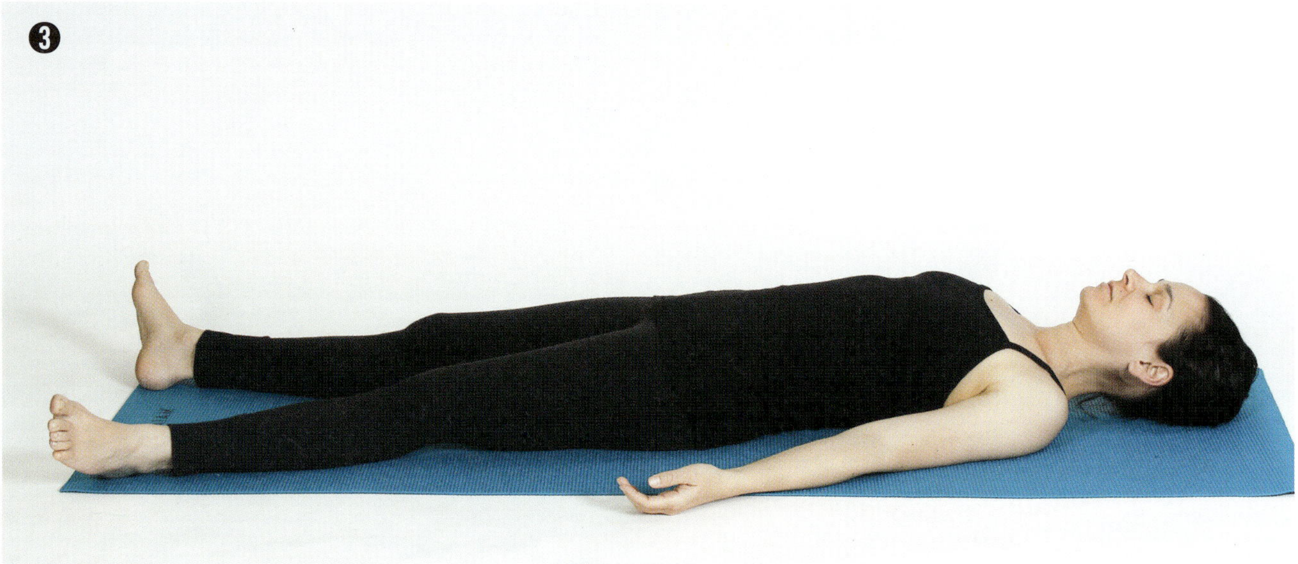

2. **숩타 받다 코나아사나**(방법 4)를 한다. 이 시퀀스에서는 **숩타 받다 코나아사나**(방법 1)에 나오는 것처럼 볼스터를 등 밑에 놓고 다른 볼스터는 무릎 밑에 놓아서 양다리가 벌어지고 무릎은 가쪽을 향하게 한다. 최소 10분간 이 자세를 유지한다.

3. **사바아사나**로 마무리한다. 등을 바닥에 대고 누워서 최소 5분에서 최대 15분간 충분히 휴식한다.

시간: 1시간

필요한 소도구

- 매트
- 스트랩
- 볼스터 2개
- 블록 2개
- 담요(긴 사각 접기)
- 담요(베개 접기)(선택)

긴 시퀀스

❶

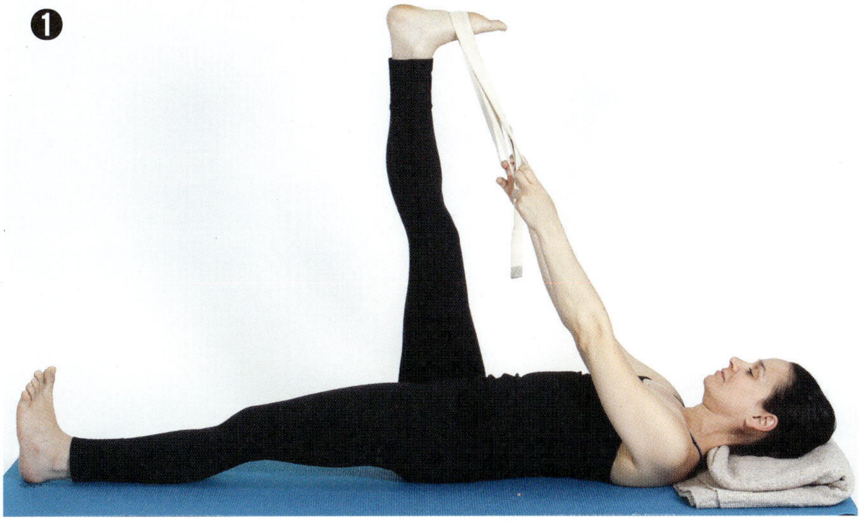

❶

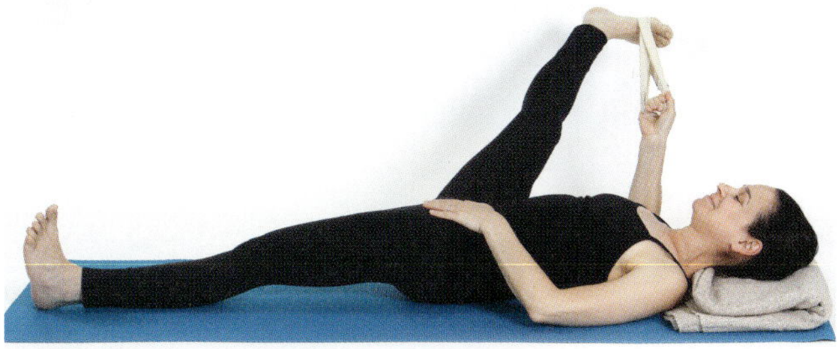

❶

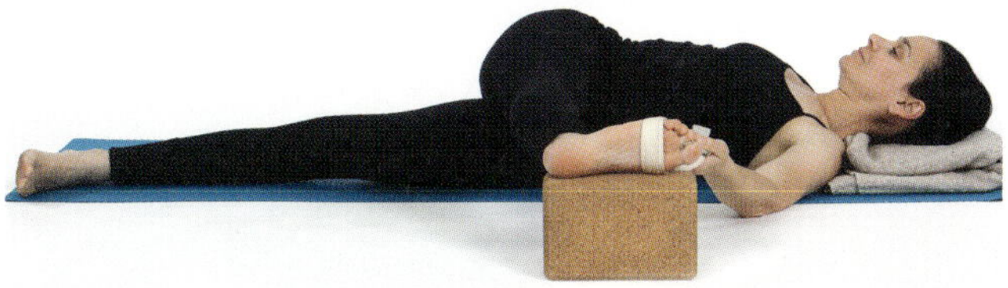

❷

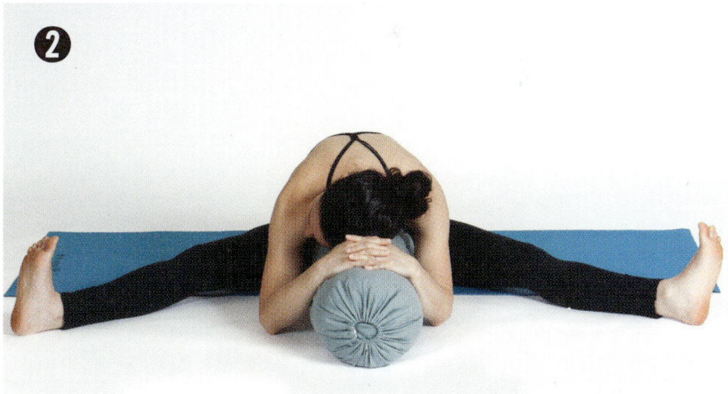

❸

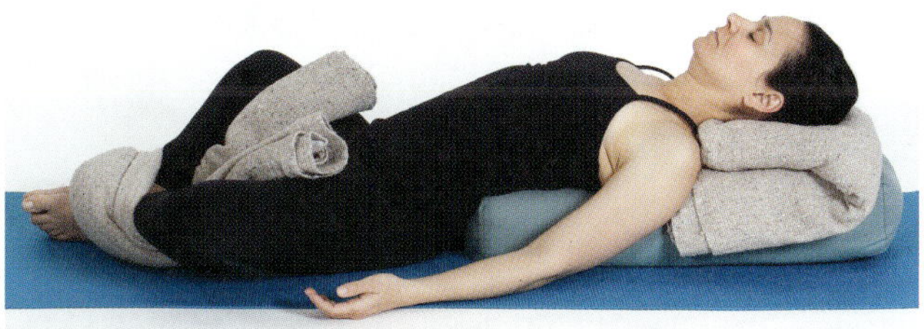

하는 방법

1. 우선 **숩타 파당구쉬타아사나**를 한다. 등을 바닥에 대고 누워서 한쪽 다리를 곧게 위로 1분간 들었다가 가쪽으로 1분간 벌렸다가 몸 반대쪽으로 1분간 넘긴다. 다리를 바꾸어서 되풀이한다.
2. **우파비스타 코나아사나**를 한다. 이 시퀀스에서만은 볼스터가 필요하다. 고개를 한쪽으로 해서 이 자세를 3분간 유지한다. 반대로도 되풀이한다. 또는 머리를 중앙에 두고 이마를 양손 위에 두어도 된다.
3. **숩타 받다 코나아사나**(방법 5)를 한다. 이 자세로 10분간 휴식한다.

4. **에카 파다 라자카포타아사나**를 이어서 하면서 엉덩관절을 열어 준다. 3분간 자세를 유지한다. 반대로도 되풀이한다. 최대한 이완할 수 있도록 볼스터가 몸을 완전히 떠받치도록 한다.

5. 다음으로는 **십자 볼스터를 이용한 세투 반다 사르반가아사나**를 한다. 이 시퀀스에서는 양다리를 완전히 뻗는다. 등을 대고 누워서 몸의 앞면이 완전히 열리게 한다. 최소 4분간 자세를 유지한다.

6. **엎드려서 가위 다리를 한 자타라 파리바르타나아사나**를 한다. 비틀기를 하기 전에 척추를 늘이는 것을 잊지 마라. 이 자세로 2분간 휴식한다. 반대로도 되풀이한다.

7. 끝으로 **사바아사나**를 한다. 자세를 10분간 유지한다.

❹

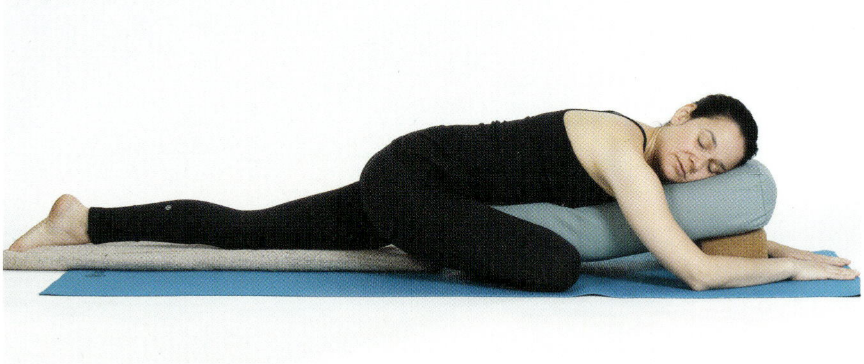

❺

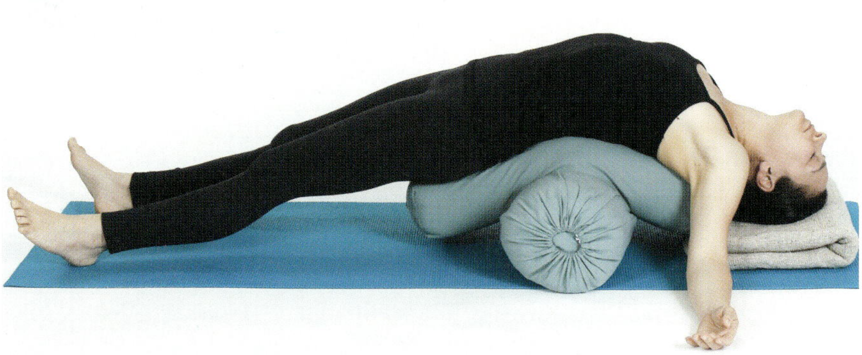

❻

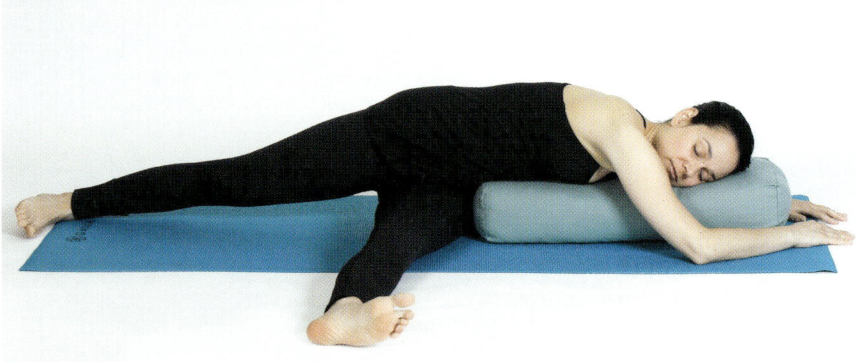

❼

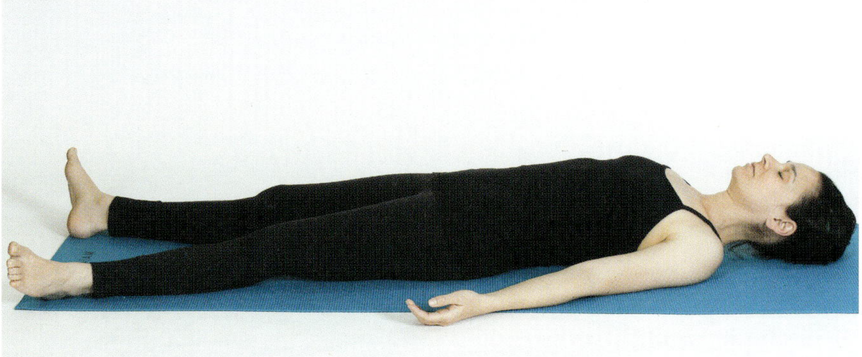

허리를 위한 시퀀스

회복요가는 허리를 편안한 상태로 되돌려 준다. 사람들은 허리를 튼튼하게 만들기 위해 여러 가지 운동을 하지만, 그처럼 활동적인 운동에 균형을 잡아 주려면 이러한 수동적 자세도 치유에 필수적이다.

허리통증

시간: 30분

필요한 소도구

- 매트
- 벽
- 의자
- 볼스터
- 블록 2개
- 담요 2장(길게 말기)
- 모래주머니(선택)
- 눈베개(선택)

허리통증에는 여러 주범들이 있다. 반복적인 동작, 나쁜 자세, 약한 배근육이 모두 다양한 문제를 일으킬 수 있으며, 여기에는 허리의 탈출척추원반이나 인대 및 근육 긴장이 포함된다. 스트레스도 허리통증에 영향을 미칠 수 있다. 몸이 스트레스와 긴장을 경험하면 허리 근육이 거기에 반응하여 타이트해지면서 긴장된다. 감정적 문제도 허리통증으로 나타날 수 있다. 다행하게도 허리통증의 이 모든 주범들은 회복요가 자세들로 완화시킬 수 있다. 다음 시퀀스에 나오는 자세들을 통해 허리 근육이 이완되고 통증을 일으키는 긴장이 해소된다. 호흡에 집중하면서 제시한 시간만큼 자세를 유지하는 동안 일어나는 모든 감정들을 놓아 버려라.

짧은 시퀀스

하는 방법

1. **벽을 이용한 누운 마르자리아사나**를 3회 실시한다. 숨을 들이쉬면서 허리에 굽이를 만들고(anterior pelvic tilt), 숨을 내쉬면서 허리를 평평하게 해야 한다는(posterior pelvic tilt) 점을 명심하라. 이렇게 하면 가로막이 이완되면서 허리를 이완시키는 데에도 도움이 될 것이다.

2. 의자에 앉아서 **바라드바자아사나**(방법 2)를 한다. 자세를 잡고 숨을 들이쉬고 내쉬기를 최소 3회를 한다. 반대쪽으로도 되풀이한다.

3. **숩타 받다 코나아사나**(방법 1 또는 2)를 한다. 15분간 자세를 유지한다. 반드시 볼스터 바로 위에 허리가 오게 해서 허리가 볼스터에 완전히 떠받쳐지도록 한다. 원한다면 다리에 담요를 덮어도 된다.

4. 10분간 **사바아사나**로 휴식한다. 일반적인 자세 지침과 더불어 허리를 이완하는 데에 도움이 되도록 아랫배에 모래주머니를 올려놓는 것도 여기에서는 도움이 될 것이다. 눈베개도 추가하면 좋다.

❶

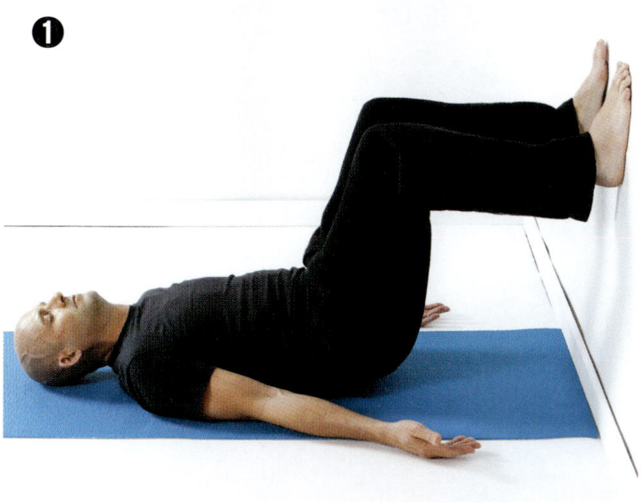

❶

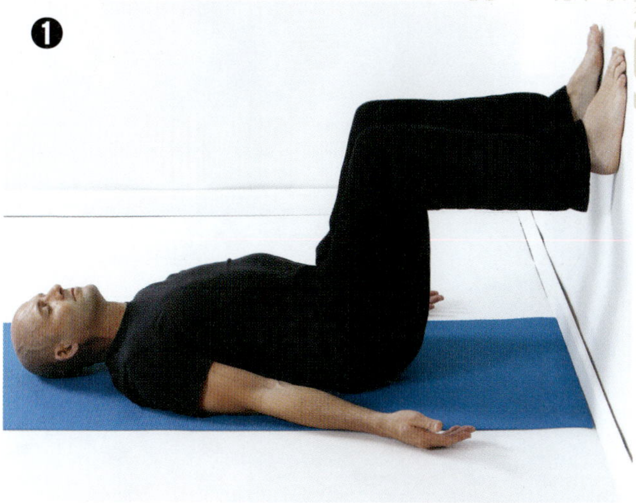

❷

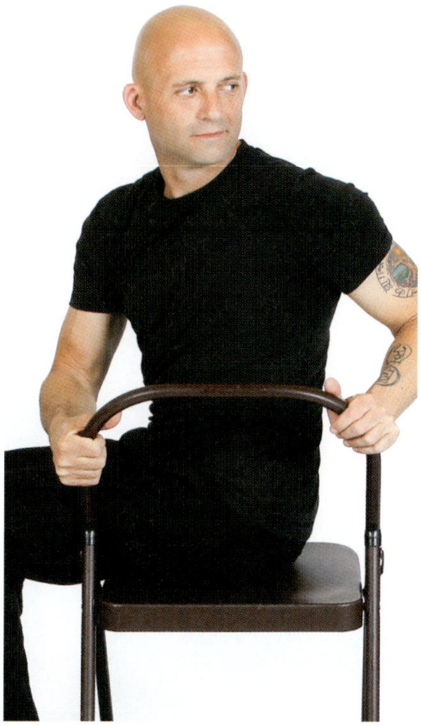

❸

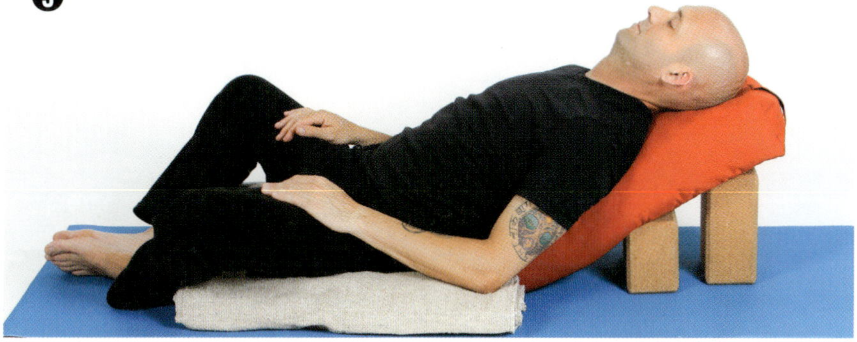

❹

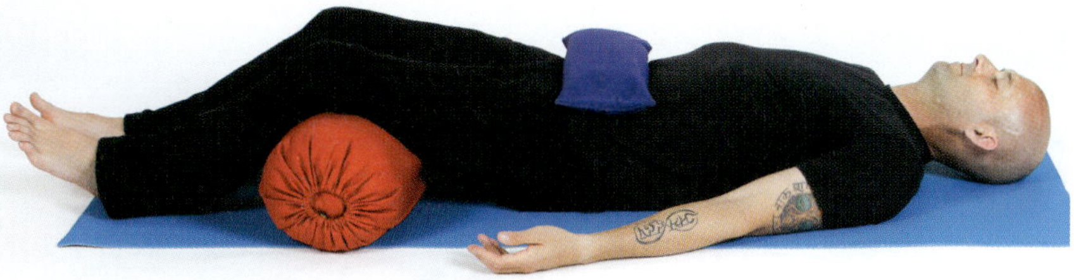

긴 시퀀스

시간: 75분

필요한 소도구

- 매트
- 스트랩
- 담요 2장(길게 말기, 사각 접기, 베개 접기)
- 벽
- 블록 2개
- 볼스터
- 의자
- 모래주머니
- 눈베개(선택)

❶

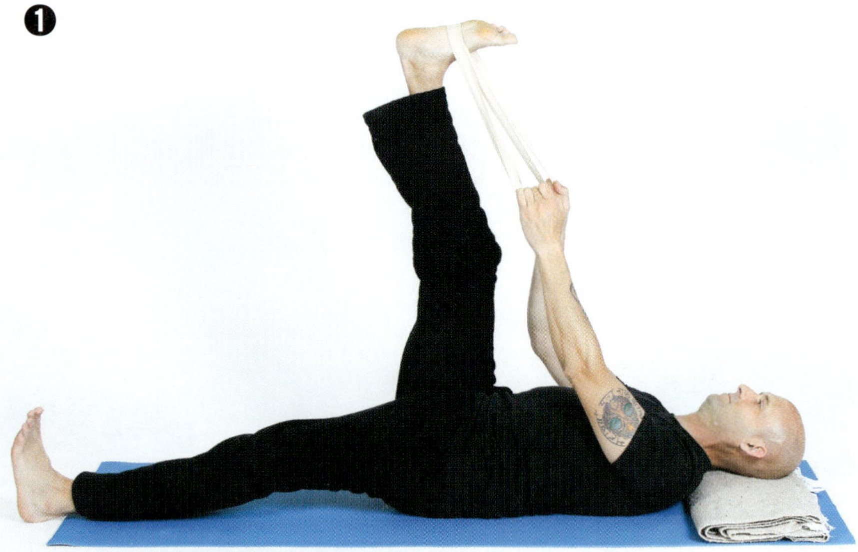

❶

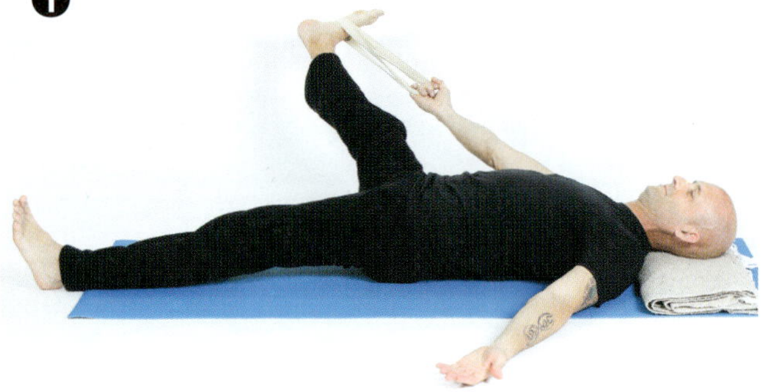

❶

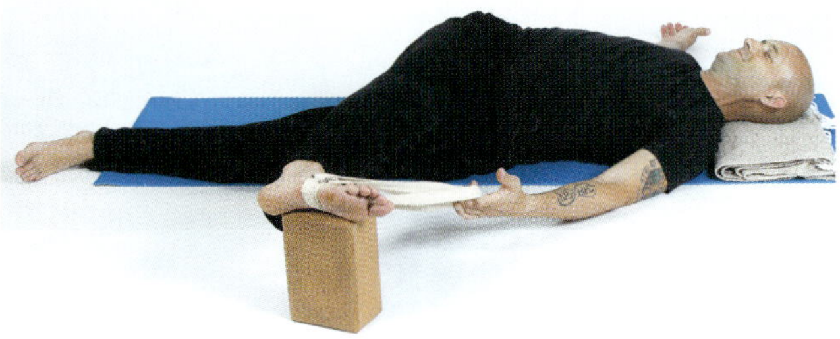

하는 방법

1. **숩타 파당구쉬타아사나**를 한다. 이 시퀀스에서는 머리 밑에 담요를 놓아서 목을 받친다. 등을 바닥에 대고 누워서 한쪽 다리를 곧게 위로 1분간 들었다가 가쪽으로 1분간 벌렸다가 몸 반대쪽으로 1분간 넘긴다. 다리를 바꾸어서 되풀이한다. 스트레칭에 도움이 되도록 다리를 위로 곧게 뻗고, 가쪽으로 벌리고, 몸 반대편으로 넘기는 등 여러 자세를 취하는 동안 스트랩을 반으로 접어서 발바닥에 건다.
2. 벽으로 가서 **벽을 이용한 아도 무카 스바나아사나**를 한다. 4분간 자세를 유지한다.
3. 이어서 **벽을 이용한 파르스보타나아사나**를 한다. 2분간 자세를 유지하고, 다리를 바꾸어서 2분간 유지한다. 총 4분간 자세를 유지한다.
4. 바닥으로 내려와서 **예비 후굴 자세**를 한다. 위치 1, 위치 2, 위치 3에서 각 2분간, 총 6분간 자세를 유지한다.
5. **블록이나 볼스터를 이용한 세투 반다 사르반가아사나**를 한다. 이 시퀀스에서는 볼스터 대신 블록을 사용한다. 6분간 자세를 유지한다.

❷

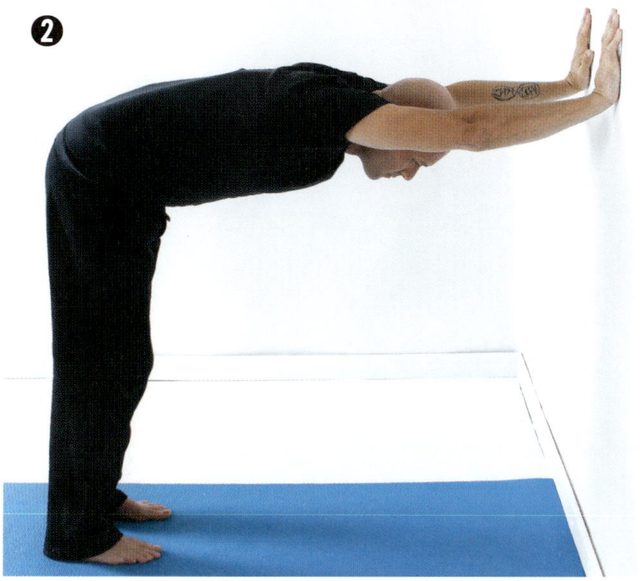

❸

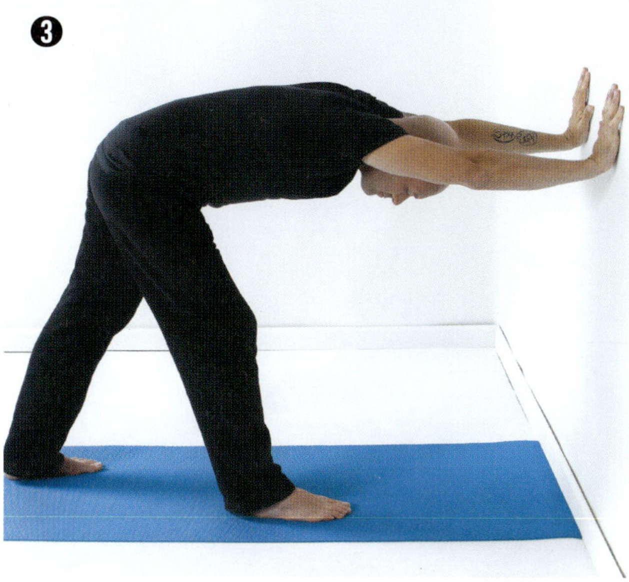

❹

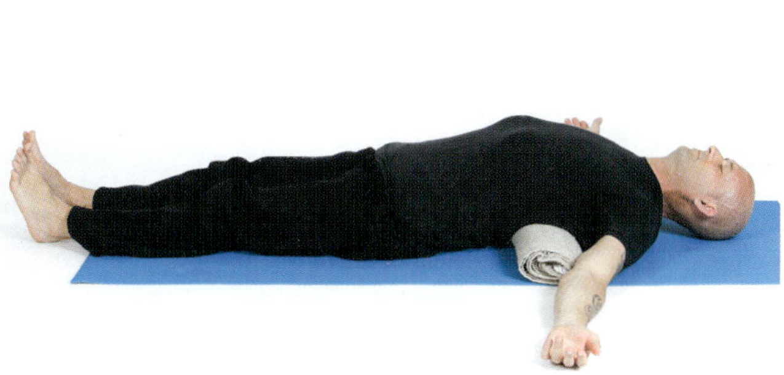

❹

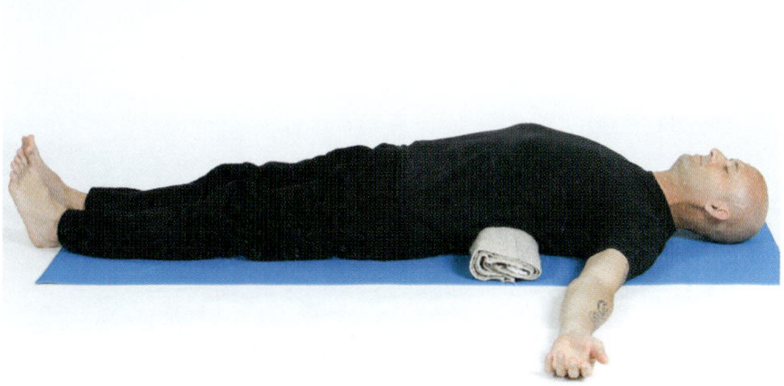

❹

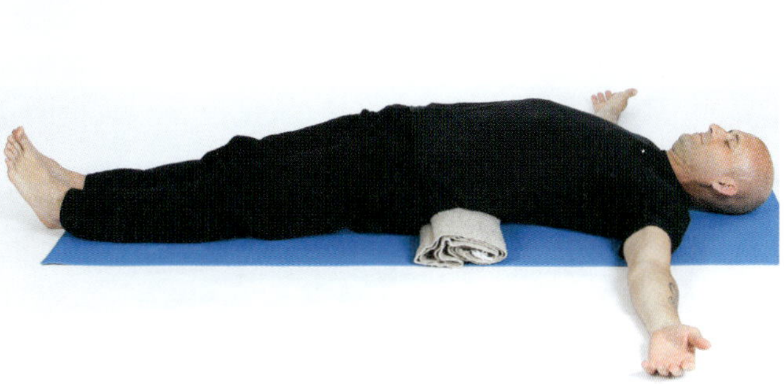

❺

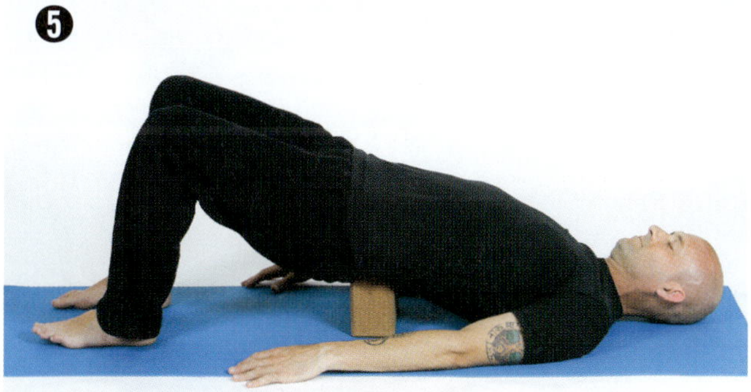

❻

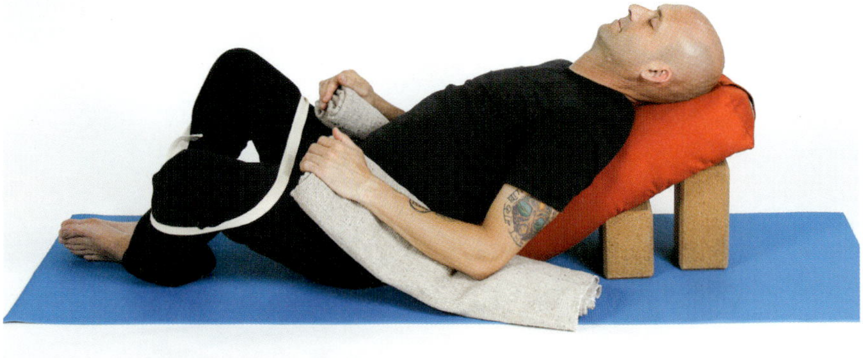

6. 블록을 치우고 바닥에 등을 대고 휴식한다. 허리가 이완될 수 있도록 무릎을 부드럽게 서로 맞부딪힌다. 이완되고 나면 **숩타 받다 코나아사나**(방법 3)를 한다. 이 시퀀스에서는 이 자세의 변형에서 설명한 것처럼 허리가 아니라 무릎에 스트랩을 감는다. 이 자세를 12분간 유지한다.

7. **발라아사나**(방법 1)를 한다. 8분간 자세를 유지한다.

8. **엎드린 자타라 파리바르타나 아사나**를 한다. 이 자세를 3분간 유지한다. 반대로도 되풀이한다.

9. **의자에 다리 놓기 자세**를 한다. 15분 동안 아랫배에 모래주머니를 올려놓는다. 최종적인 이완 자세이다.

❼

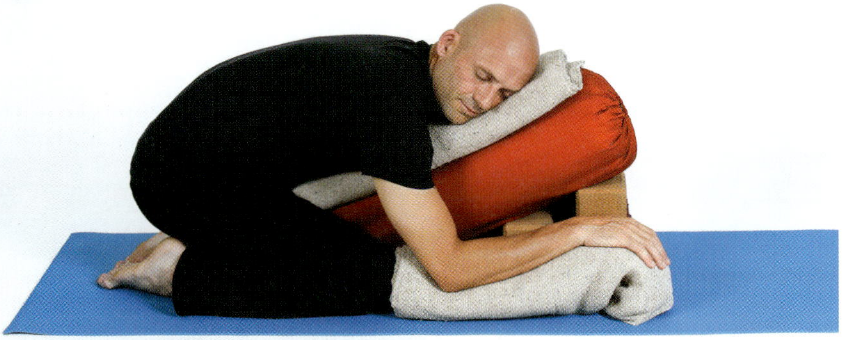

❽

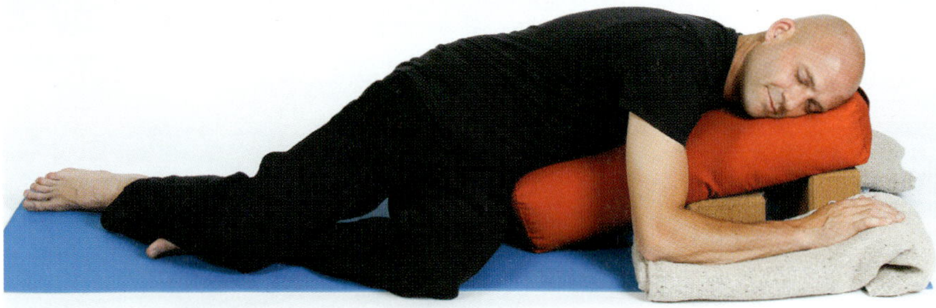

❾

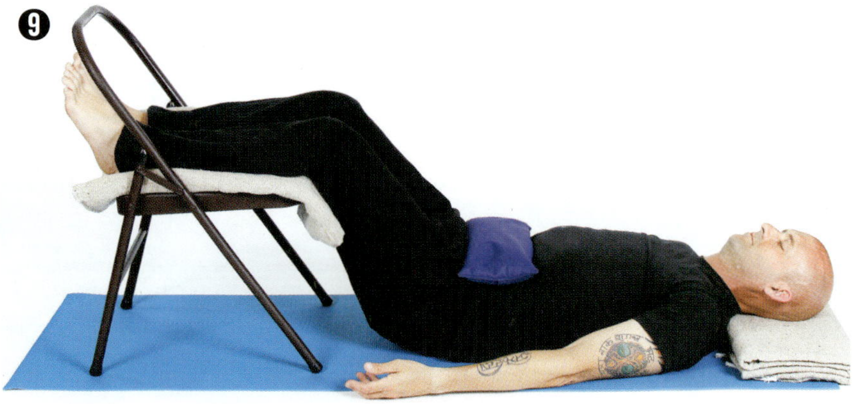

궁둥신경통증

시간: 35분

필요한 소도구

- 매트
- 벽
- 볼스터
- 눈베개(선택)

어떤 이들에게는 궁둥신경통증이 허리통증의 주요 원인이다. 궁둥신경통증은 허리에서 비롯되는 주요한 신경인 궁둥신경에 가해지는 자극이나 압박 때문에 일어난다. 통증은 볼기에서 시작하여 다리를 따라 아래로 내려간다. 많은 경우 탈출척추원반이나 궁둥구멍근(넓적다리를 가쪽돌림 하는 데에 사용되는 엉덩부위 깊은 곳의 근육)이 궁둥신경을 압박해서 궁둥신경통증을 일으킨다. 궁둥신경통증은 매우 고통스러울 수 있지만 다음 회복요가 시퀀스를 하면 엉덩부위의 구조를 풀어 주고 통증을 다스리는 데에 도움이 될 수 있다.

짧은 시퀀스

❶

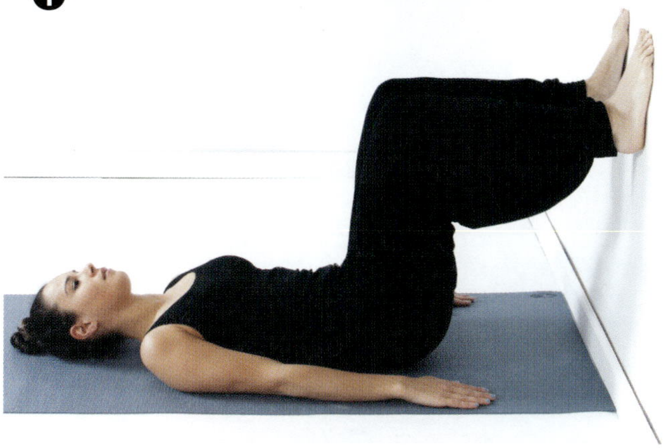

❶

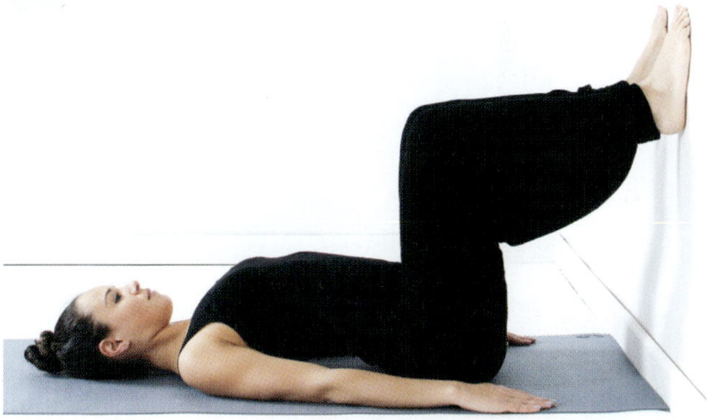

❷

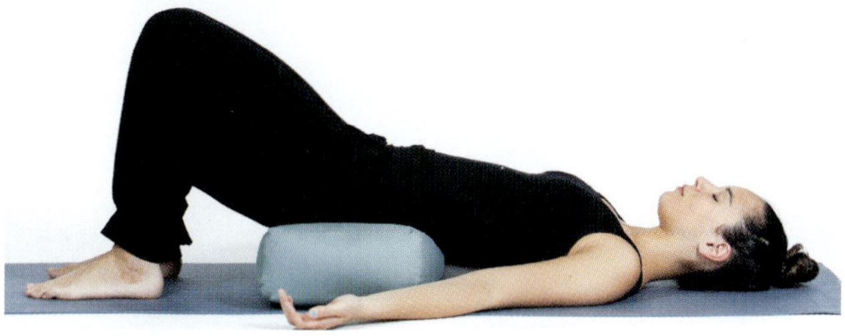

하는 방법

1. **벽을 이용한 누운 마르자리아사나**를 4분간 한다. 호흡에 집중하면서 등을 이완한다.
2. **블록이나 볼스터를 이용한 세투 반다 사르반가아사나**를 하되 허리 밑에 볼스터를 받친다. 볼스터에 기대 편안하게 이완하려고 한다. 이 자세를 6분간 유지한다.

❸

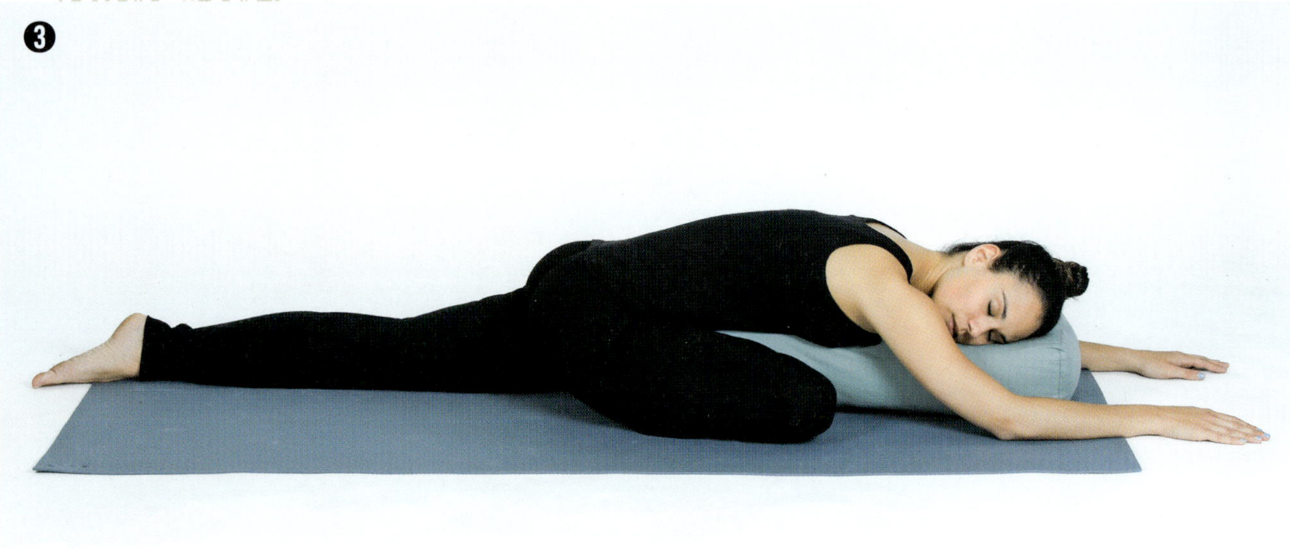

❹

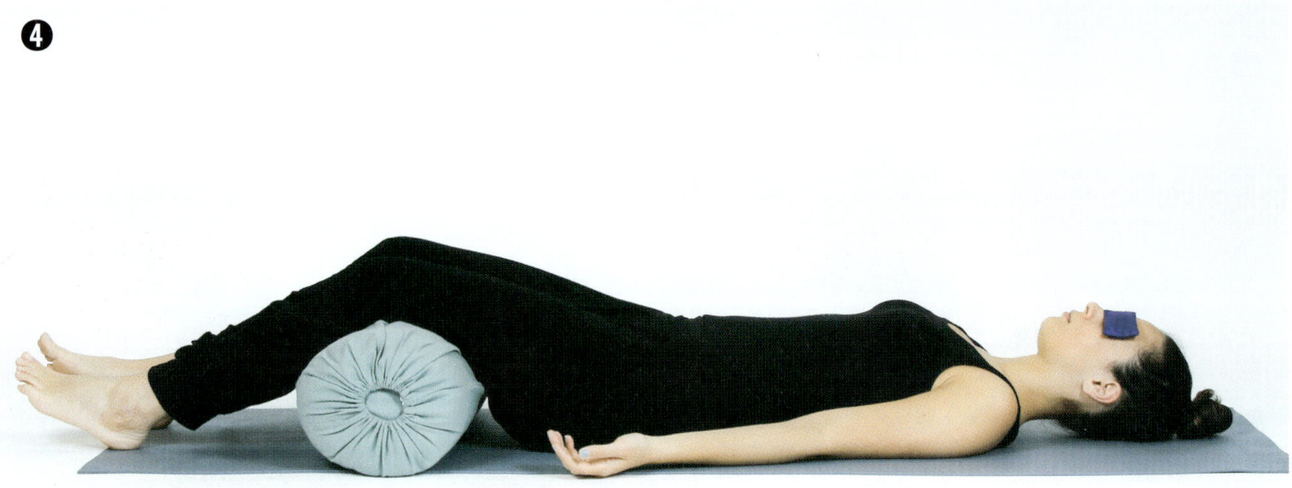

3. **에카 파다 라자카포타아사나**를 한다. 3분간 자세를 유지한다. 반대로도 되풀이한다.

4. **사바아사나**를 한다. 무릎 밑에 볼스터를 놓고 15분간 유지한다. 더 깊은 이완을 위해 눈베개를 사용한다.

시간: 58분

필요한 소도구

- 매트
- 벽
- 볼스터
- 블록 2개
- 담요 2장(직사각 접기, 베개 접기, 사각 접기)
- 눈베개(선택)

긴 시퀀스

하는 방법

1. **벽을 이용한 누운 마르자리아사나**를 약 4분간 한다. 허리가 이완될 수 있도록 호흡에 집중한다.

2. 벽으로 가서 **벽을 이용한 파르스보타나아사나**를 오른발을 앞으로 내어서 한다. 30초간 자세를 유지한다. 발을 바꾸어 왼발을 앞으로 낸다. 30초간 자세를 유지한다.

3. 바닥으로 내려와서 **발라아사나**(방법 1)를 한다. 스트레칭이 과하게 느껴진다면 원래 볼스터 위에 볼스터를 하나 더 올려서 몸을 높인다. 이 자세를 10분간 유지한다.

❶

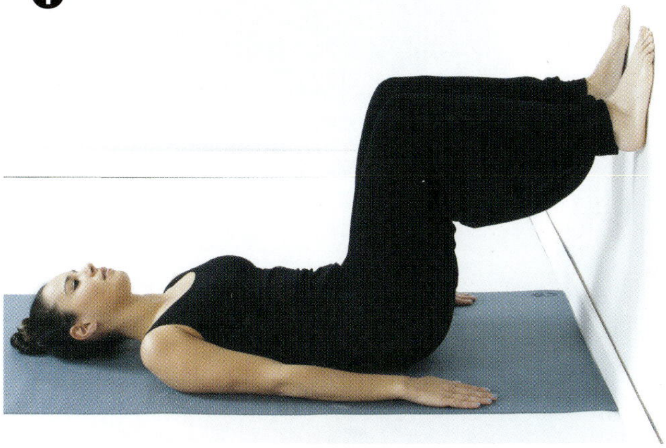

❶

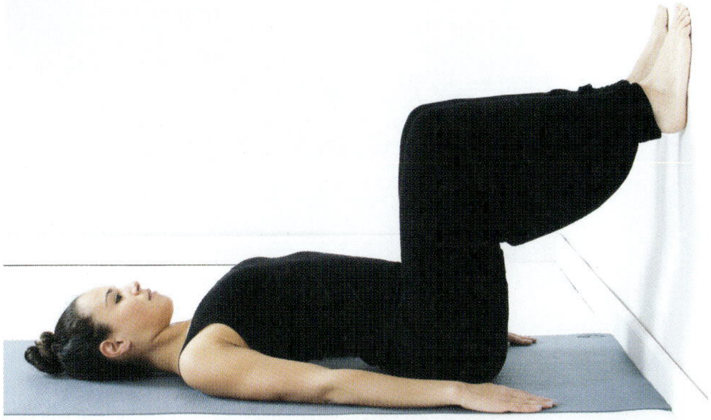

❷

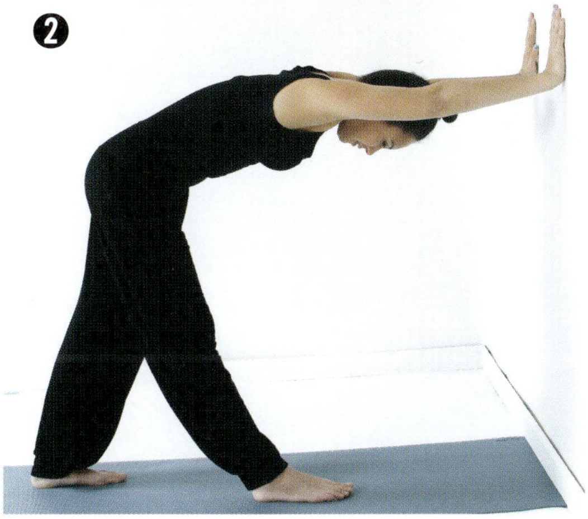

❸

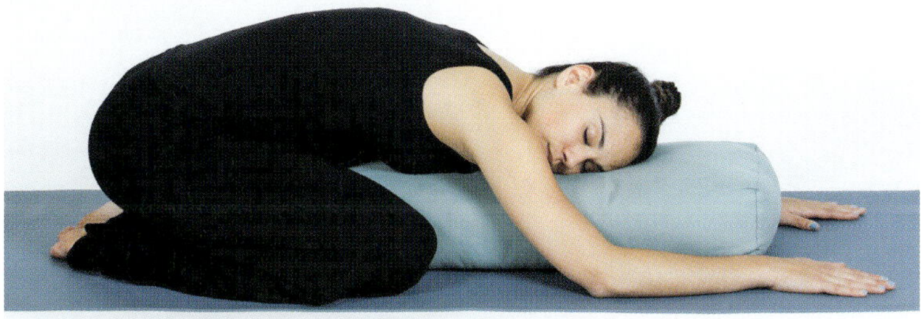

❹

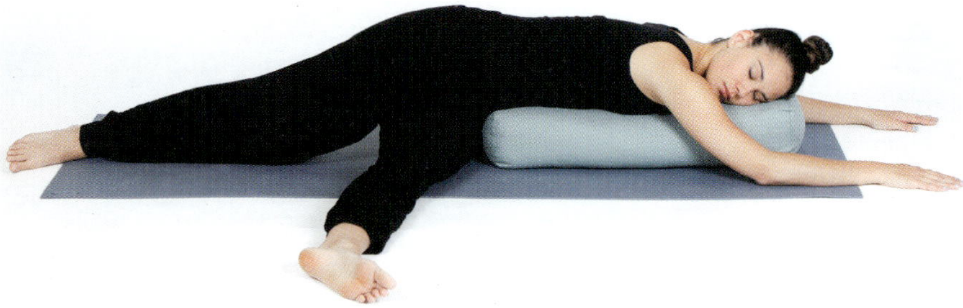

❺

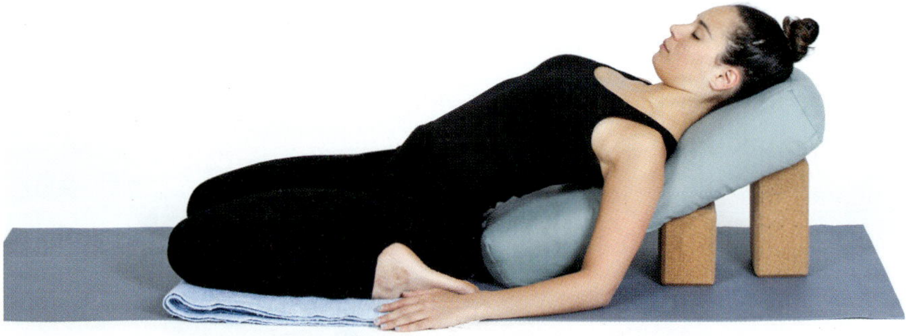

❻

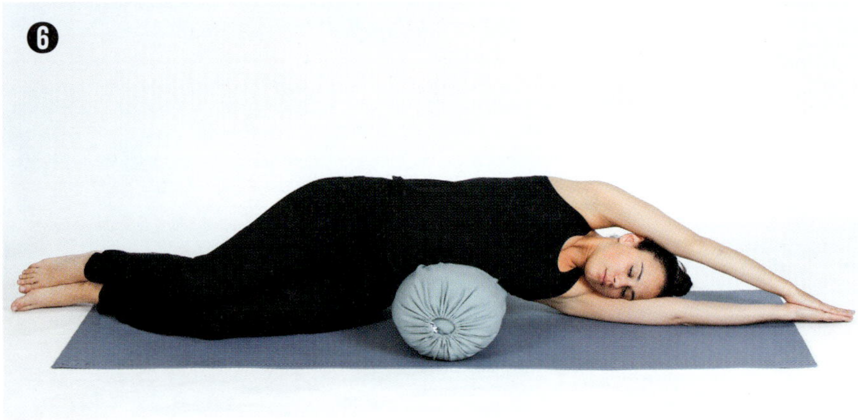

❼

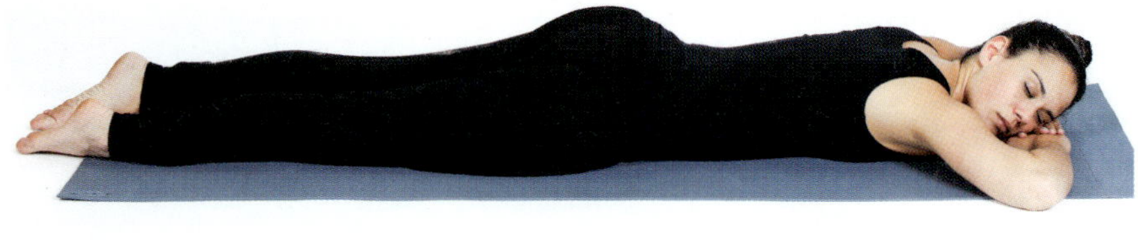

4. **엎드려서 가위 다리를 한 자타라 파리바르타나아사나**를 한다. 오른쪽부터 먼저 한다. 3분간 자세를 유지한다. 반대로도 되풀이한다.

5. **숩타 비라아사나**(방법 2)를 한다. 궁둥신경통증을 앓고 있다면 아주 좋은 자세이다. 엉덩부위에 공간을 만들어 신경에 가해지는 압박을 덜어 주기 때문이다. 이 자세로 12분간 유지한다.

6. **모로 누운 아르다 찬드라아사나**를 한다. 4분간 자세를 유지한다. 반대로도 되풀이한다.

7. **엎드린 사바아사나**를 한다. 15분간 자세를 유지한다.

호흡계통 문제를 위한 시퀀스

회복요가에서는 자세를 충분히 오래 유지함으로써 수행의 유익한 효과가 호흡계통과 면역체계를 포함한 몸의 주요 계통에까지 이를 수 있게 한다. 당신이 호흡기 질병과 싸우고 있다면 회복요가가 특히 유익할 수 있는 이유가 바로 이것이다. 가슴에서 점액에 의한 막힘과 통증을 일으키는 감기, 인플루엔자, 기관지염, 천식과 같은 질병들은 심신을 약화시킬 수 있다. 이런 증상을 경험하고 있다면 운동을 하기에 문제가 있을 수 있다. 다행히도 회복요가는 상당히 부드럽기 때문에 그럴 때에 수행하기에 좋으며 회복에 도움이 된다.

시간: 30분

필요한 소도구

- 매트
- 의자
- 담요 2장(직사각 접기, 사각 접기)
- 볼스터 2개
- 눈베개(선택)

일반적인 호흡기 질병

이 시퀀스에 포함된 자세들은 가슴을 열고, 면역체계가 제대로 작동할 수 있게 스트레스를 줄이고, 회복되면서 이완감을 일으키도록 고안되었다. 이 자세와 호흡 기법들은 대부분 코막힘이 있을 때에 호흡할 수 있는 능력에도 도움이 된다.

짧은 시퀀스

하는 방법

1. 의자에 앉는다. **나디 쇼다나**로 중심잡기를 약 4분간 한다. 그런 다음 몇 분간 가만히 있으면서 호흡이 얼마나 맑아졌는지 느껴 본다.

❶

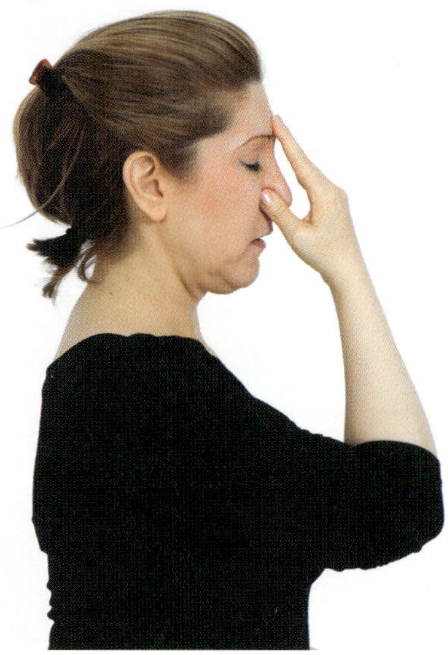

❶

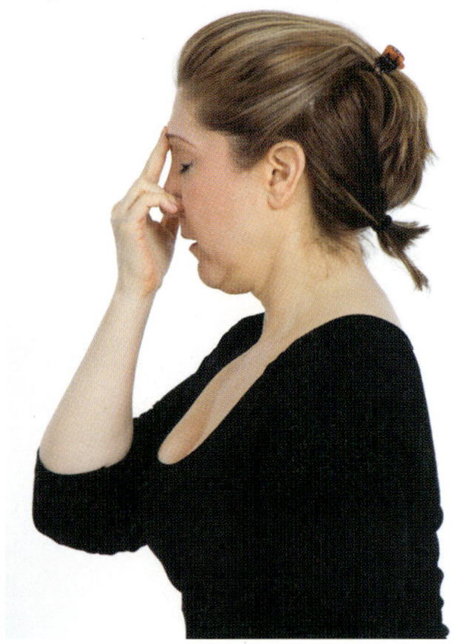

❷

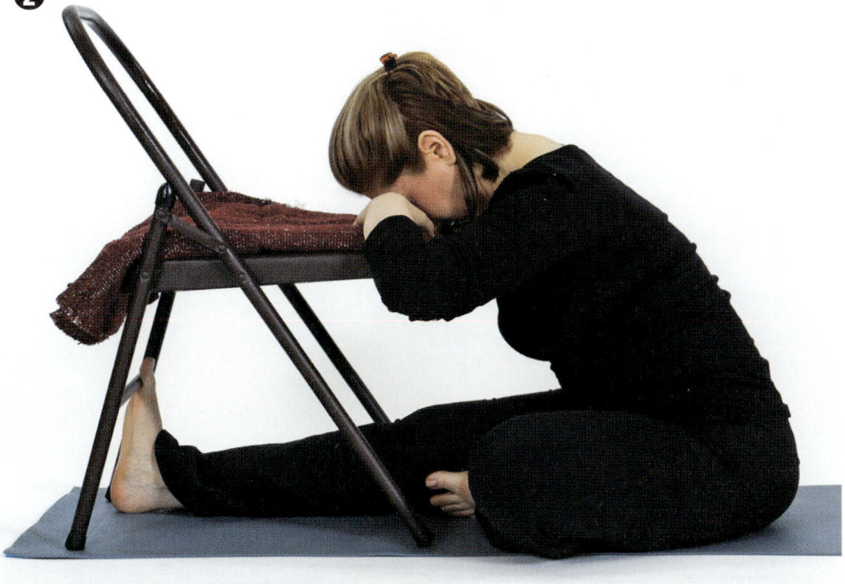

❸

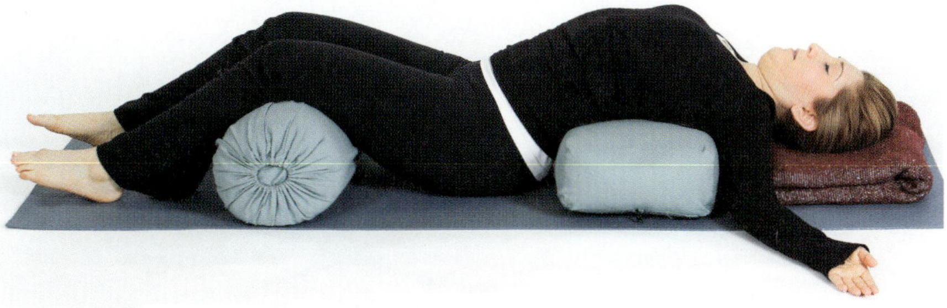

❹

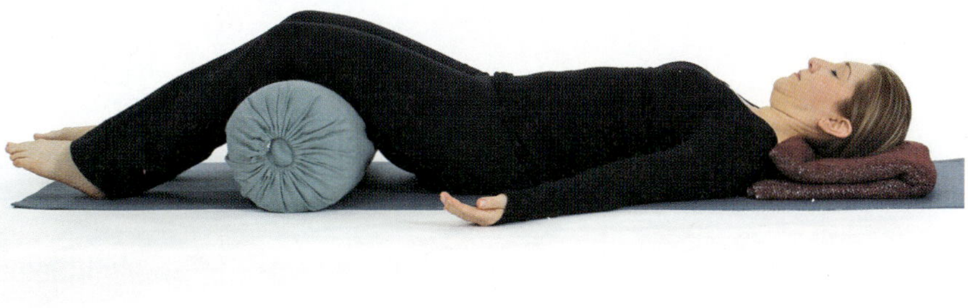

2. **의자를 이용한 파스치모타나 아사나**(방법 2)를 한다. 오른쪽 다리를 3분간 스트레칭하고, 다시 왼쪽 다리를 3분간 스트레칭한다.

3. **맏스야아사나**를 한다. 지지대가 필요하다면 담요로 머리를 받치고, 필요하다면 온기를 더하기 위해 담요로 몸을 덮는다. 이 자세를 10분간 유지한다.

4. **사바아사나**를 한다. 남은 10분간 자세를 유지한다.

긴 시퀀스

시간: 45분

필요한 소도구

- 매트
- 의자
- 담요 2장(직사각 접기, 사각 접기)
- 볼스터 2개
- 눈베개(선택)

하는 방법

1. 의자에 앉는다. **나디 쇼다나**로 중심잡기를 약 4분간 한다. 그런 다음 몇 분간 가만히 있으면서 호흡이 얼마나 맑아졌는지 느껴 본다.
2. **의자를 이용한 파스치모타나아사나**(방법 2)를 한다. 오른쪽 다리를 3분간 스트레칭하고, 다시 왼쪽 다리를 3분간 스트레칭한다.
3. 바닥으로 내려와서 **자타라 파리바르타나아사나**를 한다. 양 옆구리에서 깊이 스트레칭되는 기분을 느껴 본다. 오른쪽, 왼쪽 각각 3분간 자세를 유지한다.
4. **세투 반나 사르반가아사나**(방법 1)를 한다. 여기에서는 머리를 담요로 받치는 것처럼 당신을 편안하게 만들어 줄 어떤 소도구를 써도 좋다. 자세를 10분간 유지한다.
5. **의자에 다리 놓기 자세**로 마지막 이완을 한다. 원한다면 담요로 몸을 감싸서 따뜻하게 만들고 눈베개를 사용하여 정말 아늑하게 자리를 잡는다. 이 자세의 혜택을 끝까지 누릴 수 있도록 이 자세를 최소 8분간 유지한다.

❶

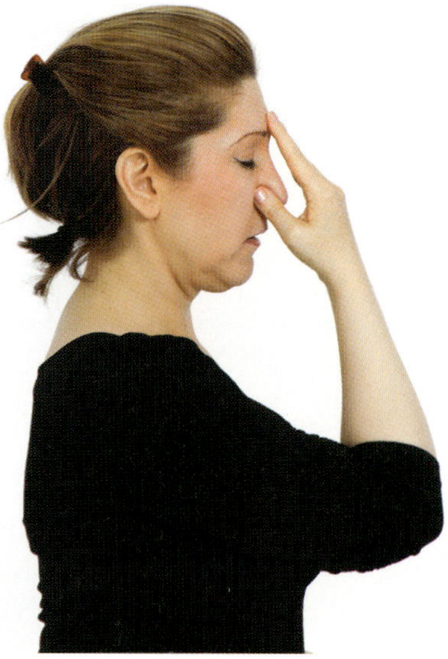

❶

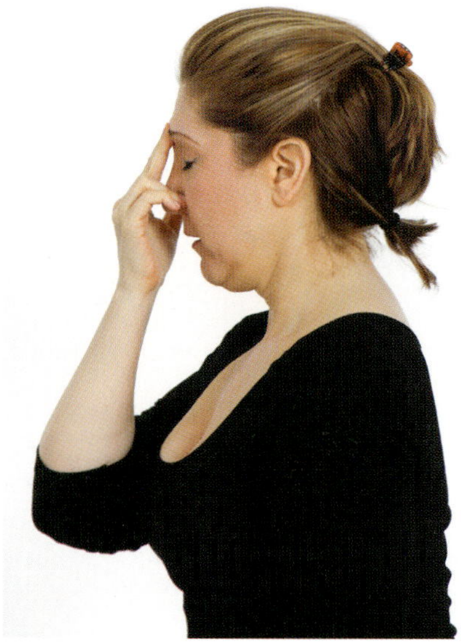

❷

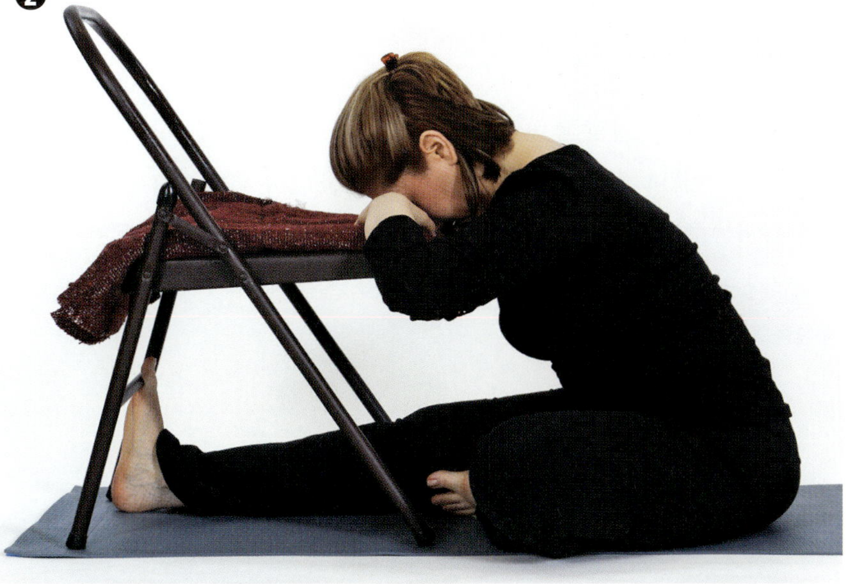

❸

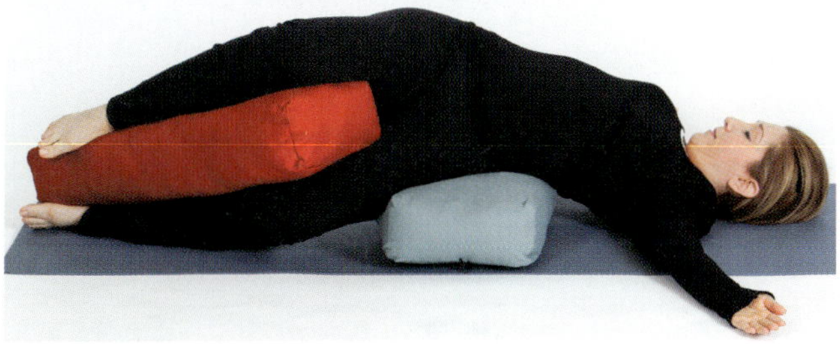

❹

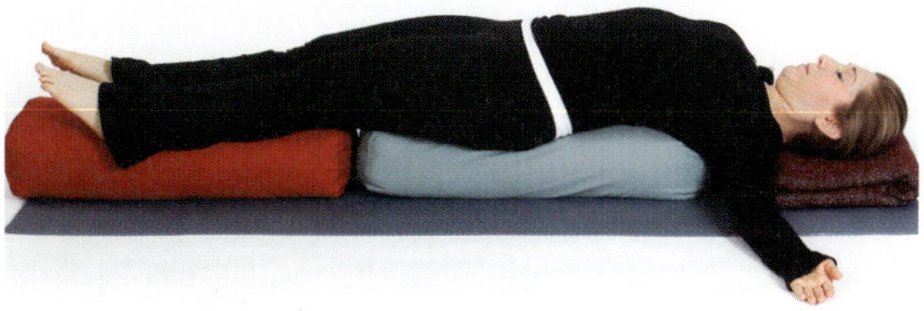

❺

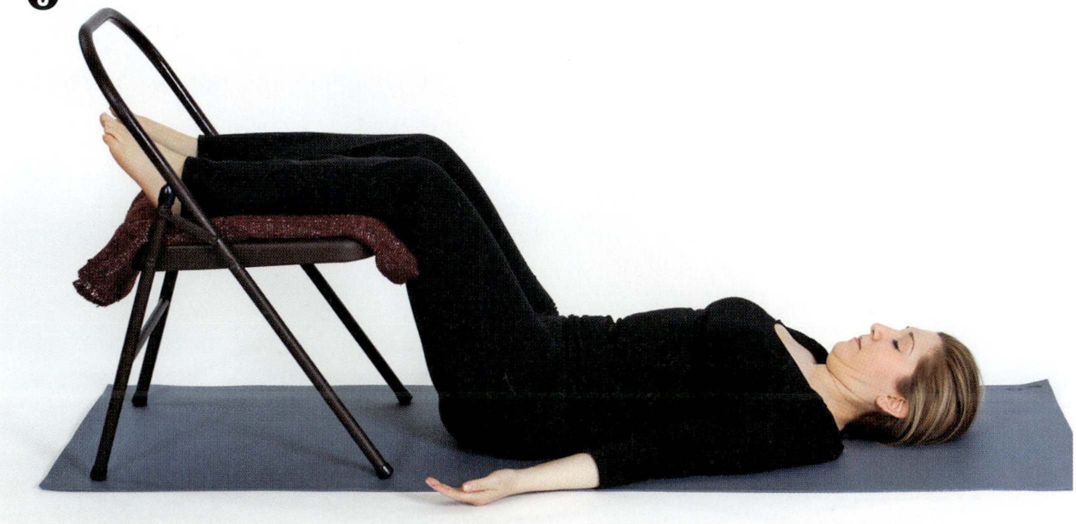

천식

천식 환자들은 회복요가에서 큰 혜택을 얻을 수 있다. 가슴우리를 열어 주고 어깨 힘을 키워 주는 더 좋은 자세들을 수행하면 호흡을 통제하는 근육들을 여는 데에 도움이 될 수 있다. 따라서 천식 환자들이 숨을 보다 충분히 들이마시고 내쉴 수 있게 된다. 당연히 요가의 호흡 훈련들도 천식 환자들에게 특히 유익하다. 날숨의 힘을 키우면 천식 환자가 자기 호흡을 통제하는 데에 유용하다는 사실은 이미 증명되었다. 이를 위해, 다음 시퀀스들은 몸 앞면을 열어 주고 호흡을 통제하는 능력을 키워 줄 훈련들에 초점을 맞추고 있다.

시간: 30분

필요한 소도구

- 매트
- 볼스터 2개
- 담요(베개 접기 또는 직사각 접기)
- 모래주머니
- 눈베개(선택)

짧은 시퀀스

하는 방법

1. 우선 **쿰바카 호흡**을 한다. 숨을 내쉰 다음에 잠시 멈춰야 한다는 점을 명심하기 바란다. 약 4분간 이 호흡법을 실시한다.

2. 매트에 누워서 **가로막호흡**을 한다. 이 시퀀스에서는 배 위에 모래주머니를 올려놓는다. 배에서의 호흡, 그리고 배가 오르내릴 때 모래주머니의 무게를 느끼는 데에 집중하면서 최대한 심호흡을 한다. 3분간 실시한다.

3. **십자 볼스터를 이용한 세투 반다 사르반가아사나**를 한다. 약 10분간 자세를 유지한다.

4. **사바아사나**를 한다. 원한다면 무릎 밑에는 볼스터를 놓고 가슴에는 모래주머니를 올려놓아도 된다. 15분간 자세를 유지한다.

❶

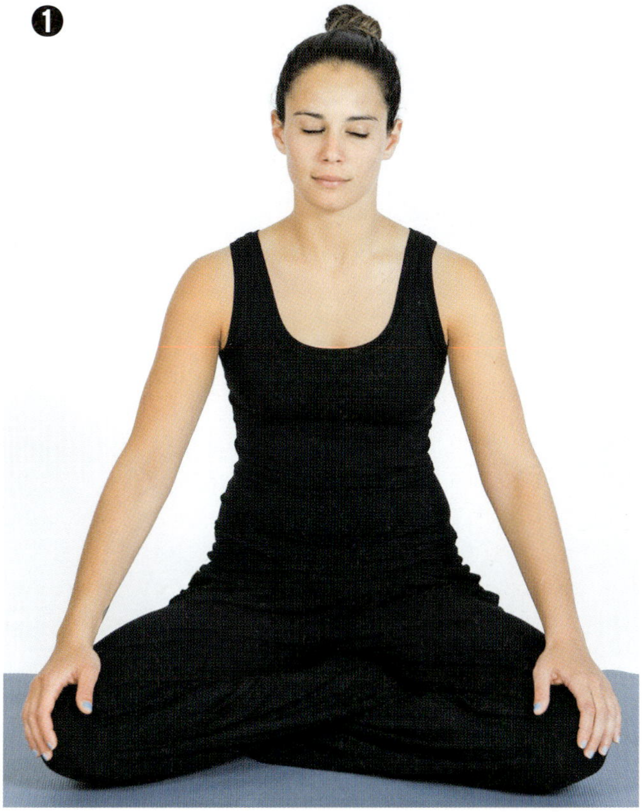

❷

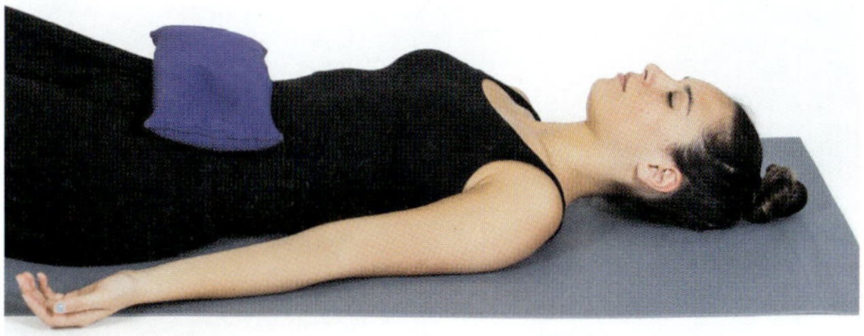

❸

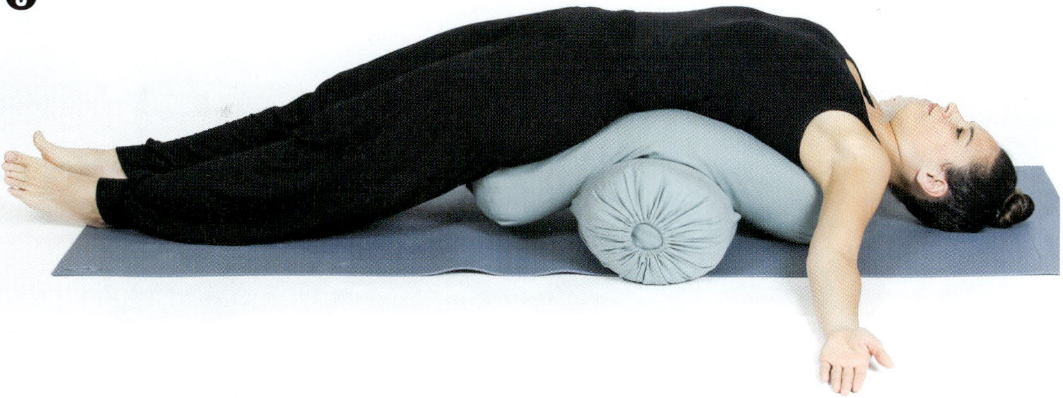

❹

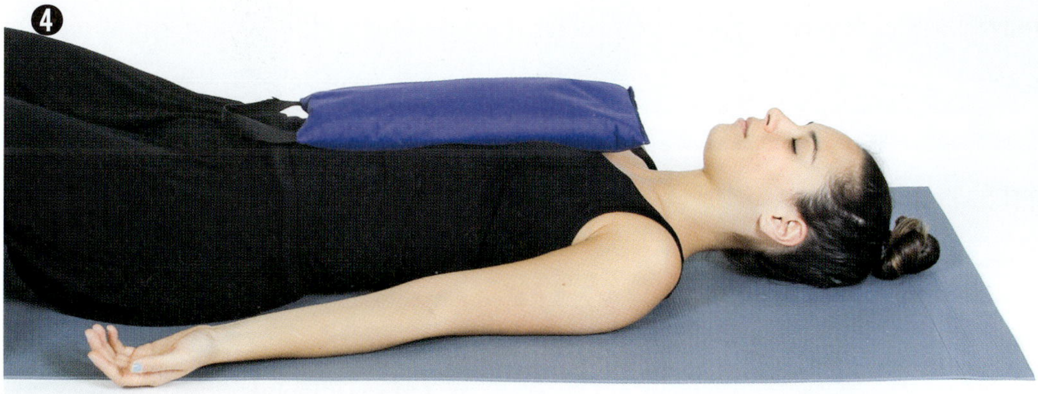

긴 시퀀스

시간: 75분

필요한 소도구

- 매트
- 스트랩
- 볼스터
- 블록 2개
- 담요(사각 접기, 직사각 접기)
- 모래주머니
- 벽
- 눈베개(선택)

하는 방법

1. 우선 **쿰바카 호흡**을 한다. 숨을 내쉰 다음에 잠시 멈춰야 한다는 점을 명심하기 바란다. 약 4분간 이 호흡법을 실시한다.
2. **어깨 스트레칭**을 약 2분간 실시한다.
3. **블록이나 볼스터를 이용한 세투 반다 사르반가아사나**를 한다. 이 시퀀스에서는 볼스터를 사용하고 15분간 자세를 유지한다.
4. **숩타 비라아사나(방법 1)**를 한다. 발에 쥐가 난다면 블록으로 볼기를 받쳐서 눕기 편하게 한다. 이 자세를 10분간 유지한다.

❶

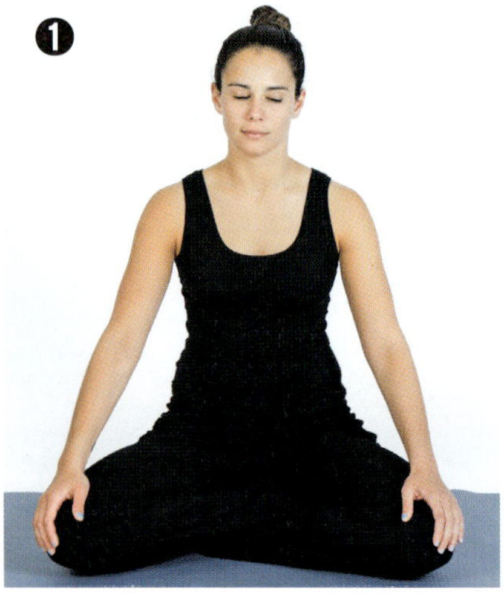

❷

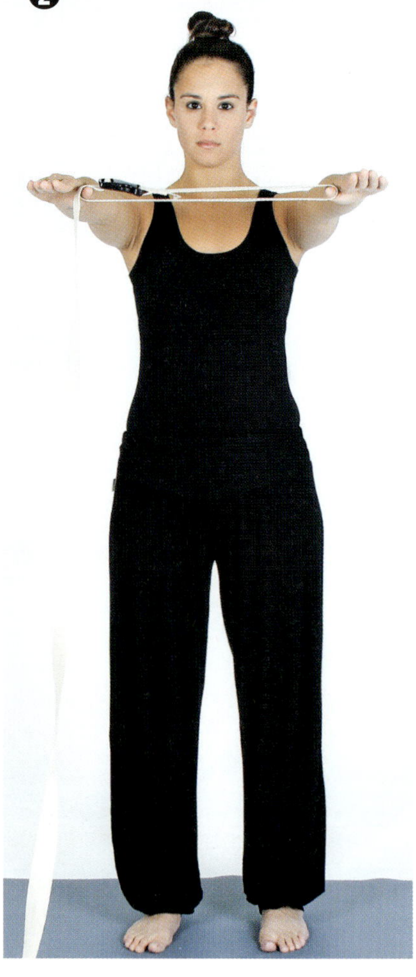

❷

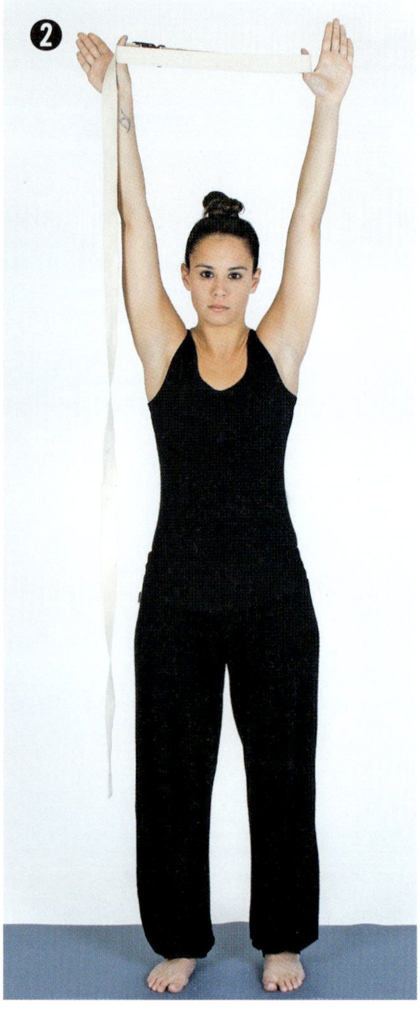

❷

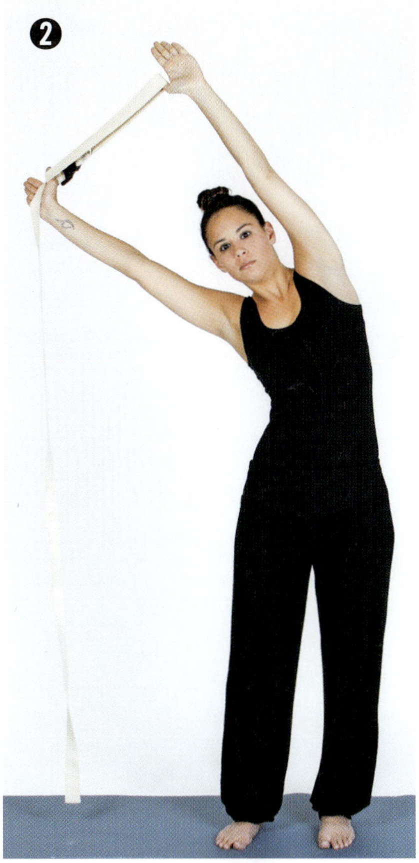

❷

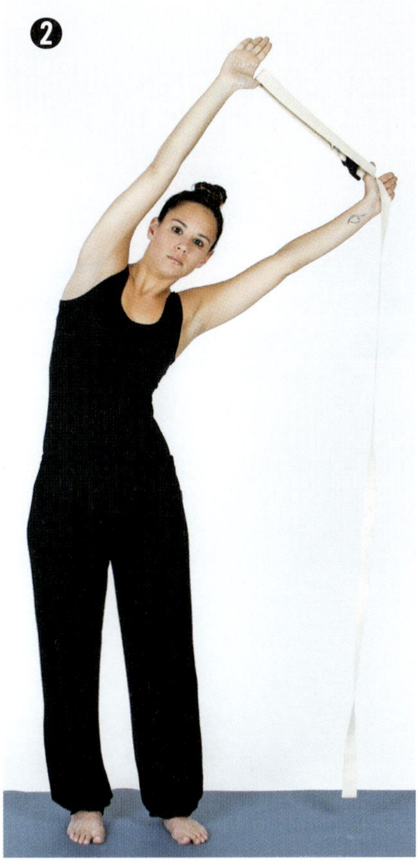

❷

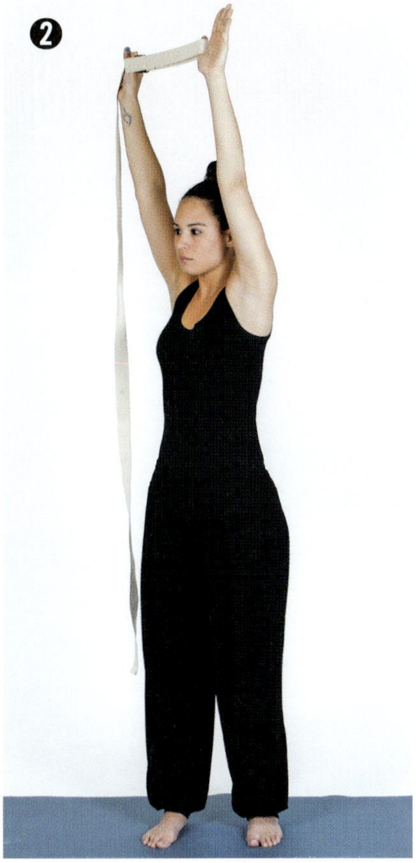

❷

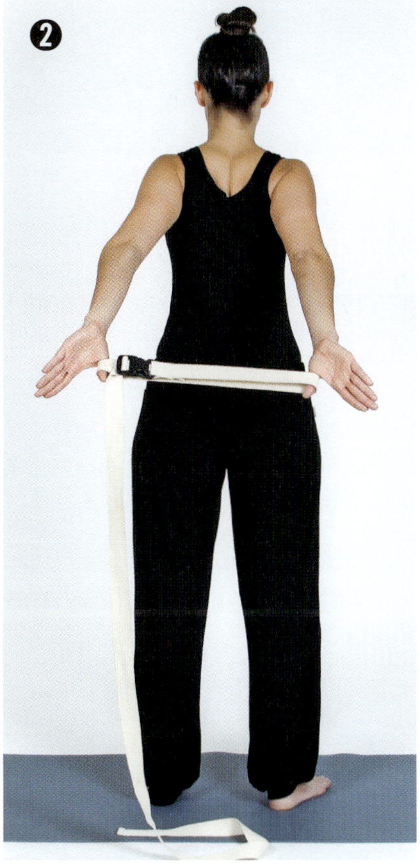

❸

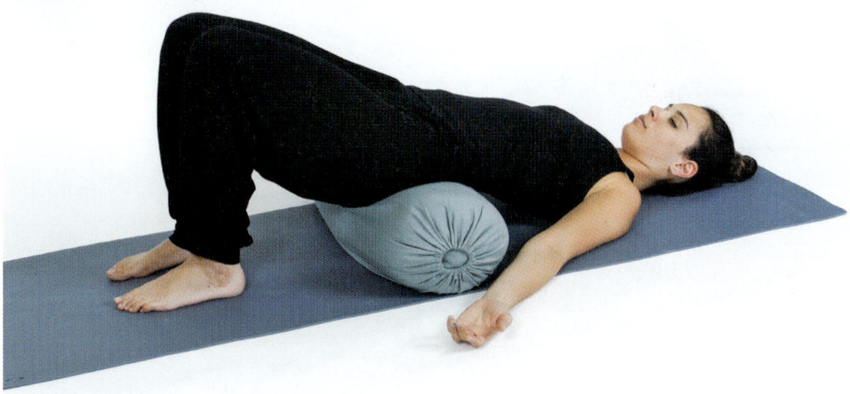

❹

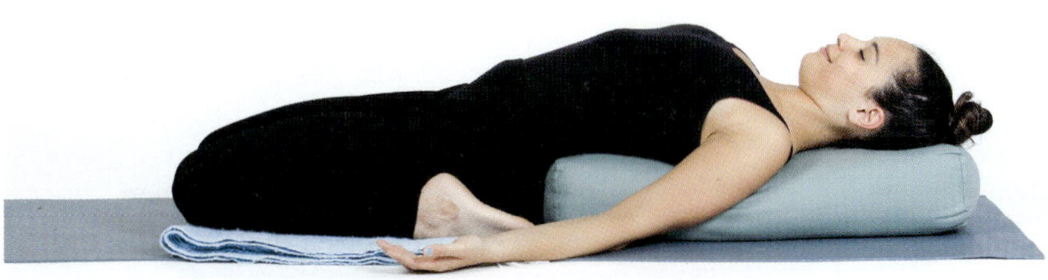

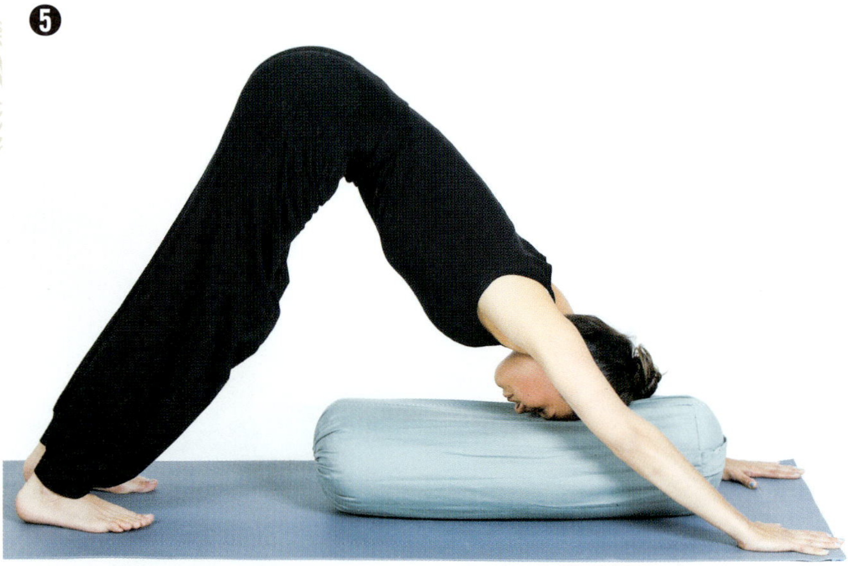

5. **아도 무카 스바나아사나**를 한다. 이 시퀀스에서는 볼스터를 사용한다. 이 자세로 3분간 휴식한다.

6. **비파리타 카라니**를 한다. 아랫배에 모래주머니를 올려놓는다. 이 자세를 12분간 유지한다.

7. 모래주머니를 가슴 위로 옮기고 **사바아사나**를 한다. 이 자세를 15분간 유지한다.

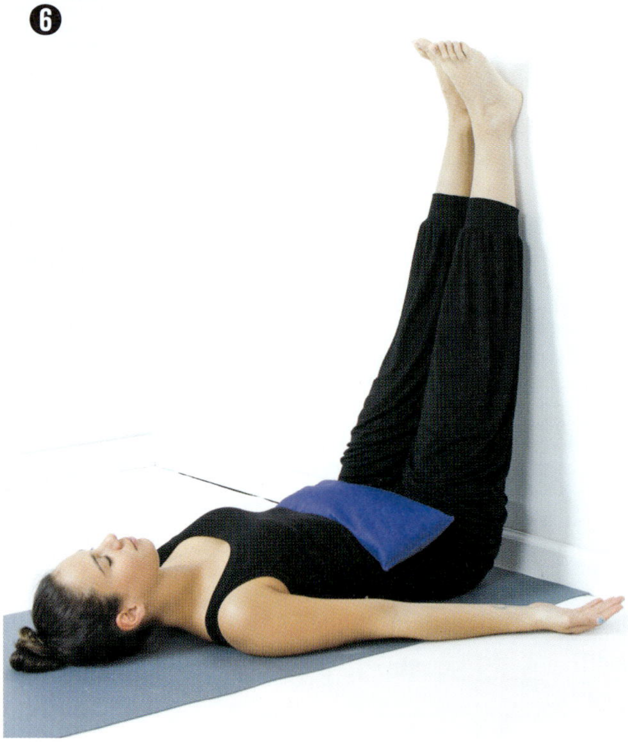

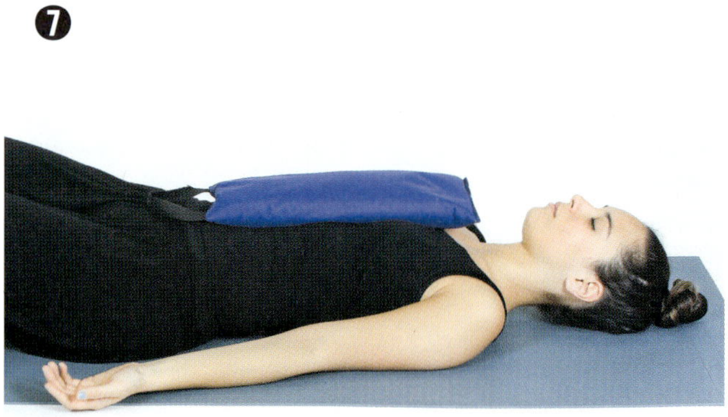

요가의 지혜

천식은 여러 가지 불안 증세를 일으킬 수 있다. 천식발작에 대한 신경계통의 자동 반응이 심신을 약화시킬 수 있다. 신경계통의 불안 유발 반응이 촉발되었을 때 회복요가의 효과가 그 영향을 방지 혹은 완화함으로써 천식발작이 일어났을 때 심각한 증상을 줄여 줄 수 있다.

정신건강을 위한 시퀀스

회복요가는 사람들이 이완하고 지금 이 순간에 집중할 수 있게 해 줌으로써 보다 큰 평정심을 길러 준다. 회복요가를 수행하는 사람들은, 특히 이 시퀀스를 통해, 자기 삶의 전반적 안녕감을 규칙적으로 일으킬 수 있게 될 것이다. 회복요가는 사람을 차분하게 만들어 줄 뿐만 아니라 몸에서 (수치가 낮을 경우 우울증을 일으킬 수 있는) 세로토닌 생산을 늘림으로써 자기에 대한 보다 긍정적인 생각을 일으킨다는 점도 밝혀졌다.

우울증

점점 더 많은 연구를 통해 요가가 우울증에 치료 효과가 있음이 밝혀지고 있다. 요가 수행이 세로토닌 수치는 높여 주고 코티솔 수치는 낮추는 데에 도움이 되기 때문에 항우울제와 유사한 효과를 낸다. 특히 회복요가는 우울증을 앓고 있는 사람들에게 도움이 될 수 있다. 자세들을 오랫동안 유지하고 있으면 심신상관을 더 잘 일으키는 데에 도움이 되고, 이는 삶의 여러 상황에 대한 통제감을 키워 준다. 아나하타 차크라를 열어 주는 후굴은 대개 우울증을 앓고 있는 사람들에게 매우 효과가 좋다. 후굴 자세들은 다음 시퀀스에 주로 나온다. 우울증이 있는 사람들 중에는 처음에 회복요가 자세에서 이완하기 정말 힘들어 하는 사람들도 있다. 당신도 그렇다면 우선 처음에는 역동적인 요가 자세를 시도해 본 다음 회복요가 자세로 넘어가라. 또한 숨을 내쉬는 시간을 늘리는 데에 집중하면 이완에 도움이 될 것이다.

시간: 35분

필요한 소도구

- 매트
- 벽
- 볼스터 2개
- 담요 2장(베개 접기, 직사각 접기)
- 눈베개(선택)

짧은 시퀀스

하는 방법

1. 편하게 앉아서 **쿰바카 호흡**을 몇 분간 한다.
2. **벽을 이용한 누운 마르자리아사나**를 약 2분간 한다.

❶

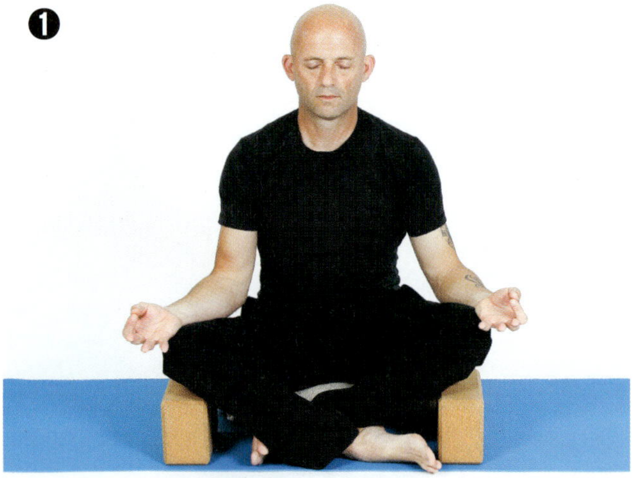

❷

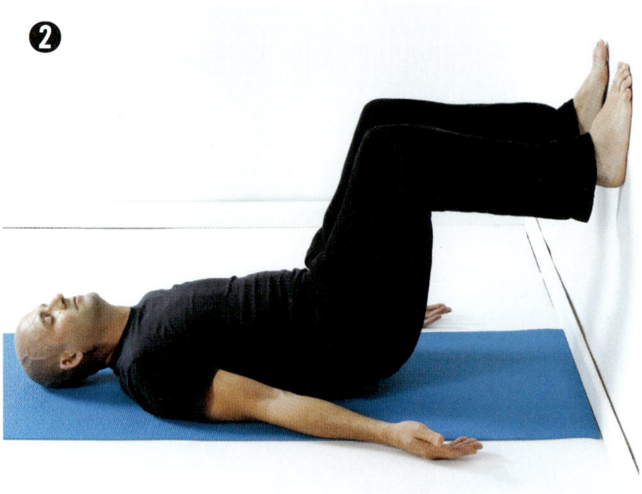

❷

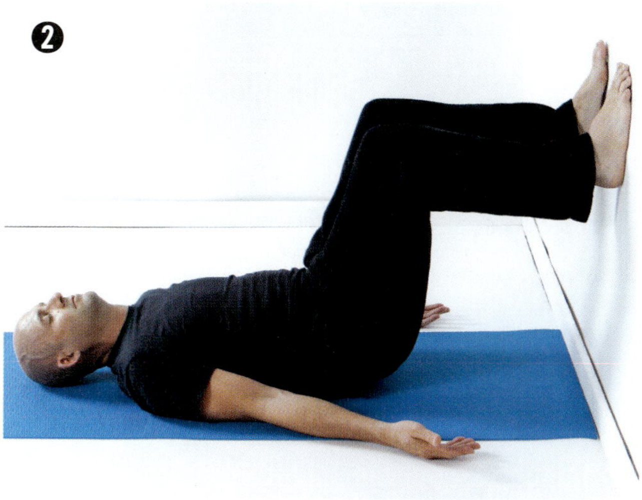

❸

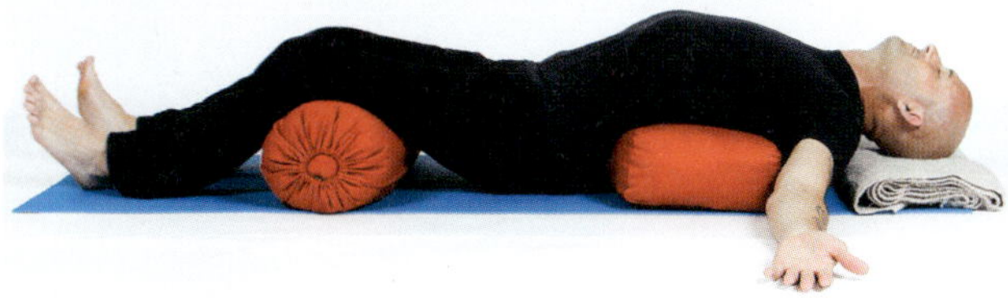

❹

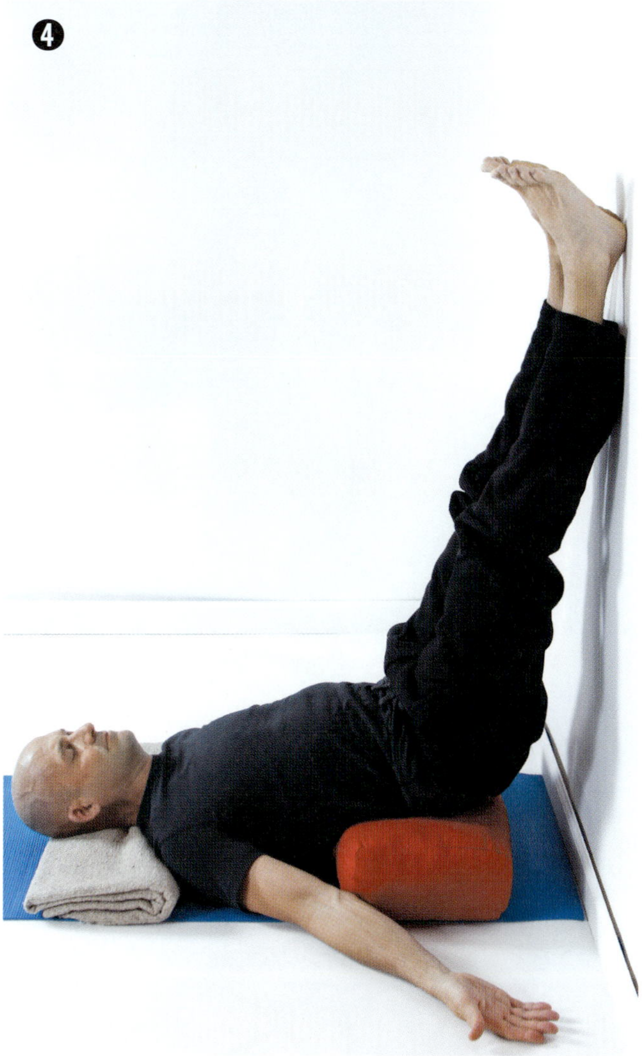

❺

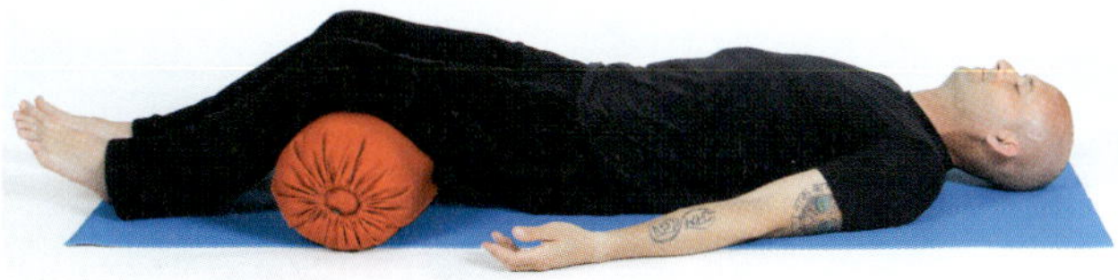

3. 볼스터 하나는 무릎 밑에 놓고 다른 하나는 등 밑에 놓은 다음, **맏스야아사나**를 한다. 8분간 자세를 유지한다.

4. **볼스터를 이용한 비파리타 카라니**를 약 10분간 유지한다. 이 자세에서 완전히 이완되도록 해 보라.

5. **사바아사나**를 한다. 10분 이상 유지한다. 더 깊은 이완을 위해 눈베개를 사용해도 좋다.

긴 시퀀스

시간: 1시간

필요한 소도구

- 매트
- 벽
- 블록 2개
- 볼스터 2개
- 담요 2장(작은 사각 접기, 베개 접기, 직사각 접기, 사각 접기)
- 의자
- 눈베개(선택)

하는 방법

1. 편하게 앉는다. 작은 사각 접기를 한 담요를 궁둥이 밑에 깔아 편하게 만들어도 좋고 **쿰바카 호흡**을 할 때 등을 받치기 위해 벽에 기대도 좋다. 몇 분간 실시한다.
2. **벽을 이용한 누운 마르자리아사나**를 2분간 한다.
3. **블록이나 볼스터를 이용한 세투 반다 사르반가아사나**를 한다. 등 밑에 블록을 사용한다. 이 자세를 6분간 유지한다. 이 자세를 마무리할 때에는 엉덩이를 들고 블록을 치운 다음 등을 대고 누워서 1분간 휴식하고 오른쪽으로 굴러서 일어나 앉는다.

❶

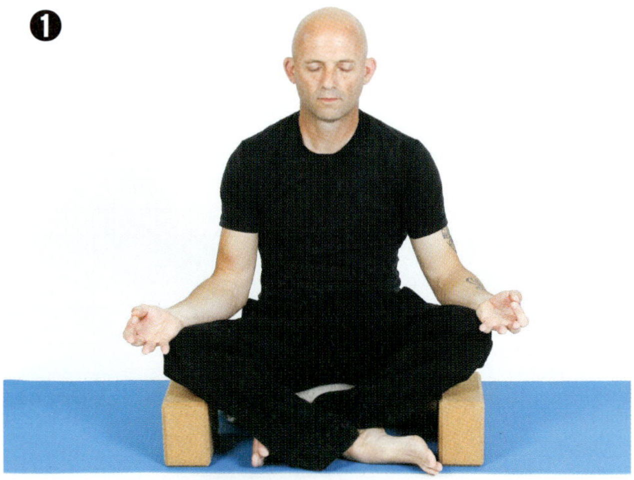

❷

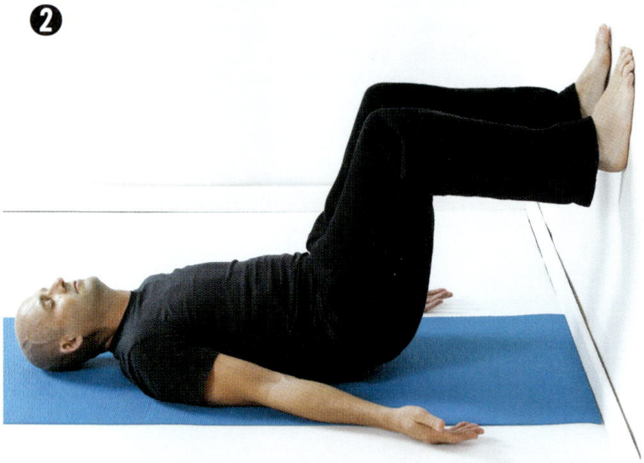

❷

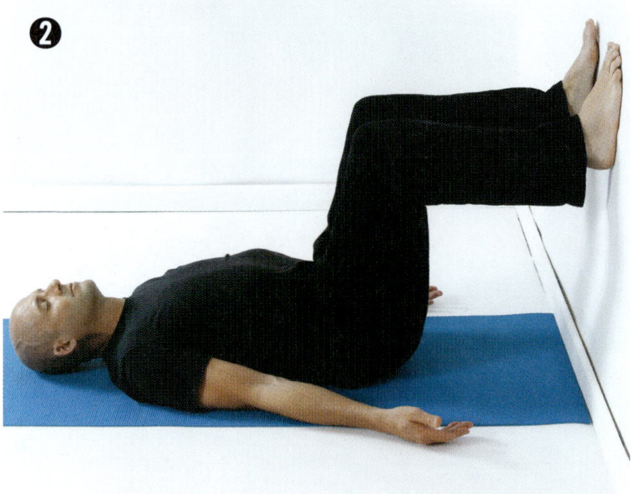

❸

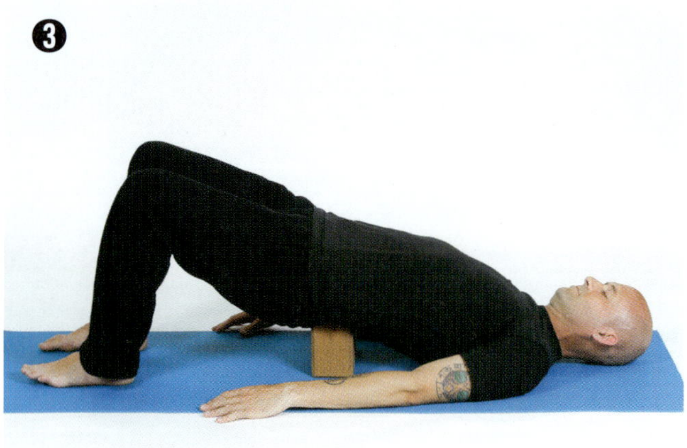

❹

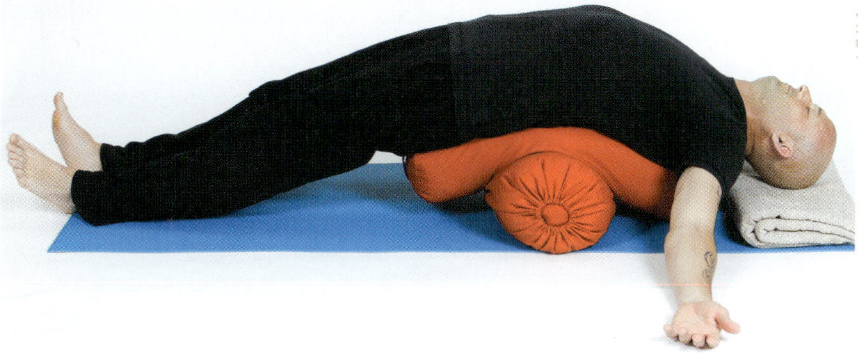

❺

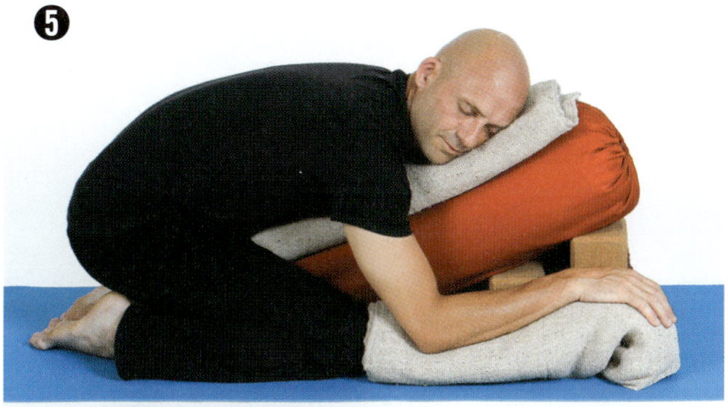

❻

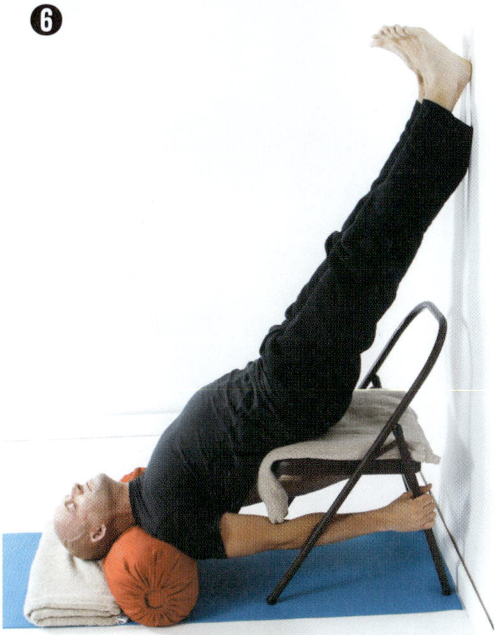

4. 다음으로 **십자 볼스터를 이용한 세투 반다 사르반가아사나**를 한다. 여기에서는 완전하게 끝까지 호흡하는 것에 집중한다. 이 자세로 10분간 가만히 있도록 한다.

5. **발라아사나**(방법 1)를 한다. 10분간 자세를 유지한다.

6. **살람바 사르반가아사나**를 10분간 유지한다. 이 자세에서 다른 자세로 넘어갈 때에는 볼스터로 몸을 내려서 옆으로 굴러야 함을 명심하라.

7. 볼스터를 그 자리에 두고 다른 볼스터 하나를 매트 중앙에 원래 볼스터와 수직이 되도록, 즉 T자 형태가 되도록 둔 다음, **의자에 다리 놓기 자세**로 넘어가 마지막 이완을 한다. 이 자세를 15분간 유지한다. 원한다면 더 깊은 이완을 위해 눈베개를 써도 좋다.

❼

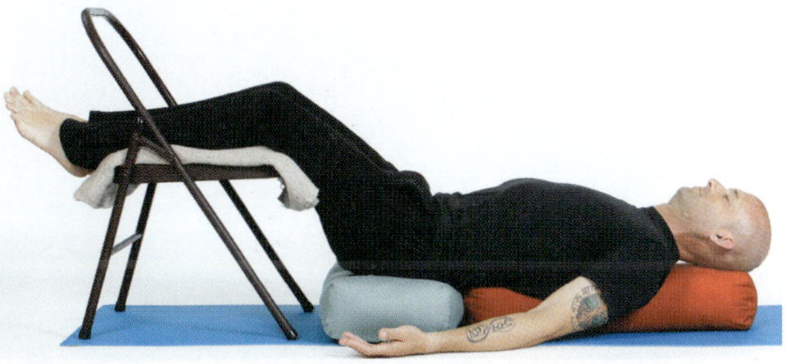

불안

시간: 40분

필요한 소도구

- 매트
- 볼스터
- 의자
- 벽
- 담요 2장(베개 접기, 사각 접기, 직사각 접기)
- 블록 2개
- 모래주머니
- 눈베개(선택)

흔히 장기적으로 불안을 겪는 사람들은 불안 증상을 경감하기 위해 약을 처방받지만 회복요가는 몸에 덜 해로운 방식으로 불안 증상을 관리할 수 있다. 이 절에 나온 시퀀스들은 신경계통을 이완하고 불안 때문에 일어나는 더 많은 긴장을 주로 축적하는 신체 부분들을 이완하는 데에 도움이 되는 자세들에 초점을 맞춘다. 이 시퀀스들을 오랜 기간에 걸쳐 꾸준히 하기만 한다면 이 시퀀스들은 스트레스에 대한 몸의 자동 반응 프로그램을 갱신하고 불안을 줄이는 강력한 방법이 될 수 있다.

짧은 시퀀스

하는 방법

1. 바닥에 **사바아사나**로 눕는다. 5분간 **아파 자파 호흡**을 실시하면서 호흡을 인식한다.
2. **블록이나 볼스터를 이용한 세투 반다 사르반가아사나**로 넘어가되 볼스터를 사용한다. 이 자세를 5분간 유지한다.
3. **엎드린 자타라 파리바르타나아사나**를 한다. 오른쪽, 왼쪽 각각 3분간 자세를 유지한다.
4. **의자를 이용한 파스치모타나아사나(방법 1)**를 한다. 오른쪽 다리를 앞쪽에 놓고 3분간 자세를 유지한 다음, 왼쪽 다리를 앞쪽에 놓고 다시 3분간 자세를 유지한다.
5. **볼스터를 이용한 비파리타 카라니**를 한다. 자세를 10분간 유지한다.
6. **사바아사나**로 마무리한다. 무릎 밑에는 볼스터를 놓고 배 위에는 모래주머니를 올려놓는다. 이 자세를 10분간 유지한다. 원한다면 눈베개를 사용하여 더 깊은 이완을 해도 좋다.

『요가수트라』 2장 29절

타인에 대한 존중(야마)과 자신에 대한 존중(니야마), 자세를 통한 몸과의 조화(아사나), 호흡 조절을 통한 에너지와의 조화(프라나야마), 감각 철회를 통한 감정과의 조화(프라티야하라), 집중을 통한 생각과의 조화(다라나), 그리고 끝으로 명상 수행(디야나). 이것들이 깨달음(사마디)으로 가는 길이다.

❶

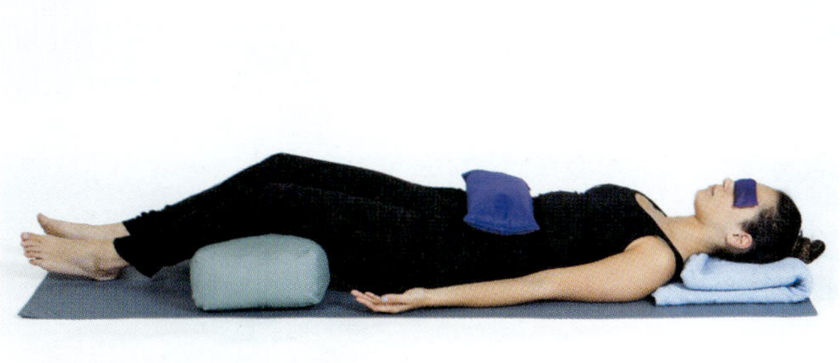

❷

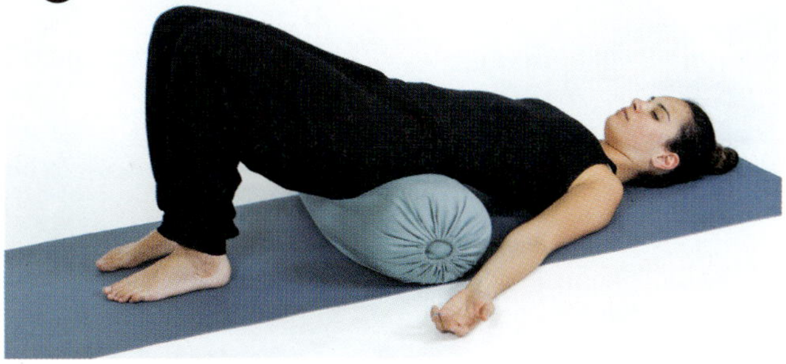

❸

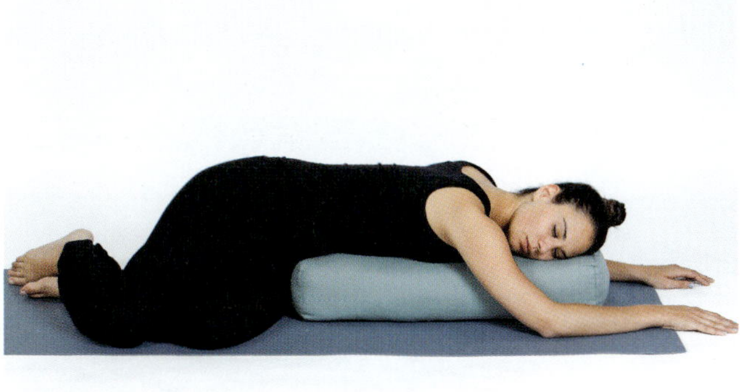

❹

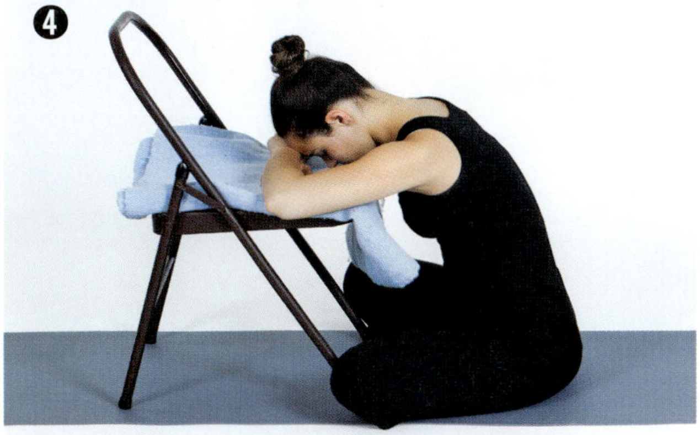

❺

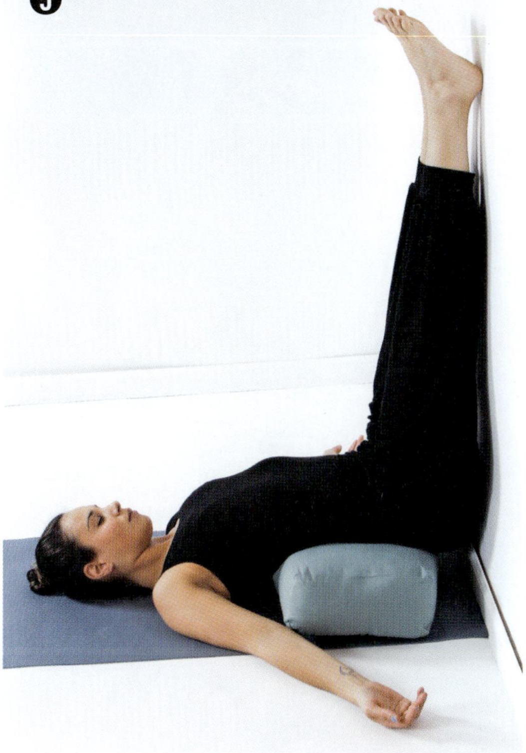

❻

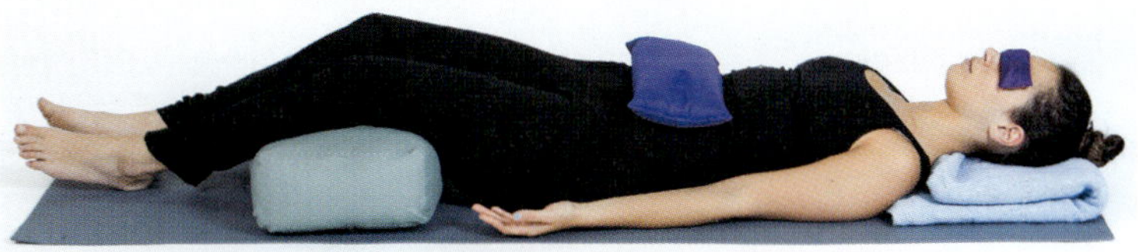

시간: 75분

필요한 소도구

- 매트
- 블록 2개
- 벽
- 담요 2장(직사각 접기, 베개 접기, 절반 접기)
- 볼스터 2개
- 모래주머니
- 눈베개(선택)

긴 시퀀스

❶

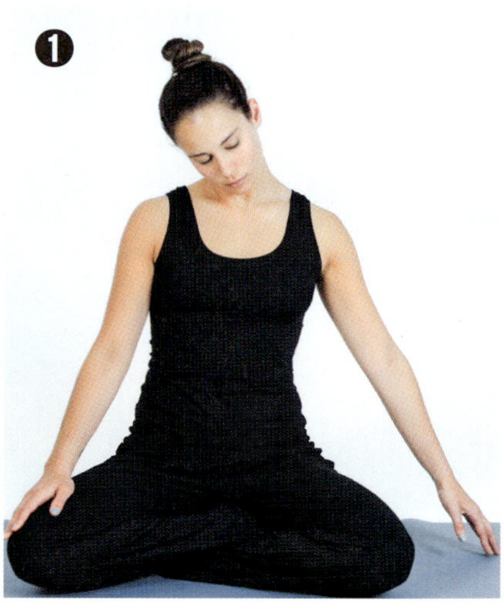

❷

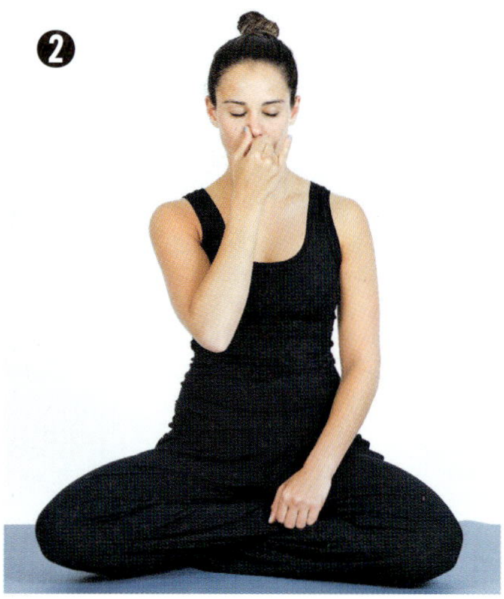

❸

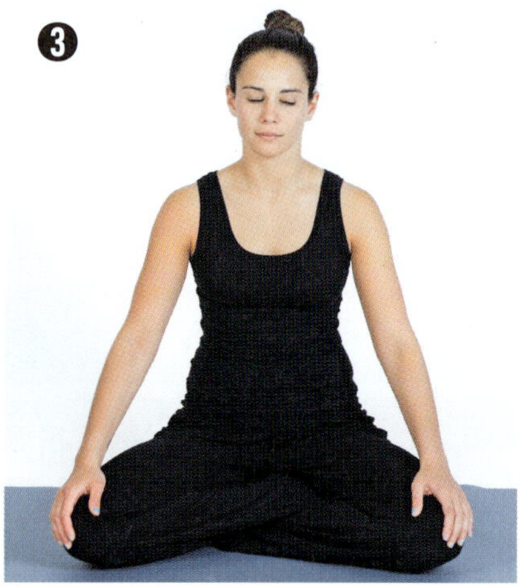

❹

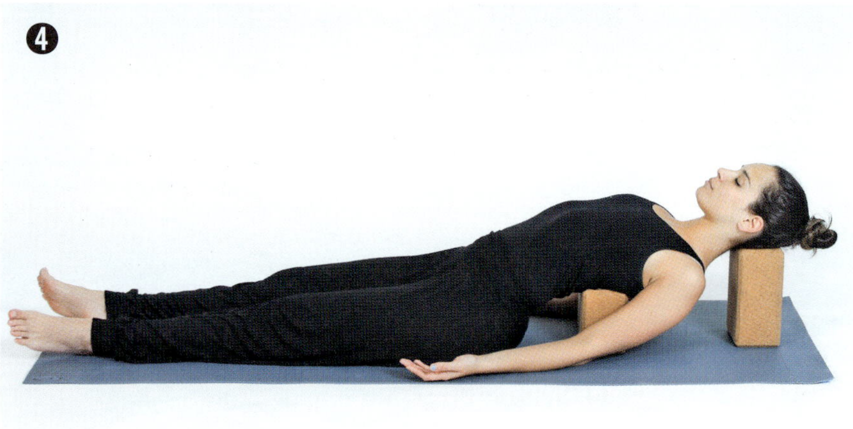

하는 방법

1. 우선 **목 스트레칭**을 한다. 한 쪽을 스트레칭할 때마다 반드시 최소한 두 번 호흡하는 동안 자세를 유지하고, 가능하다면 양팔을 바닥 쪽으로 뻗어서 목 스트레칭이 더 되도록 한다. 목 부위가 정말 완전히 이완된 기분을 느껴야 한다.
2. 바닥에 편안한 자세로 앉아서 **나디 쇼다나**를 10회 실시한다. 끝나면 1~2분간 정상적으로 호흡한다.
3. 다음으로 **웃자이 호흡**(방법 1)을 2분간 실시하면서 숨을 쉴 때마다 날숨의 길이를 늘이도록 한다.
4. **블록이나 볼스터를 이용한 맏스야아사나**로 넘어가되 블록을 사용한다. 이 자세를 5분간 유지한다.
5. 벽으로 가서 **볼스터를 이용한 비파리타 카라니**를 한다. 더 깊이 이완감을 느끼도록 눈베개를 사용한다. 자세를 10분간 유지한다.
6. **발라아사나**(방법 1)를 하고 등에 모래주머니를 올려놓는다. 자세를 10분간 유지한다.

7. **에카 파다 라자카포타아사나**를 한다. 오른쪽, 왼쪽 각각 5분간 자세를 유지한다.
8. 볼스터를 이용해서 **자타라 파리바르타나아사나**를 한다. 오른쪽, 왼쪽 각각 3분간 자세를 유지한다.
9. **숩타 받다 코나아사나**(방법 4)를 한다. 더 깊은 이완을 위해 눈 베개를 사용한다. 몸을 담요로 감싼다. 이 자세로 12분 이상 있도록 한다.
10. **엎드린 사바아사나**를 한다. 12분간 자세를 유지한다.

❺
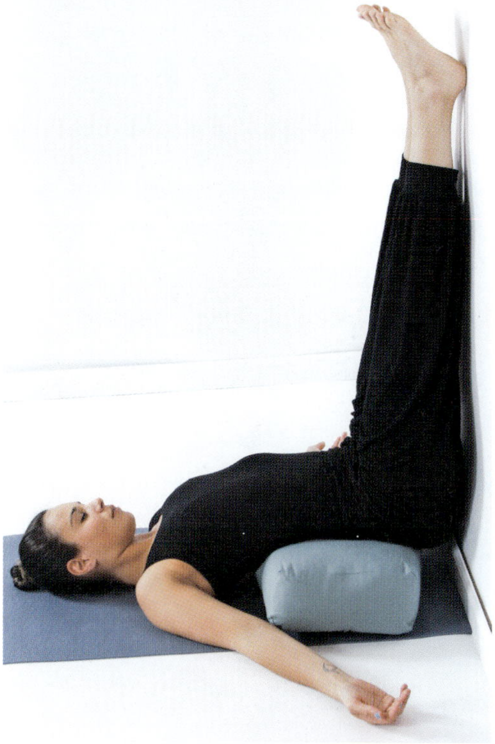

❻
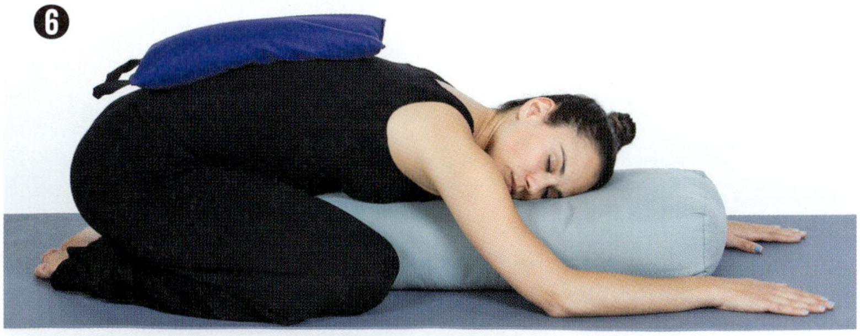

❼
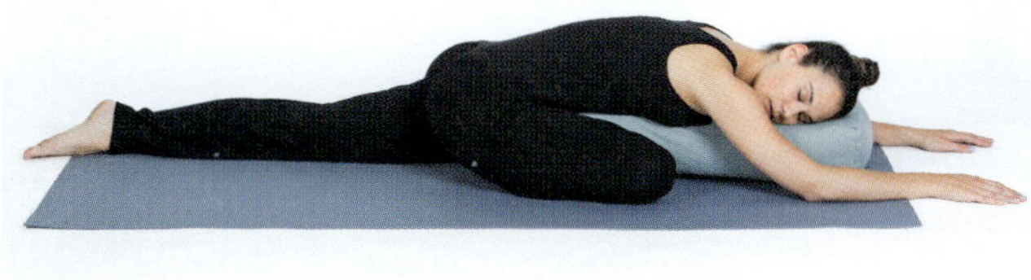

❽
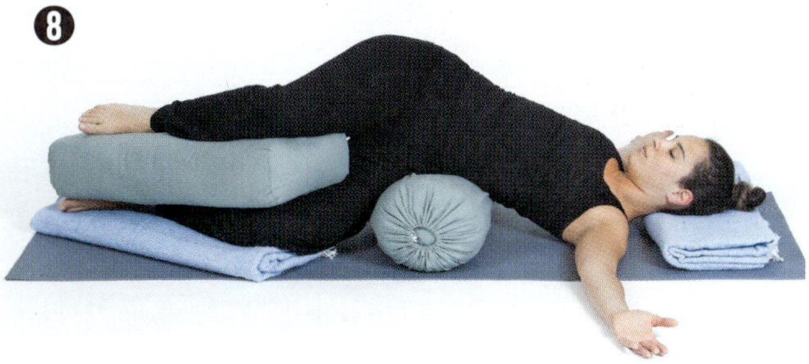

❾
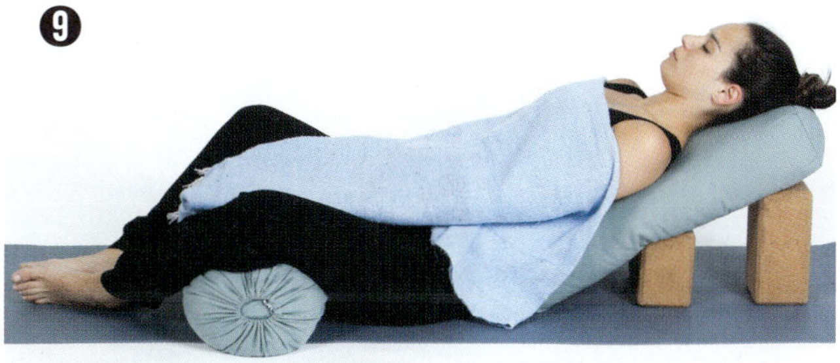

❿
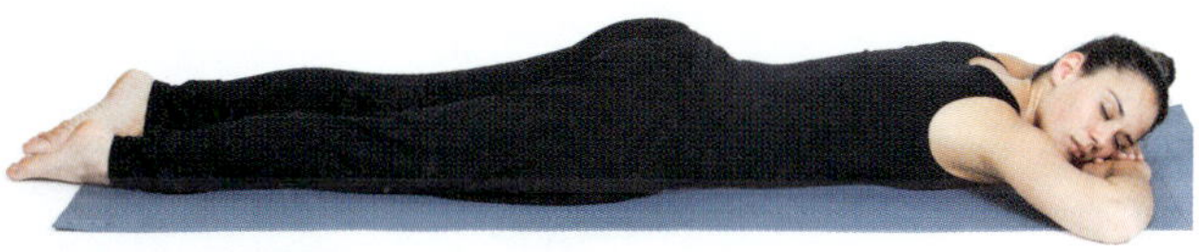

스트레스

우리는 이완해야 한다. 우리 사회는 거의 '항상' 쉬지 않고 돌아간다. 우리는 더 많이 일하고 덜 쉰다. 이것이 당신 이야기처럼 들린다면 당신에게는 이완할 시간이 필요하다. 지속적으로 스트레스를 받고 있다면 몸은 결국 그것을 감당하지 못할 것이다. 스트레스 호르몬인 코티솔 수치가 꾸준히 높아질 것이고, 이는 부신 피로로 이어지며, 부신 피로는 호르몬, 순환계통, 신경 기능에 불균형을 초래하는 연쇄반응을 촉발한다. 다행히 회복요가가 최적의 건강 상태로 가는 열쇠가 되어 준다. 회복요가는 아무리 바쁜 일정에도 집어넣을 수 있으며 신경계통을 재정비해 주는 이완반응을 일으킨다. 다음 시퀀스들은 몸에 더 많은 숨을 끌어들이고 당신이 땅에 더 단단히 자리 잡고 있다는 느낌을 줌으로써 긴장을 푸는 데에 초점을 맞춘다.

시간: 40분

필요한 소도구

- 매트
- 볼스터
- 벽
- 담요 2장(베개 접기, 직사각 접기)
- 블록 2개(선택)
- 눈베개(선택)

짧은 시퀀스

하는 방법

1. 편하게 눕거나 앉아서 **가로막호흡**을 약 3분간 실시한다.
2. **아도 무카 스바나아사나**를 한다. 이 시퀀스에서는 머리 밑에 볼스터를 놓고 3분간 자세를 유지한다.
3. 무릎을 꿇고 **발라아사나**(방법 1)를 한다. 머리는 한쪽 방향으로 5분간, 반대쪽 방향으로 돌려서 5분간 유지한다.
4. **볼스터를 이용한 비파리타 카라니**로 10분간 있도록 한다. 자세를 유지하고 있는 동안 긴장이 당신 몸에서 빠져나가고 등 밑의 바닥이 당신을 떠받치고 있는 느낌을 느껴 보라.
5. **사바아사나**를 한다. 원한다면 눈에 눈베개를 올려놓아서 더 이완되는 효과를 낼 수 있다. 이 자세를 10분간 유지한다.

❶

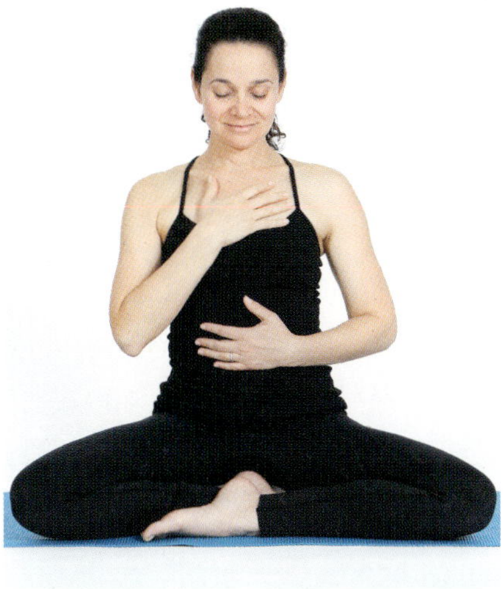

❷

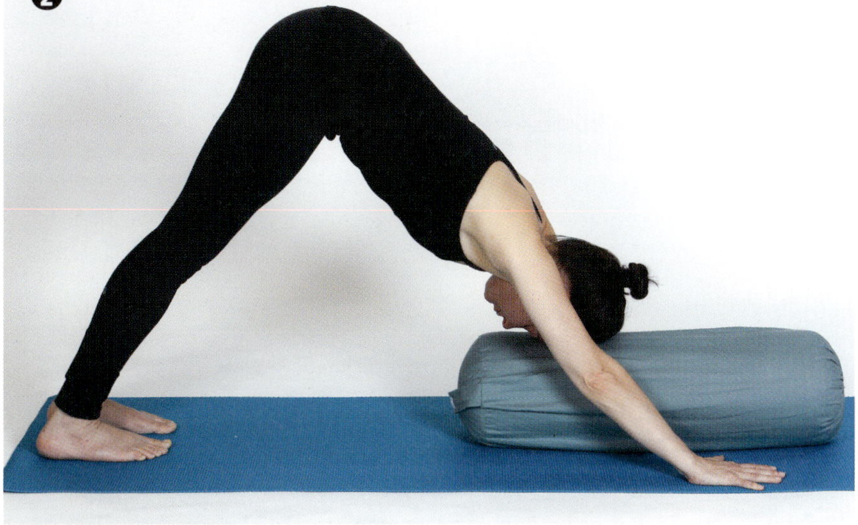

❸

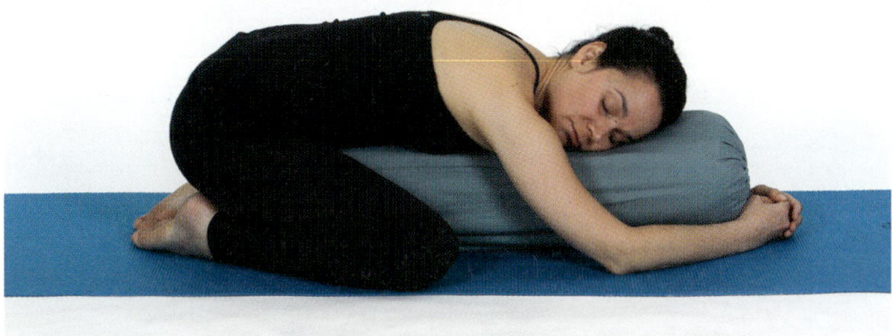

❹

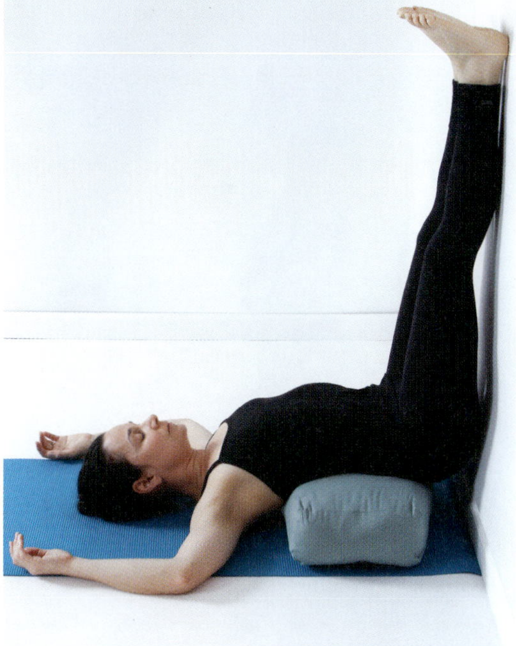

❺

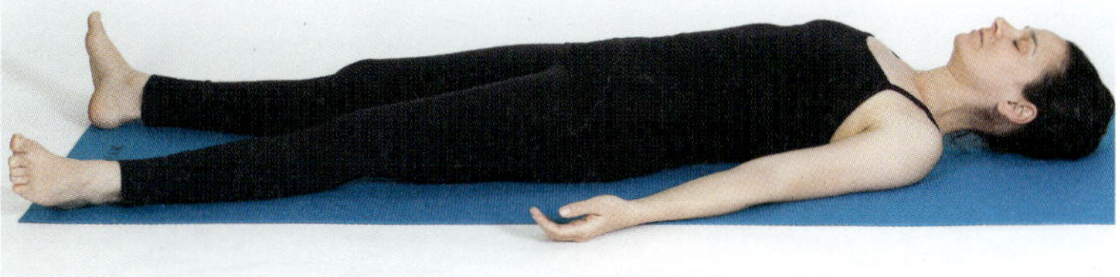

긴 시퀀스

시간: 1시간

필요한 소도구

- 매트
- 스트랩
- 담요 2장(베개 접기, 직사각 접기)
- 블록 2개
- 볼스터 2개
- 모래주머니
- 벽
- 눈베개(선택)

하는 방법

1. 편하게 눕거나 앉아서 **가로막호흡**으로 약 3분간 이완한다.
2. **숩타 파당구쉬타아사나**를 한다. 한쪽 다리를 곧게 위로 1분간 들었다가 가쪽으로 1분간 벌렸다가 몸 반대쪽으로 1분간 넘긴다. 다리를 바꾸어서 되풀이한다.
3. **엎드린 예비 전굴 자세**를 한다. 이마를 양손 위에 대고 5분간 자세를 유지한다.
4. **발라아사나**(방법 1)를 한다. 모래주머니를 등에 올려놓는다. 이마를 양손 위에 대고 10분간 자세를 유지한다. 또는 고개를 한쪽으로 돌려서 양손 위에 한쪽 뺨을 5분간 대고 있다가 고개를 반대쪽으로 돌려서 양손 위에 반대쪽 뺨을 다시 5분간 대고 있는다. 등에 올려놓은 모래주머니의 무게를 의식한다.
5. **숩타 받다 코나아사나**(방법 4)를 한다. 자세를 10분간 유지한다.

❶

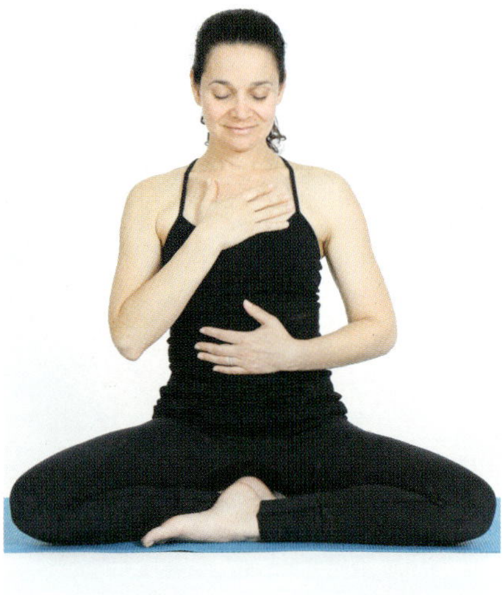

❷

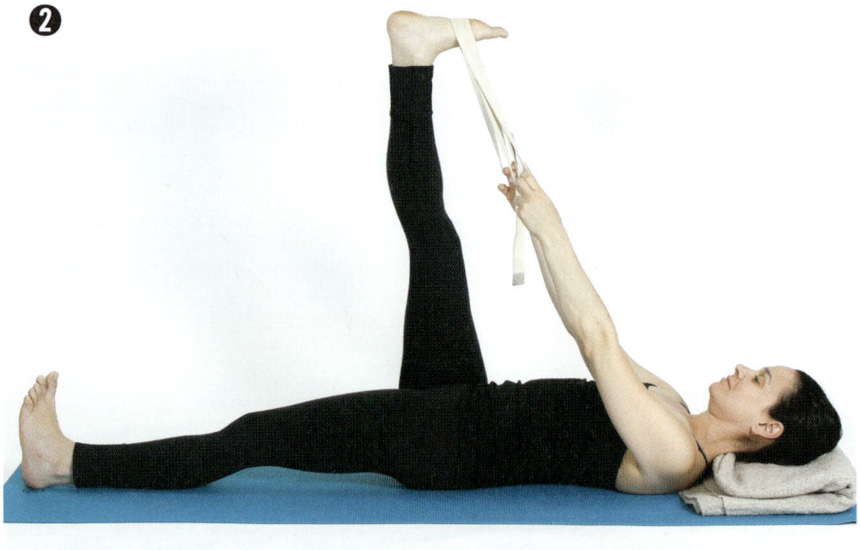

❷

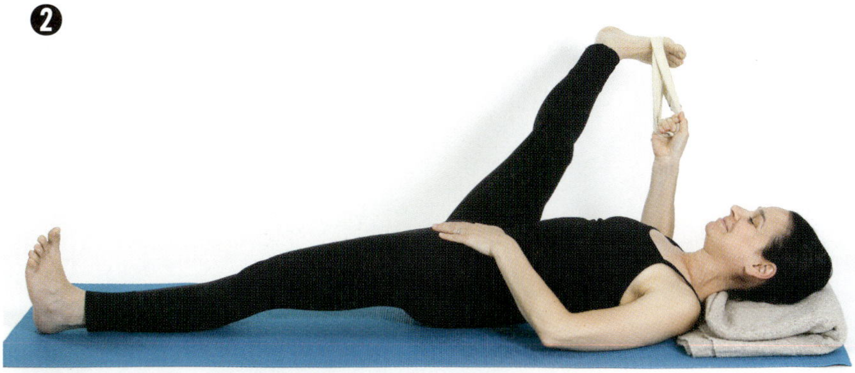

❷

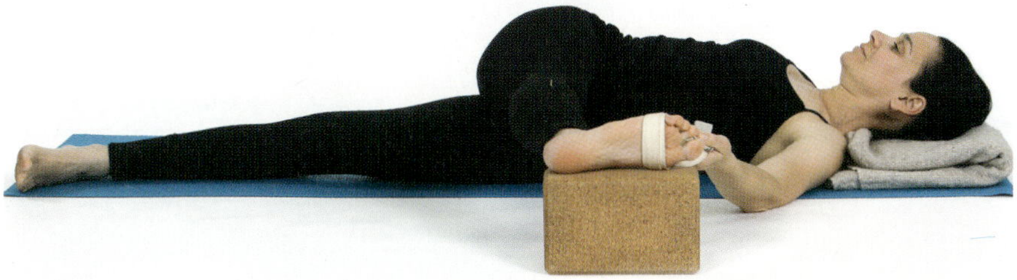

❸

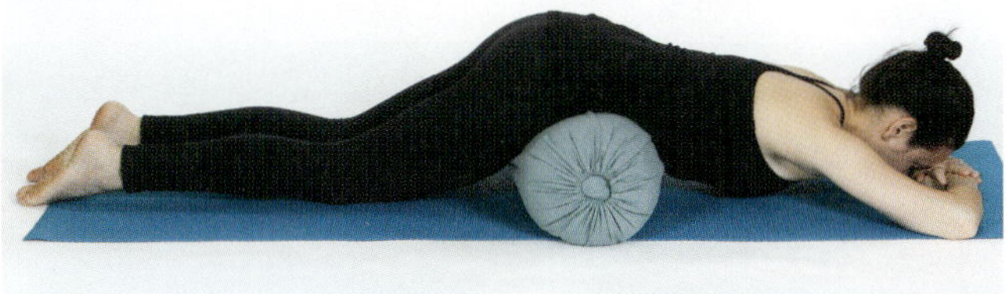

❹

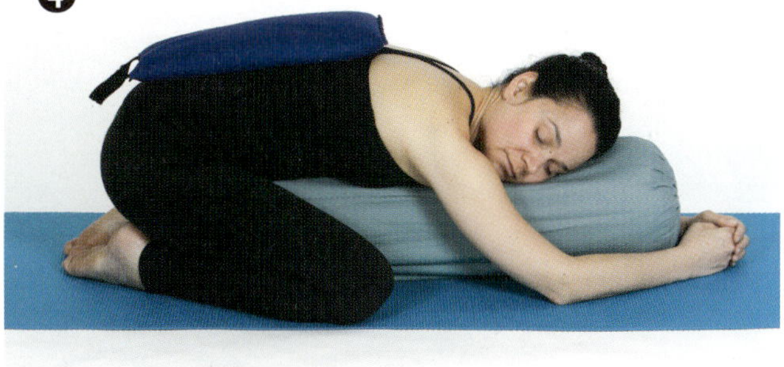

❺

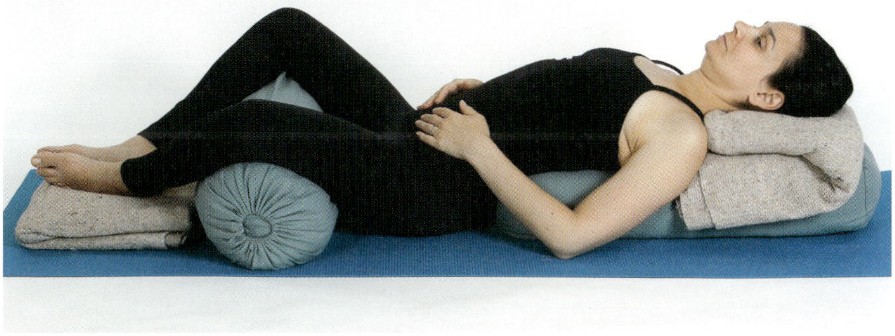

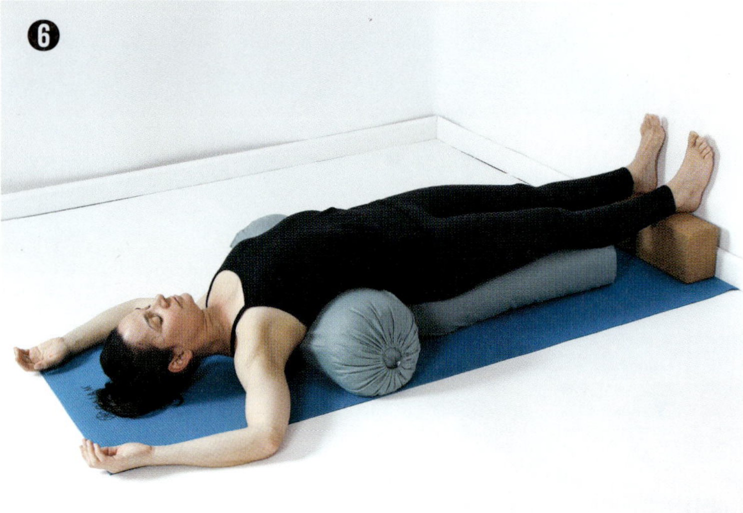

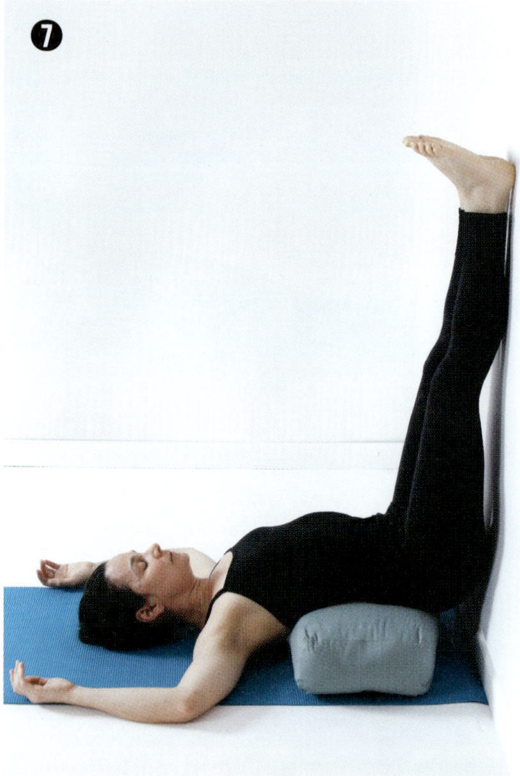

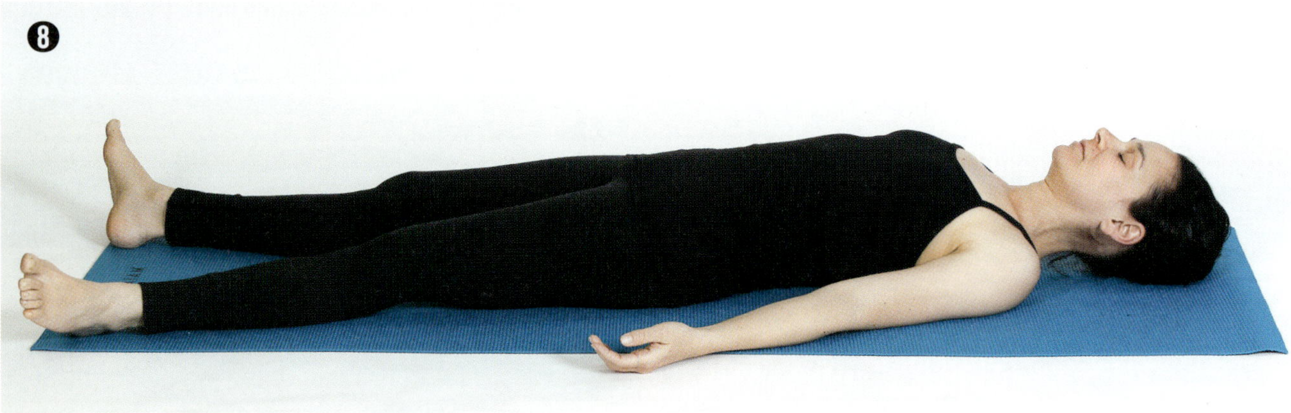

6. **세투 반다 사르반가아사나**(방법 2)를 한다. 가슴을 여는 데에 집중한다. 이 자세를 10분간 유지한다.

7. **볼스터를 이용한 비파리타 카라니**를 한다. 긴장이 당신 몸에서 빠져나가고 등 밑의 바닥이 당신을 떠받치고 있는 느낌을 느껴 보라. 이 자세를 10분간 유지한다.

8. **사바아사나**로 마무리한다. 더 깊은 이완을 위해 눈베개를 사용한다. 이 자세를 10분간 유지한다.

소화 장애를 위한 시퀀스

자세는 장 문제로 고생하는 사람들이 흔히 간과하기 쉬운 중요한 요인이다. 장을 압박하는 특정한 습관적 자세, 특히 머리를 앞으로 숙이는 자세를 교정하는 데에 집중하는 것이야말로 몸이 정상적인 장 기능을 되찾는 데에 도움을 주는 출발점이다. 소화에 역할을 담당하는 배근육을 자극하는 데에는 비틀기가 특히 도움이 된다. 스트레스도 장 문제가 있는 사람들의 한 가지 요인일 수 있다. 스트레스로 인해 마음이 흐리게 되는데, 당신이 당신 몸을 더 분명히 인식하게 되면 몸이 말하고 반응하는 것에 더 잘 동조할 수 있게 된다. 이 시퀀스에 나온 자세들은 스트레스를 줄여 주고 배근육을 도와줌으로써 소화를 촉진하는 데에 도움이 된다.

잘록창자염, 크론병, 과민대장증후군

시간: 35분

필요한 소도구

- 매트
- 볼스터 2개
- 담요 2장(펼쳐 접기, 사각 접기, 직사각 접기)
- 블록 2개
- 벽
- 의자
- 눈베개(선택)

스트레스는 염증의 주원인이다. 당신이 이 절에서 이야기하는 질병을 앓고 있다면 가능한 한 염증을 줄이고 싶을 것이다. 회복요가는 스트레스 수준을 낮추는 데에 도움이 된다. 그리고 부드러운 스트레칭은 당신이 경험할 수 있는 스트레스와 연관된 타이트한 근육을 이완하는 데에도 매우 유용하다.

짧은 시퀀스

하는 방법

1. 누워서 **아파 자파 호흡**을 한다. 생각에 집중한다. 어떤 생각이 떠오를 때마다 숫자를 붙이고 놓아 버린다. 숫자는 10에도 이르지 못할 것이다. 이렇게 3분간 한다.
2. **숩타 받다 코나아사나**(방법 2)를 한다. 필요하다면 담요를 추가적으로 쓰는 것도 아주 좋다. 담요를 몸에 덮으면 무게가 더해지면서 이완감이 더해진다. 이 자세로 10분간 있도록 한다.
3. **살람바 사르반가아사나**를 한다. 10분간 자세를 유지한다. 이 자세를 마무리할 때에는 미끄러져 내려와 허리를 볼스터에 댄 상태로 다리는 의자에 올려놓고 1분간 휴식한다.
4. **의자에 다리 놓기 자세**로 넘어가서 마지막 이완을 한다. 이 시퀀스에서는 볼스터 2개를 T자로 만들어 다리를 의자에 올려놓는다. 원한다면 담요로 몸을 덮고 눈베개로 눈을 가려도 된다. 이 자세를 약 20분간 유지한다.

❶

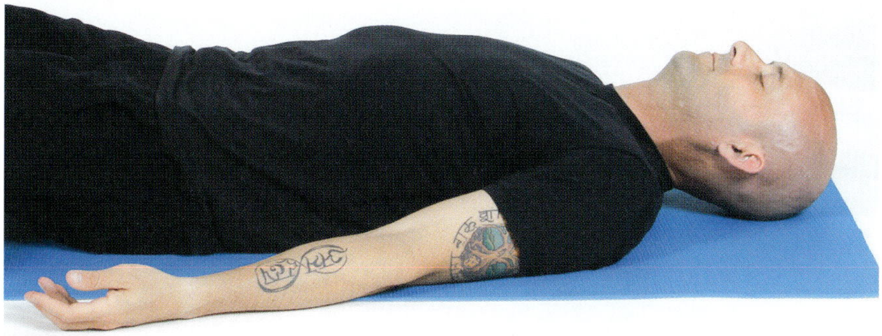

❷

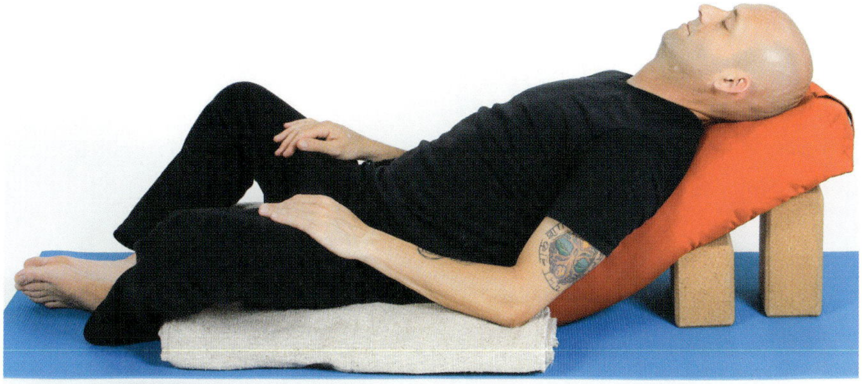

❸

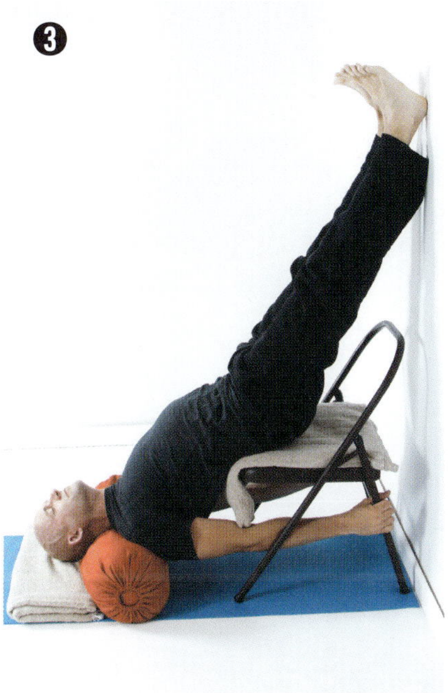

❹

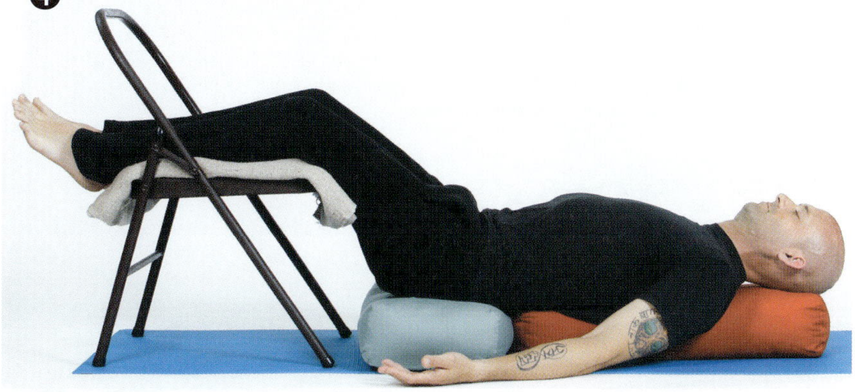

시간: 75분

필요한 소도구

- 매트
- 스트랩
- 볼스터 2개
- 담요 2장(직사각 접기, 사각 접기, 펼쳐 접기)
- 블록 2개
- 의자
- 벽
- 눈베개(선택)

긴 시퀀스

하는 방법

1. 바닥이나 의자에 편하게 앉고 척주를 꼿꼿이 세운다. 우선 **빨대**를 머릿속에 시각화하면서 5분간 호흡한다.
2. 누워서 **아르다 아파나아사나**를 한다. 오른쪽, 왼쪽 각각 3회 실시한다. 머리를 담요로 받치는 것도 좋다.
3. 스트랩을 이용해서 **숩타 파당구쉬타아사나**를 한다. 등을 바닥에 대고 누워서 한쪽 다리를 곧게 위로 1분간 들었다가 가쪽으로 1분간 벌렸다가 몸 반대쪽으로 1분간 넘긴다. 다리를 바꾸어서 되풀이한다.
4. **숩타 받다 코나아사나**(방법 2)를 한다. 원한다면 담요를 하나 더 사용하는 것도 아주 좋다. 최소 10분간 이 자세를 유지한다.
5. 그런 다음 **엎드린 예비 전굴 자세**를 한다. 다만 이 시퀀스에서는 엉덩 부위가 아니라 배에 볼스터를 댄다. 이 자세를 8분간 유지한다.

❶

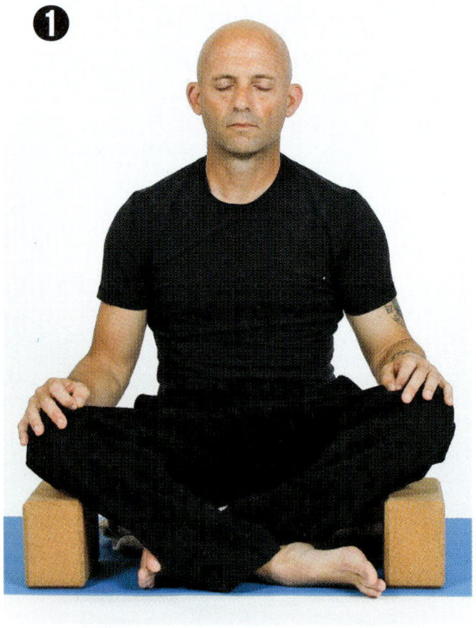

❷

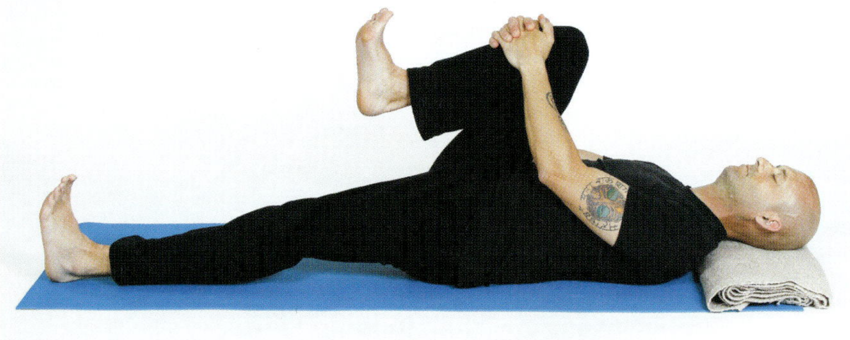

❷

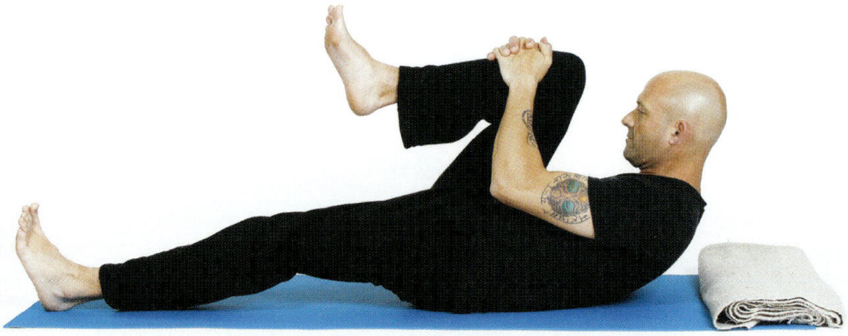

❸

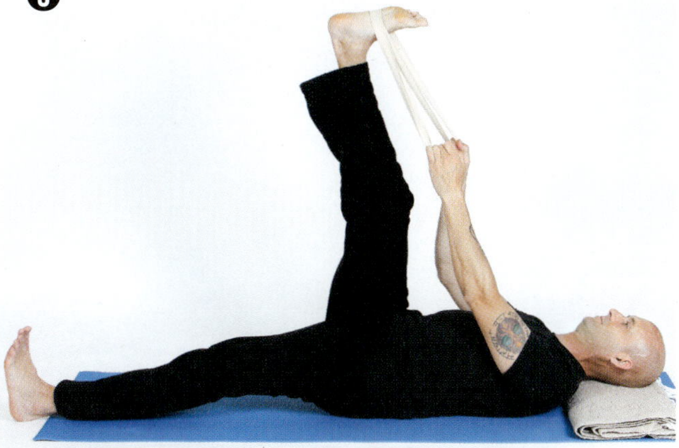

❸

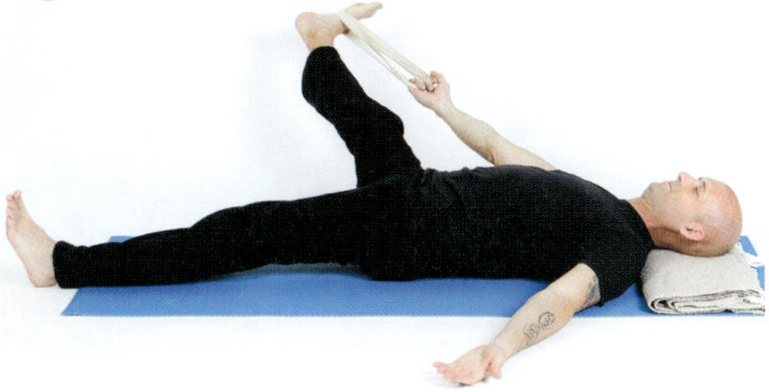

❸

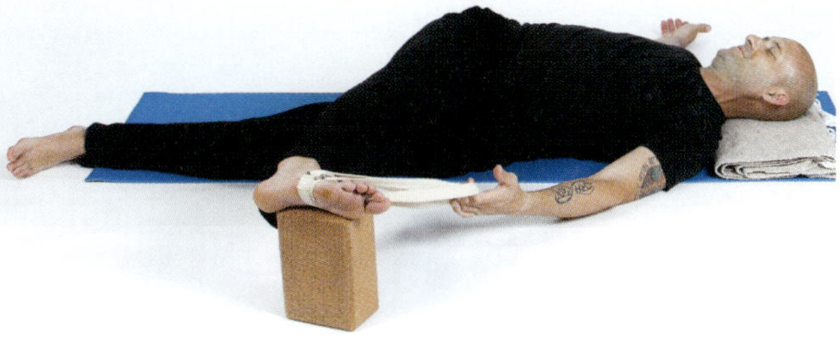

❹

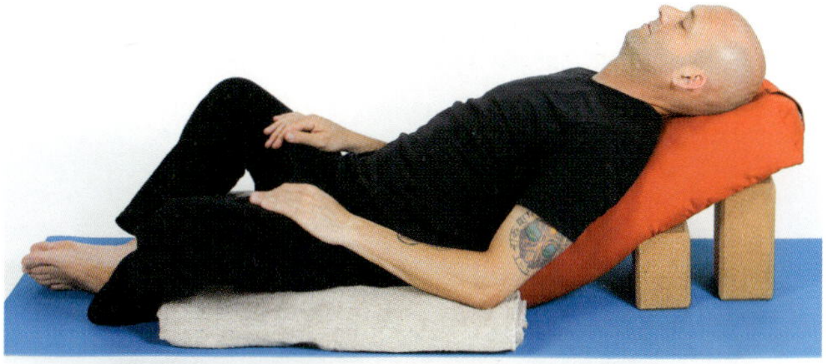

❺

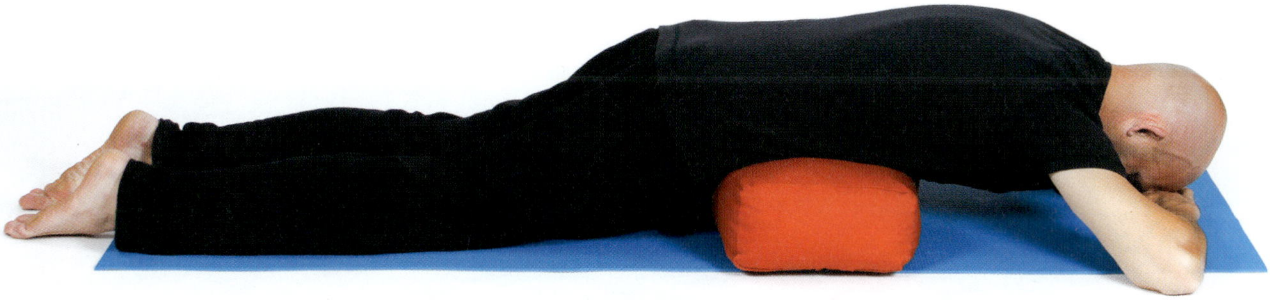

❻

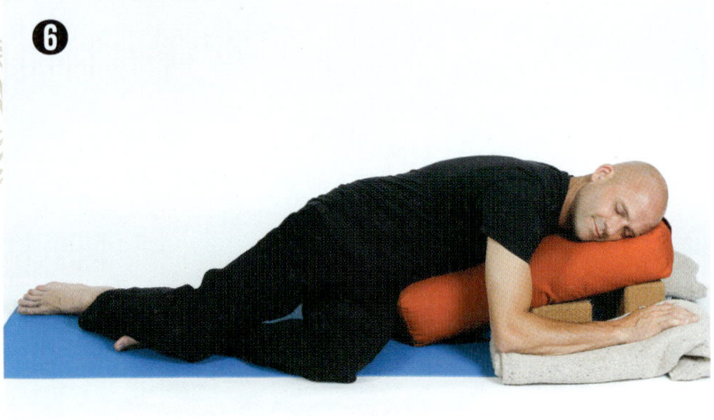

❼

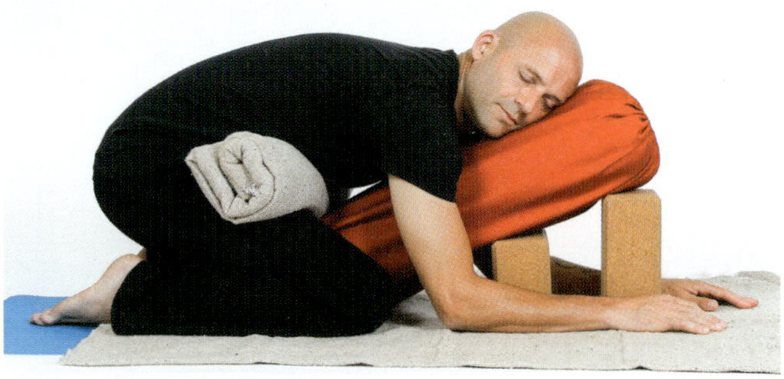

❽

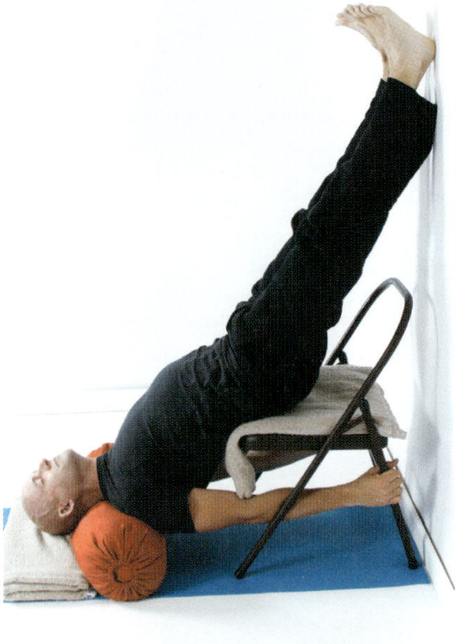

❾

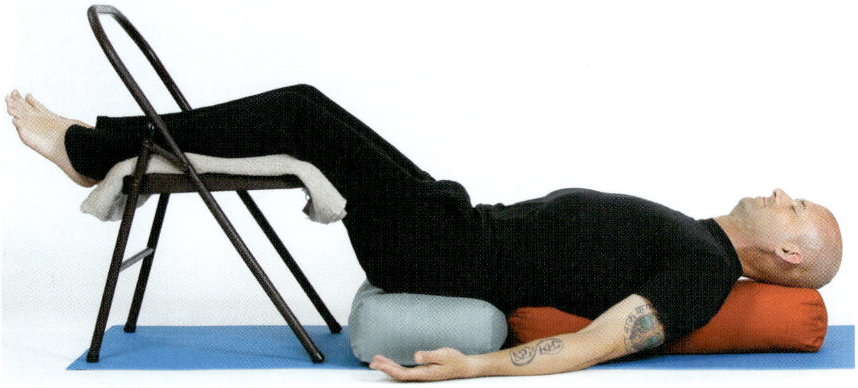

6. **엎드린 자타라 파리바르타나아사나**를 한다. 원한다면 아랫배에 직사각 접기를 한 담요를 두어도 된다. 오른쪽, 왼쪽 각각 4분간 자세를 유지한다.

7. **발라아사나**(방법 1)를 한다. 앞으로 몸을 숙이기 전에 아랫배에 직사각 접기를 한 담요를 사용한다. 원한다면 고개를 숙이고 편하게 호흡할 수 있도록 코에 공간을 만들기 위해 이마 밑에 담요를 받친다. 이 자세로 10분간 유지한다.

8. **살람바 사르반가아사나**를 한다. 이 자세로 3분간 있도록 한다.

9. **의자에 다리 놓기 자세**로 마지막 이완을 한다. 이 시퀀스에서는 볼스터 2개를 T자로 만들어 그 위에 눕고 다리를 의자에 올려놓는다. 필요한 경우, 눈베개를 추가하면 깊은 이완에 아주 좋다.

요가의 지혜

설사를 하고 있다면 비틀기를 피하라.

변비

시간: 40분

필요한 소도구

- 매트
- 의자
- 담요 2장(길게 말기, 직사각 접기, 펼쳐 접기)
- 볼스터 2개
- 블록 2개
- 벽
- 스트랩
- 눈베개(선택)

아유르베다 사상에서는 장의 기능이 '아파나', 즉 아래로 향하는 움직임의 지배를 받는다. 도샤 구성에서 바타(공기)가 지배적인 사람들에게는 특히 문제가 되는데, 우리의 바쁘게 돌아가는 사회에서는 그런 사람이 흔하다. 도샤 구성이 이러한 사람들은 잘록창자 점막이 특히 건조한 경향이 있고 이는 변비로 이어지기 쉽다. 다음 회복요가 시퀀스는 배설과 연관된 근육들을 자극하는 데에 도움이 되며 땅에 더 단단히 자리 잡고 있다는 느낌이 들게 만들어 줌으로써 이러한 바타 불균형을 바로잡아 준다.

짧은 시퀀스

하는 방법

1. 우선 길게 말기를 한 담요를 무릎 밑에 놓고 **사바아사나**를 한다. 이 자세를 3분간 유지한다.
2. 그대로 누운 채로 **아르다 아파나아사나**를 오른쪽, 왼쪽 각각 3회 실시한다.

❶

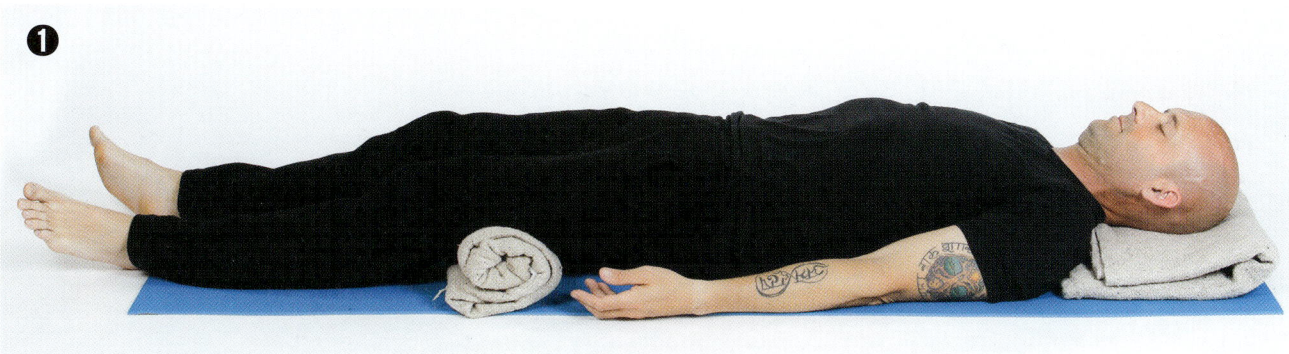

❷

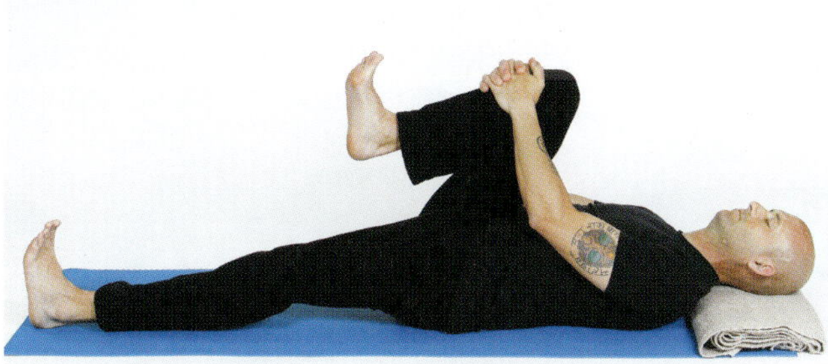

❷

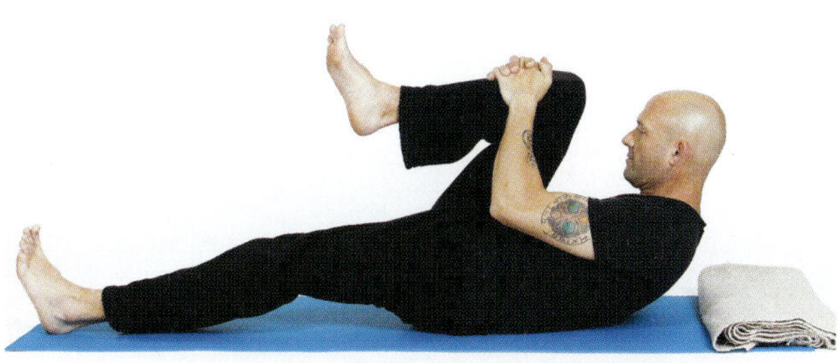

❸

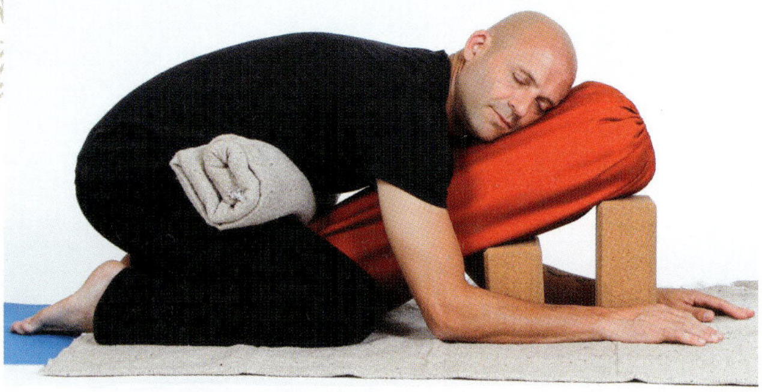

3. **발라아사나**(방법 1)를 한다. 몸을 앞으로 숙이기 전에 직사각 접기를 한 담요를 아랫배에 댄다. 이 자세를 8분간 유지한다.

4. **살람바 사르반가아사나**를 한다. 이 자세를 5분간 유지한다. 바닥으로 내려와 자세를 마무리할 때에는 허리를 볼스터에 올려놓고 꼬리뼈를 바닥에 내려놓은 다음 2분간 그대로 있도록 한다.

5. **자타라 파리바르타나아사나**를 왼쪽부터 먼저 시작한다. 이렇게 2분간 한 다음 오른쪽으로 바꾸어서 다시 2분간 자세를 되풀이한다.

6. **숩타 받다 코나아사나**(방법 3)를 한다. 스트랩으로 다리를 지탱한다. 이 자세를 8분간 유지한다.

7. **모로 누운 사바아사나**를 왼쪽부터 먼저 시작한다. 이 시퀀스에서는 원한다면 펼쳐 접기를 한 담요를 사용해도 좋다. 이 자세를 10분 이상 유지한다.

❹

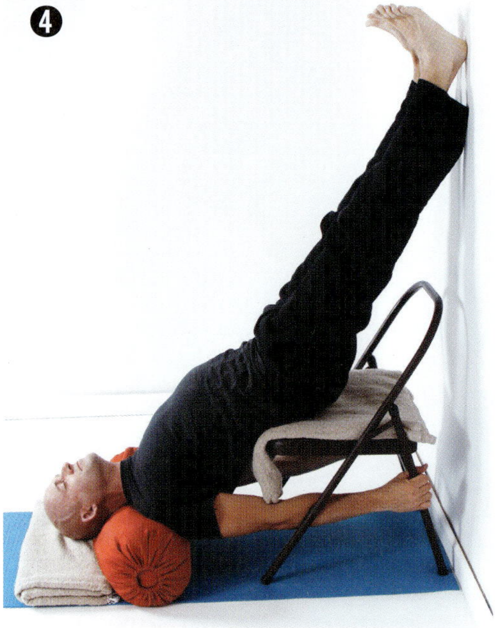

❺

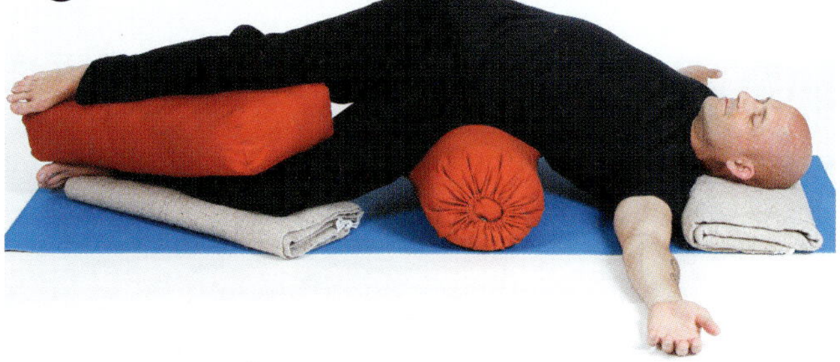

❻

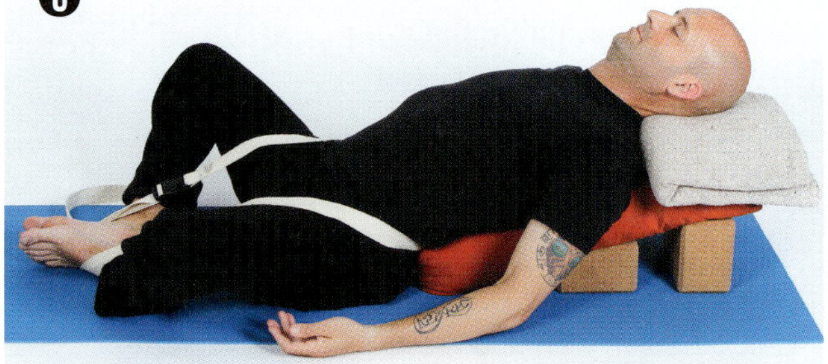

❼

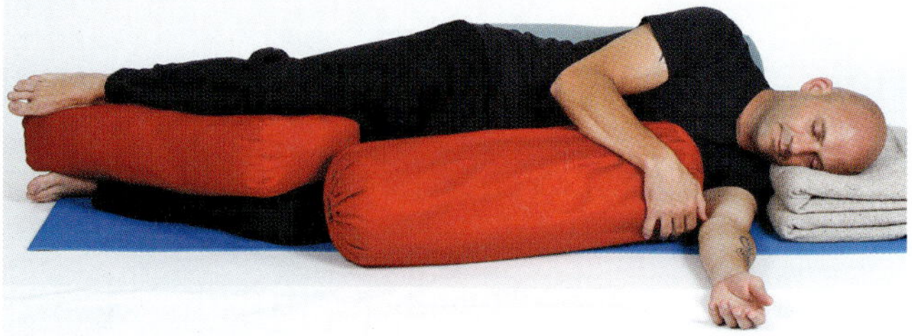

시간: 1시간

필요한 소도구

- 매트
- 의자
- 담요 2장(직사각 접기, 사각 접기)
- 볼스터 2개
- 블록 2개
- 벽
- 스트랩
- 눈베개(선택)

긴 시퀀스

하는 방법

1. **아르다 아파나아사나**를 오른쪽, 왼쪽 각각 3회 실시한다.
2. 앉아서 **바라드바자아사나**(방법 2)를 오른쪽, 왼쪽 각각 3회 실시한다.
3. 몸이 적당히 풀렸다면 **발라아사나**(방법 1)를 한다. 앞으로 몸을 숙이기 전에 아랫배에 직사각 접기를 한 담요를 댄다. 이 자세를 10분간 유지한다.

❶

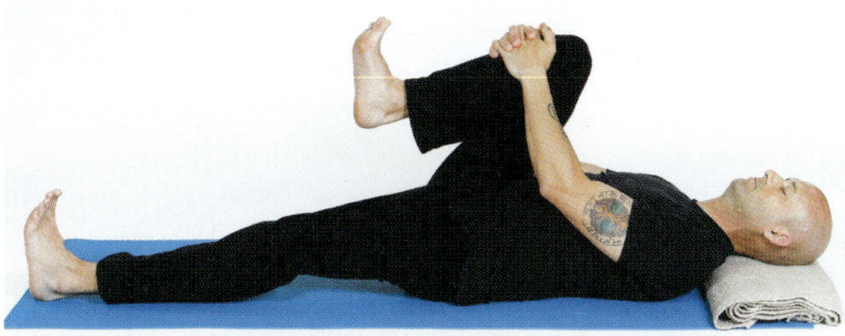

❶

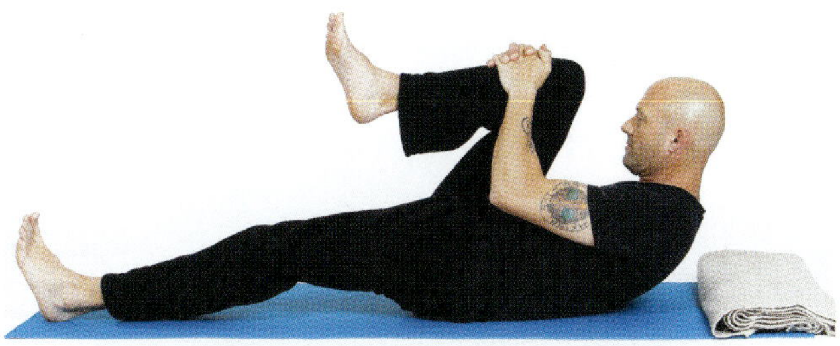

❷

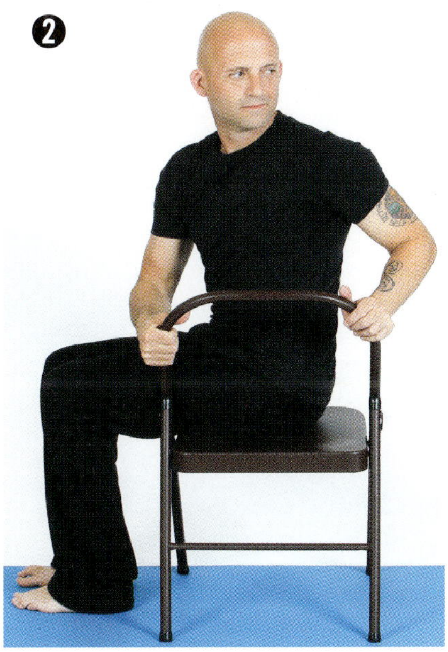

❸

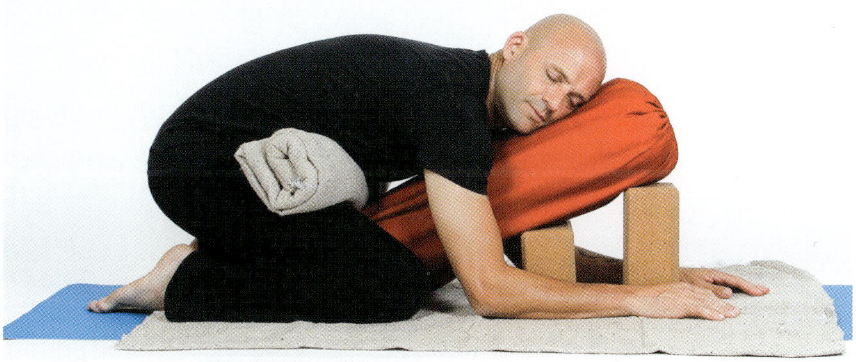

4. 다음으로 **살람바 사르반가아사나**를 한다. 이 자세를 10분간 유지한다. 바닥으로 내려와 자세를 마무리할 때에는 허리를 볼스터에 올려놓고 꼬리뼈를 바닥에 내려놓은 다음 3분간 그대로 있도록 한다.

5. **숩타 받다 코나아사나**(방법 3)를 한다. 이 자세를 최소 10분간 유지하도록 한다.

6. **엎드려서 가위 다리를 한 자타라 파리바르타나아사나**를 한다. 오른쪽, 왼쪽 각각 3분간 자세를 유지한다. 우선 왼쪽 엉덩부위를 볼스터에 놓고 시작한다.

7. **사바아사나**를 최소 15분 이상 유지한다. 이 시퀀스에서는 무릎 밑에 볼스터를 놓고 무릎 위에서 스트랩으로 다리를 묶어야 한다. 원한다면, 이완을 위해 눈베개를 사용해도 좋다.

❹

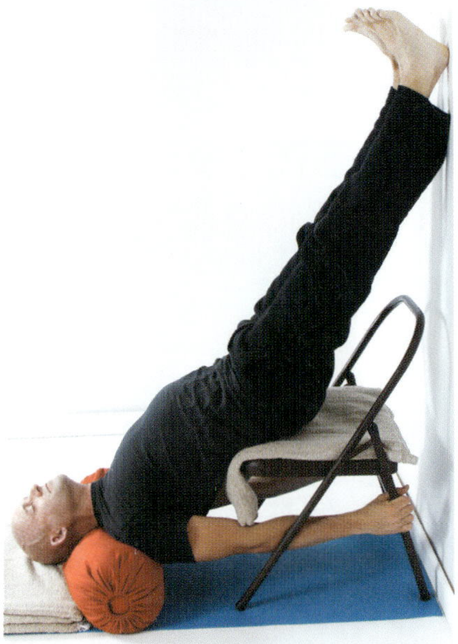

❺

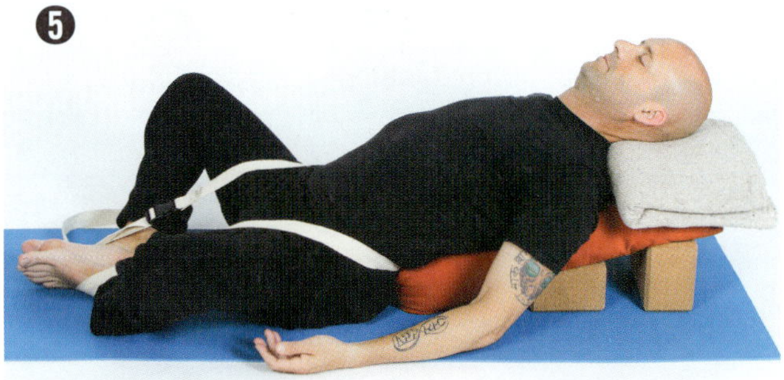

❻

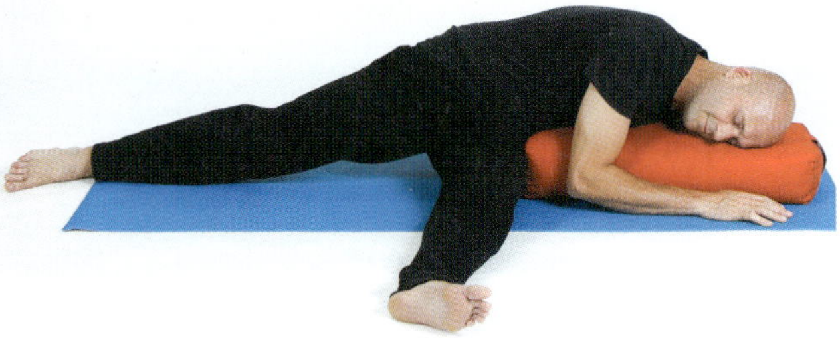

❼

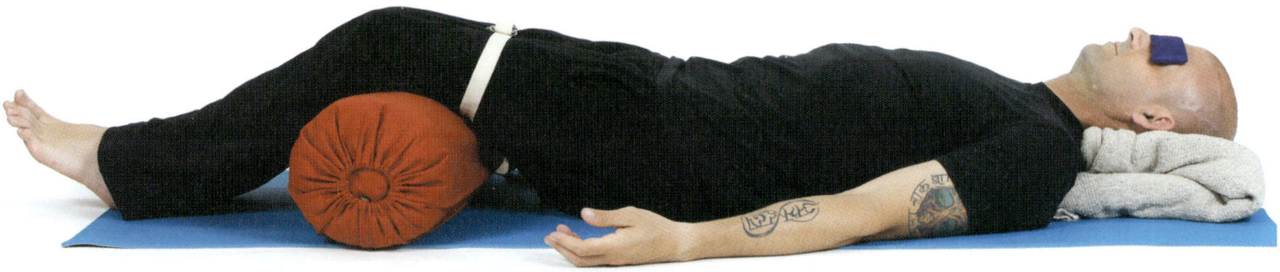

신경계 장애를 위한 시퀀스

신경계통을 공격하는 질병들은 운동 기능뿐만 아니라 뇌 기능에도 영향을 미친다. 이 절에 나오는 회복요가 시퀀스를 함으로써 뇌뿐 아니라 근육을 통제하는 뉴런에도 긍정적 영향을 미칠 수 있다. 이완 기법들과 마음챙김 명상도 이런 질환에 도움이 된다.

시간: 30분

필요한 소도구

- 매트
- 담요 2장(베개 접기 또는 직사각 접기)
- 볼스터 2개
- 블록 2개
- 스트랩
- 머리띠

뇌졸중/고혈압

회복요가는 뇌졸중의 원인 중 하나인 혈압을 낮춰 주는 것으로 밝혀졌다. 요가는 혈소판이 피덩이로 바뀌는 경향을 줄여 주기도 한다. 이미 뇌졸중을 한 번 겪고 난 사람이라면 정상적인 삶으로 돌아오는 데에 회복요가가 도움이 될 수 있다. 요가는 없어지거나 손상된 뇌의 시냅스를 재형성하는 데에도 도움이 되는 것으로 밝혀졌다. 따라서 새 동작을 배우거나 뇌를 새로운 방식으로 훈련시키는 데에도 도움이 될 수 있다.

짧은 시퀀스

하는 방법

1. 척주를 꼿꼿이 하고 편하게 앉는다. 우선 **빨대** 시각화를 4분간 한다. 그런 다음 **웃자이 호흡**(방법 2)을 한다. 날숨의 길이를 늘이는 데에 집중한다. 이렇게 2분간 실시한다.
2. 스트랩을 이용해서 **숩타 파당구쉬타아사나**를 한다. 등을 바닥에 대고 누워서 한쪽 다리를 곧게 위로 1분간 들었다가 가쪽으로 1분간 벌렸다가 몸 반대쪽으로 1분간 넘긴다. 다리를 바꾸어서 되풀이한다.
3. **바라드바자아사나**(방법 1)를 한다. 깊은 호흡을 3회 한다. 반대로도 되풀이한다.
4. **숩타 받다 코나아사나**(방법 5)를 한다. 이 자세를 8분간 유지한다.
5. 머리띠로 머리를 감싸고 **사바아사나**를 10분간 한다. 머리를 감쌀 때에는, 우선 머리띠 한쪽 끝은 옆머리에 대고 머리에서 가장 낮은 지점부터 가장 높은 지점까지 경사지게 머리를 감싸서 눈과 이마가 모두 가려지게 한다. 감싼 끝부분을 잠금장치로 부착한다. 베개 접기를 한 담요로 머리를 올바르게 지탱하도록 한다.

❶

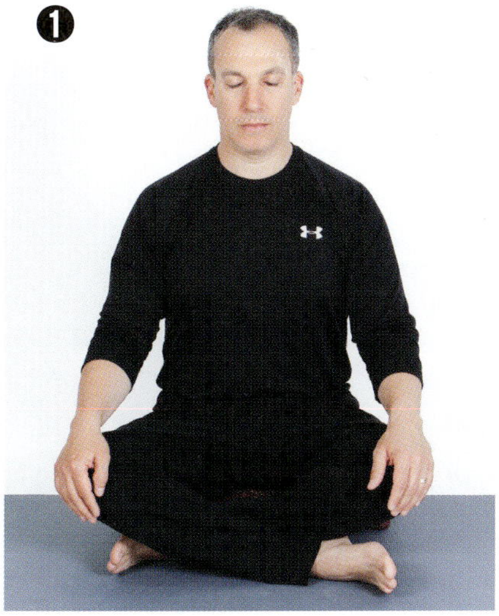

❷

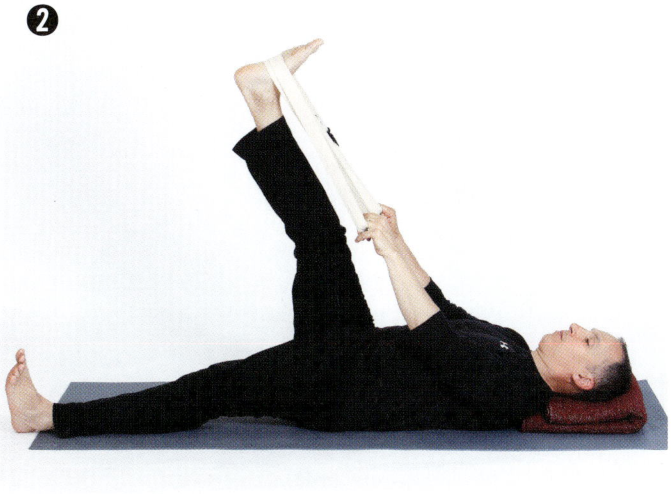

❷

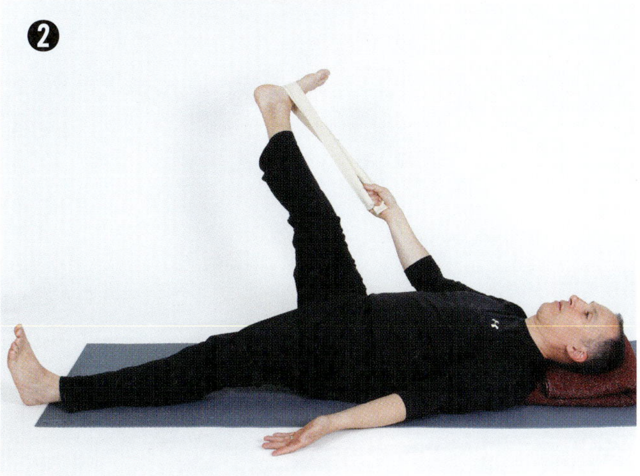

❷

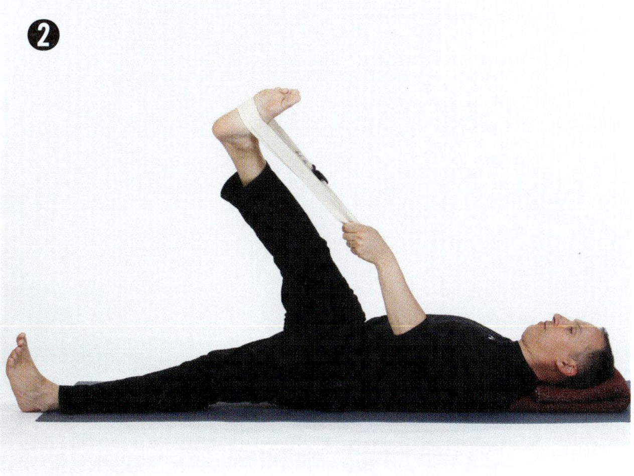

❸

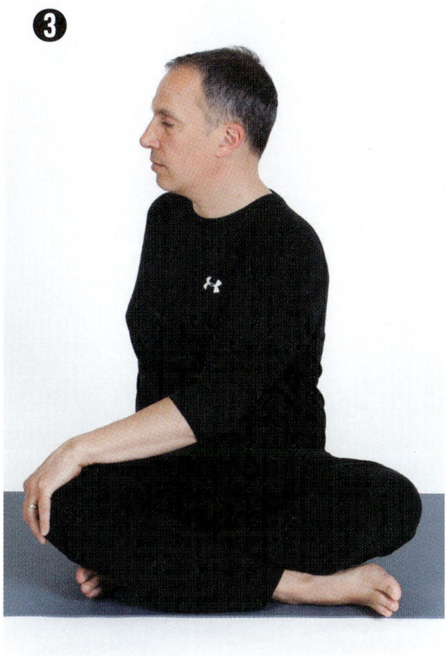

❹

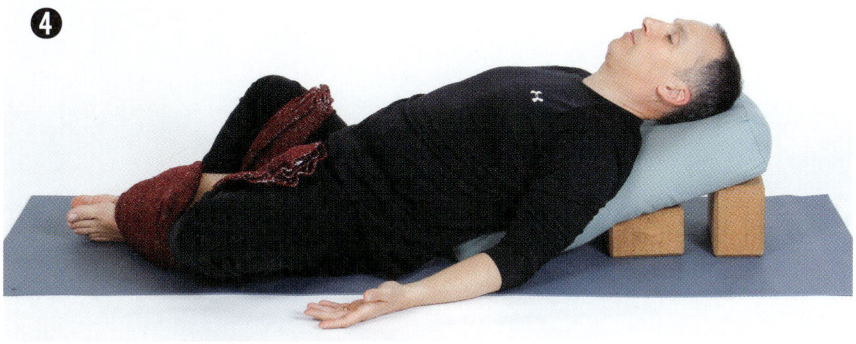

❺

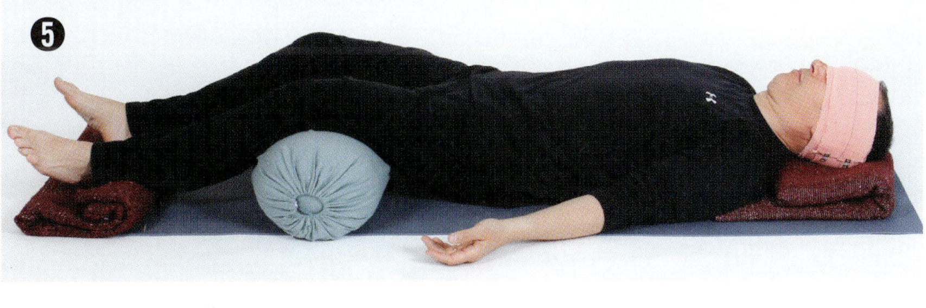

시간: 1시간

필요한 소도구

- 매트
- 담요 2장(베개 접기, 직사각 접기)
- 볼스터 2개
- 블록 2개
- 스트랩
- 벽
- 머리띠

긴 시퀀스

❶

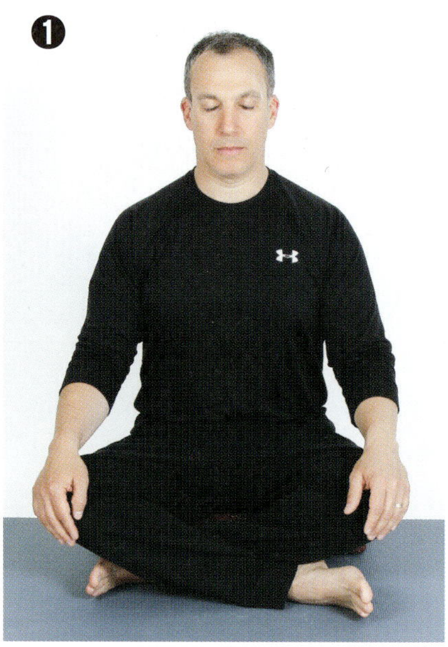

❷

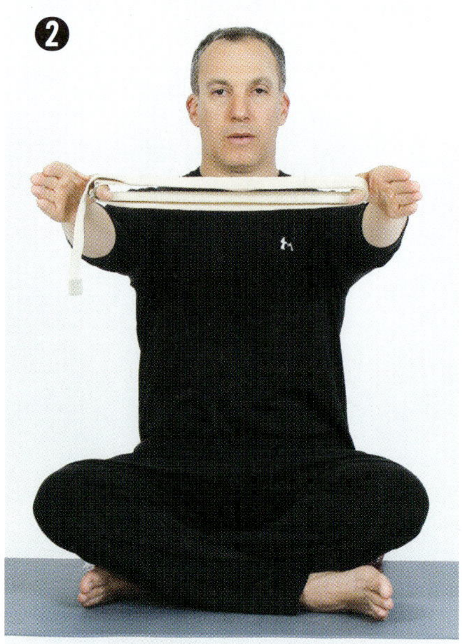

❷

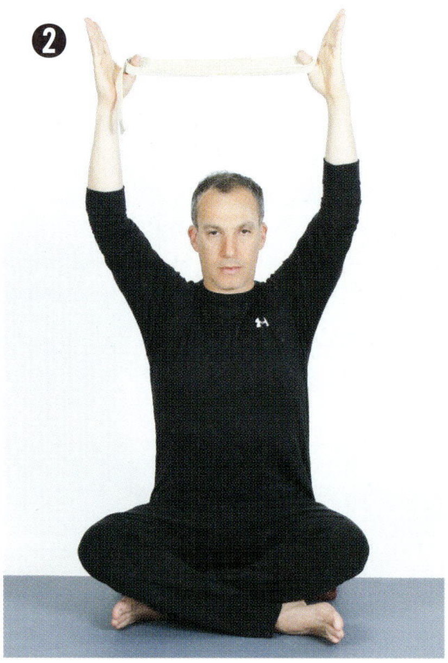

❷

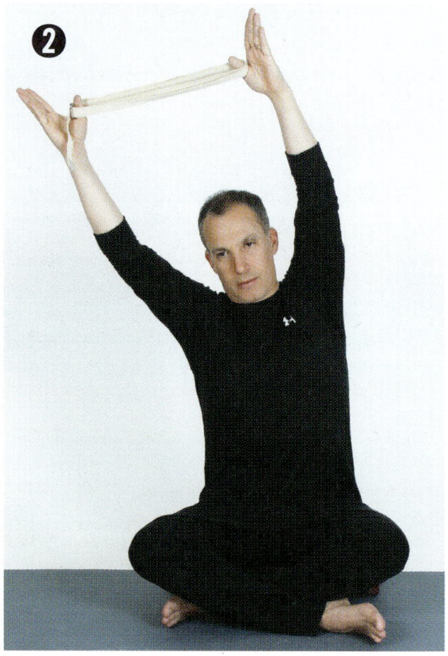

❷

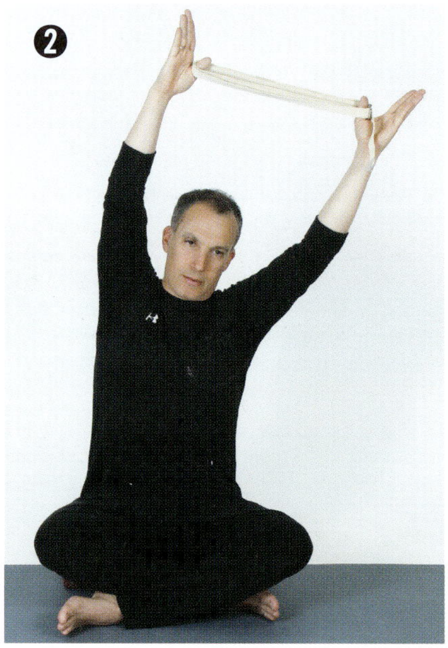

하는 방법

1. **웃자이 호흡**(방법 2)을 한다. 날숨을 더 길게 하는 데에 집중한다.

2. 앉은 상태로 **어깨 스트레칭**을 하되 각각의 변형을 세 번씩 되풀이한다.

3. **블록이나 볼스터를 이용한 맏스야아사나**를 한다. 이 시퀀스에서는 짧은 높이와 중간 높이, 혹은 중간 높이와 큰 높이의 블록 한 쌍을 사용한다. 6분간 자세를 유지한다. 숨을 완전히 들이쉬고 내쉬는 데에 집중한다.

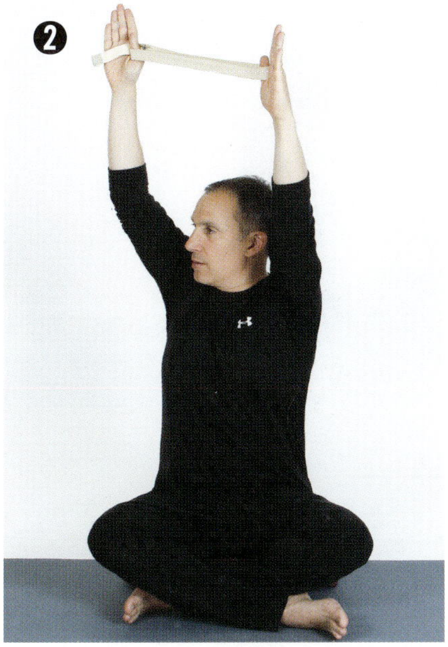

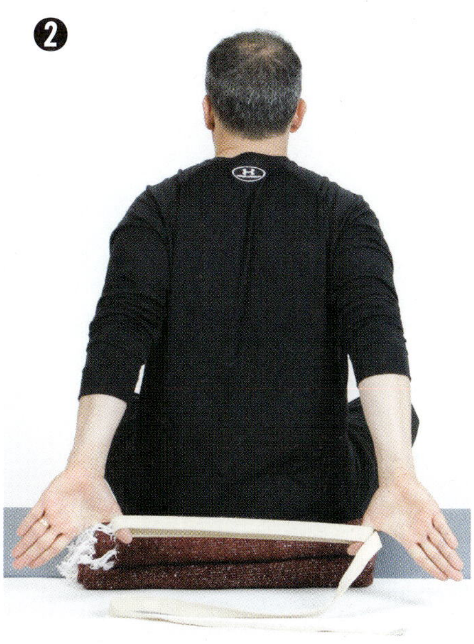

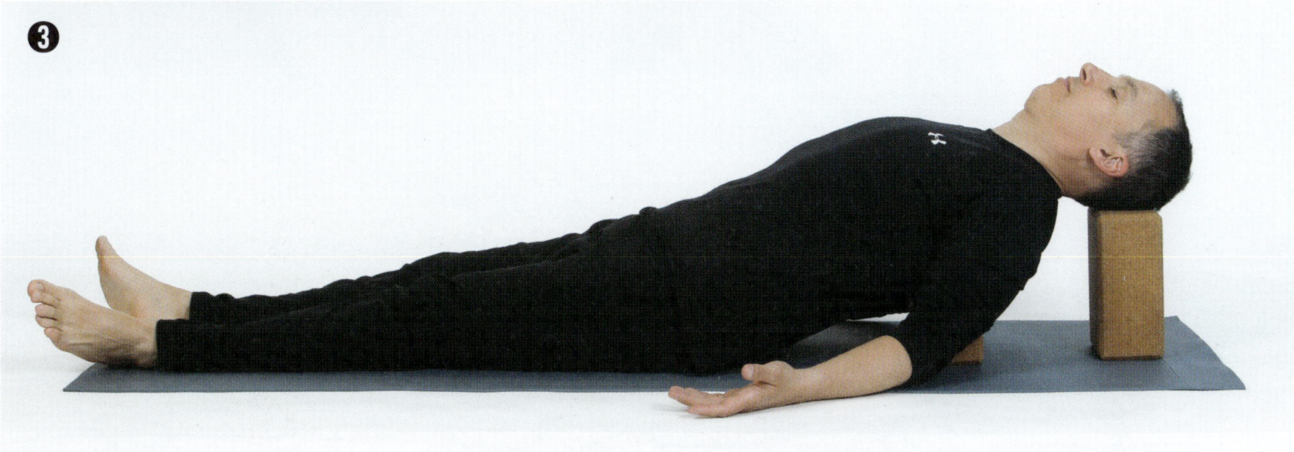

4. 오른쪽으로 굴러서 잠시 자세를 가다듬고 블록들을 사용하여 볼스터를 경사지게 받쳐 놓은 다음 **우파비스타 코나아사나**를 한다. **우파비스타 코나아사나**로 앉아서 상체를 앞에 있는 볼스터에 기대고 쉰다. 볼스터에 쉽게 몸이 닿지 않으면 추가로 볼스터나 담요를 사용해야 할 수도 있다. 이 자세로 8분간 있도록 한다.

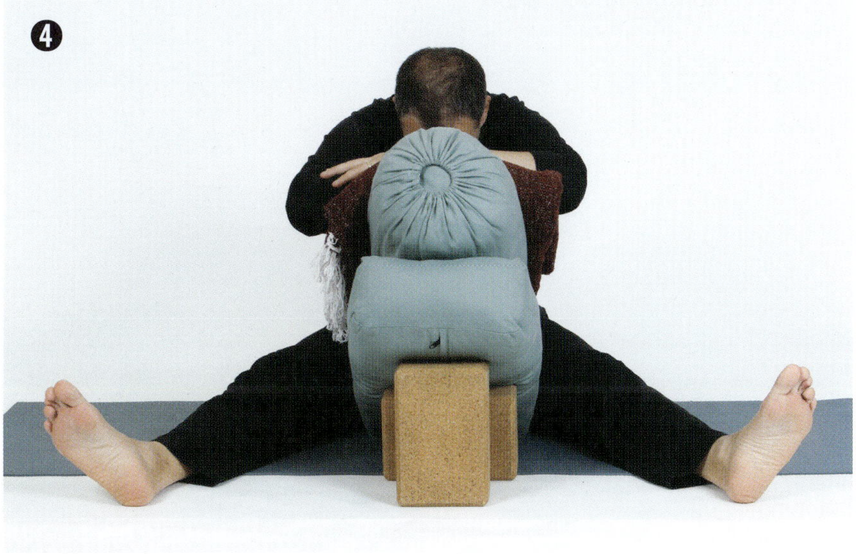

❺

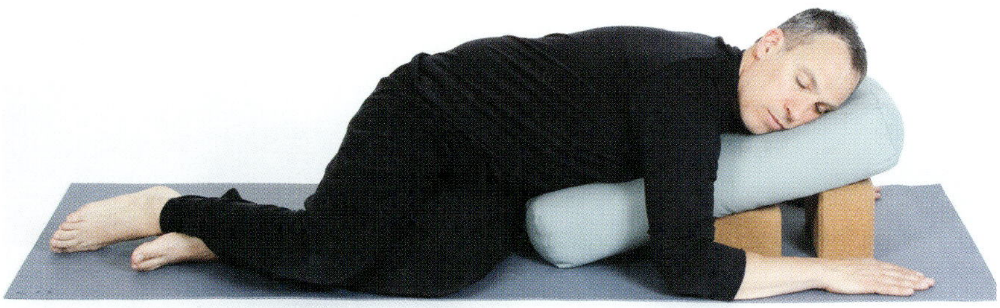

❻

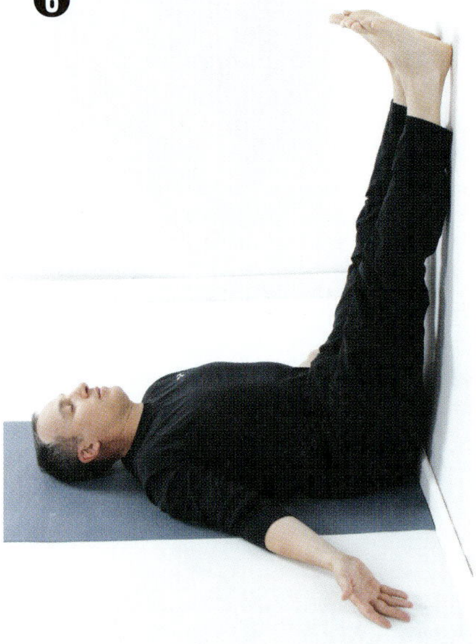

❼

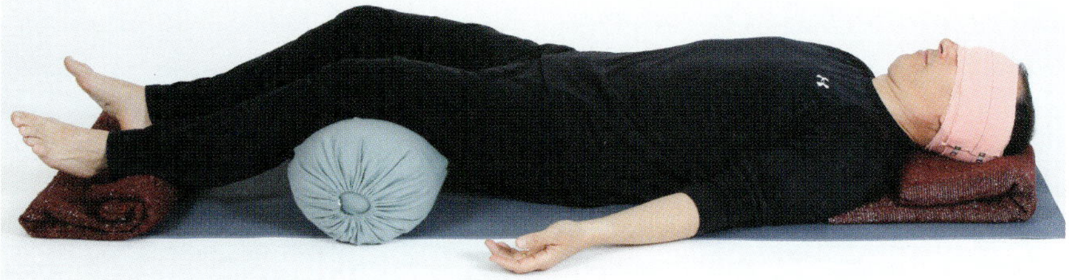

5. **엎드린 자타라 파리바르타나아사나**를 한다. 오른쪽, 왼쪽 각각 3분간 자세를 유지한다.

6. 벽으로 가서 **비파리타 카라니**를 한다. 10분간 자세를 유지한다.

7. 머리띠로 머리를 감싸고 **사바아사나**를 10분간 한다. 머리를 감쌀 때에는, 우선 머리띠 한쪽 끝은 옆머리에 대고 머리에서 가장 낮은 지점부터 가장 높은 지점까지 경사지게 머리를 감싸서 눈과 이마가 모두 가려지게 한다. 감싼 끝부분을 잠금장치로 부착한다. 베개 접기를 한 담요로 머리를 올바르게 지탱하도록 한다.

요가의 지혜

어떤 자세에서 어떤 식으로든 불편하다면 그 위치대로 있지 않도록 한다. 신경이 쓰이다 보면 혈압이 올라갈 수 있다. 항상 편안한 상태가 되도록 하고 필요한 만큼 마음껏 소도구를 더 사용한다.

알츠하이머병과 치매

시간: 30분

필요한 소도구

- 매트
- 벽
- 의자
- 볼스터
- 담요 2장(사각 접기, 직사각 접기)
- 눈베개(선택)

요가와 명상이 치매와 알츠하이머병을 다스리는 데에 도움이 됨을 보여주는 연구가 점점 더 많아지고 있다. 스트레스 관리와 규칙적인 운동은 알츠하이머병과 치매를 예방하고 그 진행을 더디게 하는 데에 도움이 되며, 회복요가가 이런 것들을 제공해 줄 수 있다. 잠자는 동안, 우리 뇌는 독소를 청소한다. 회복요가를 통해 잠이 주는 여러 가지 화학적 혜택을 얻을 수 있기 때문에 다음 시퀀스들은 이런 점에서 환자들에게 도움이 될 수 있다.

짧은 시퀀스

하는 방법

1. 바닥에 편하게 앉아서 **아파 자파 호흡**을 한다. 2분간 실시한다.
2. 벽으로 가서 **벽을 이용한 아도 무카 스바나아사나**를 한다. 이 자세를 2분간 유지한다.

❶

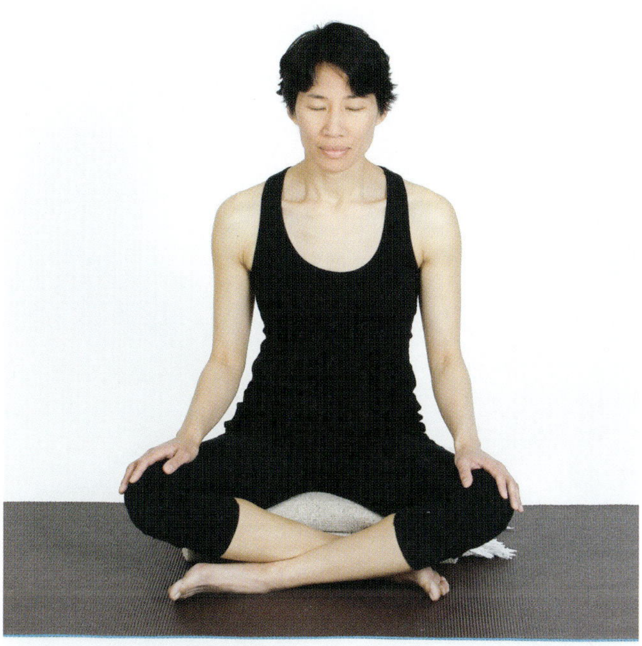

❷

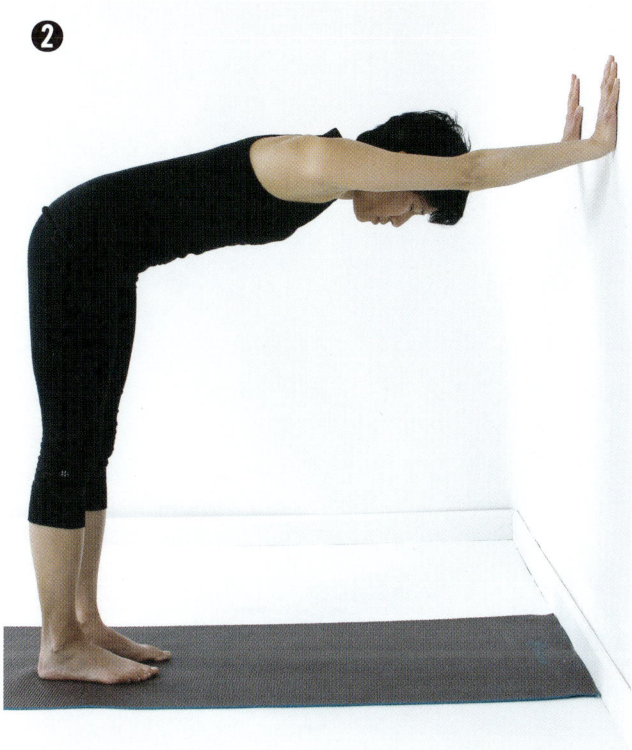

❸

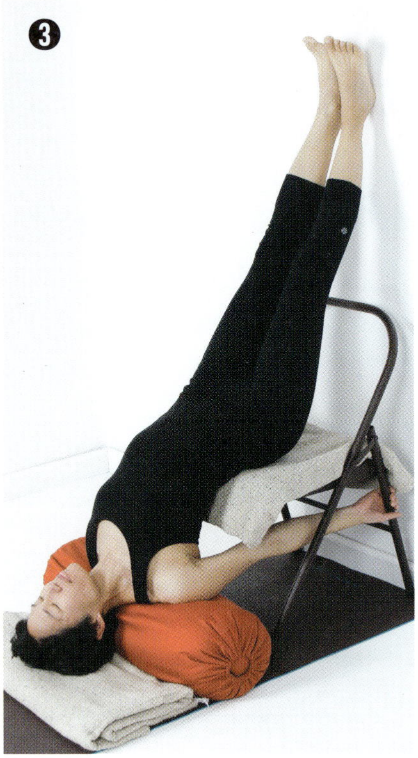

❹

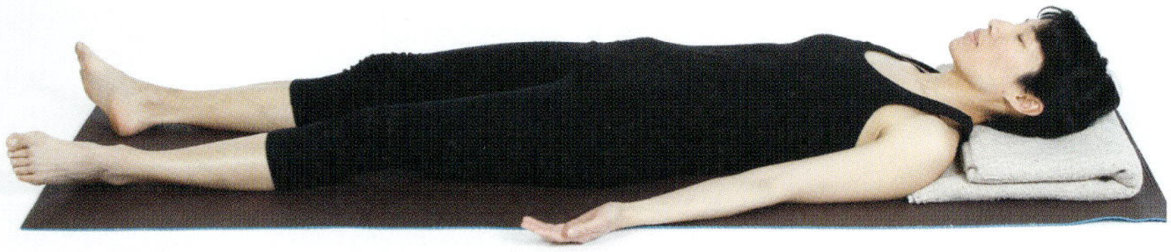

3. **살람바 사르반가아사나**를 한다. 6분간 자세를 유지한다. 6분이 지나면 미끄러져 내려와서 허리는 볼스터에 대고 다리는 의자에 올려놓는다. 이 자세로 8분간 있도록 한다.

4. **사바아사나**로 눕는다. 10분간 유지한다. 원한다면 눈베개를 써도 좋다.

긴 시퀀스

시간: 1시간

필요한 소도구

- 매트
- 의자
- 볼스터 2개
- 담요 2장(사각 접기, 직사각 접기)
- 벽
- 눈베개(선택)

하는 방법

1. 우선 **웃자이 호흡**(**방법** 1)을 해서 몸 안으로 열기를 끌어들인다. 2분간 실시한다.

❶

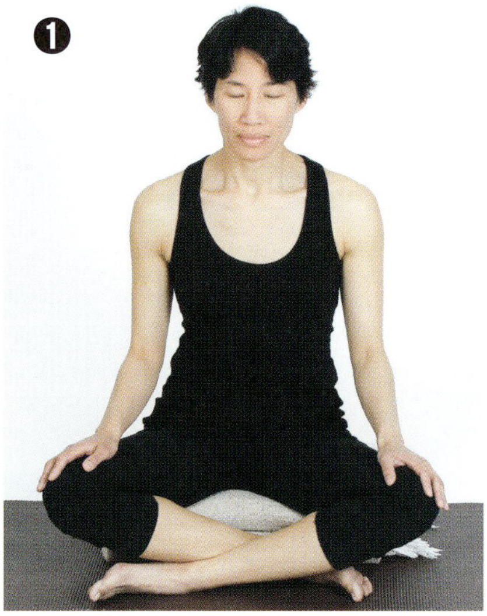

❷

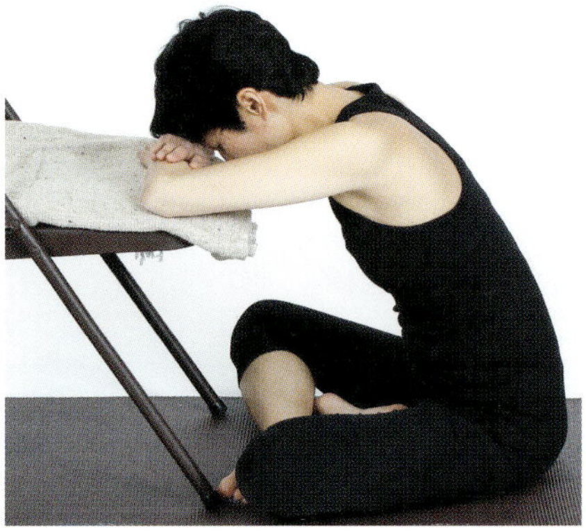

❸

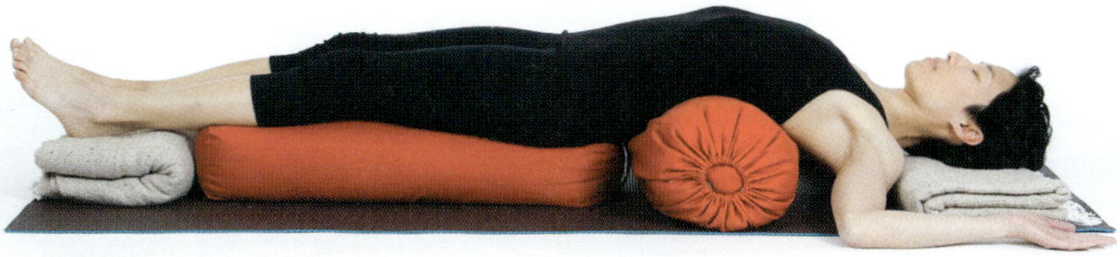

2. 의자로 가서 **의자를 이용한 파스치모타나아사나**(방법 1)를 한다. 오른쪽 다리를 앞쪽에 놓고 4분간 자세를 유지한 다음, 왼쪽 다리를 앞쪽에 놓고 다시 4분간 자세를 유지한다.

3. **세투 반다 사르반가아사나**(방법 1)를 하되 위쪽 볼스터는 가로로 놓는다. 이 자세를 10분간 유지한다.

4. 의자로 돌아와서 **살람바 사르반가아사나**를 한다. 6분간 자세를 유지한다. 6분이 지나면 미끄러져 내려와서 허리는 볼스터에 대고 다리는 의자에 올려놓는다. 이 자세를 8분간 유지한다.

5. 벽으로 가서 **볼스터를 이용한 비파리타 카라니**를 한다. 이 자세를 10분간 유지한다.

6. **사바아사나**로 마무리한다. 이 자세를 12분간 유지한다. 원한다면 눈베개를 사용한다.

❹

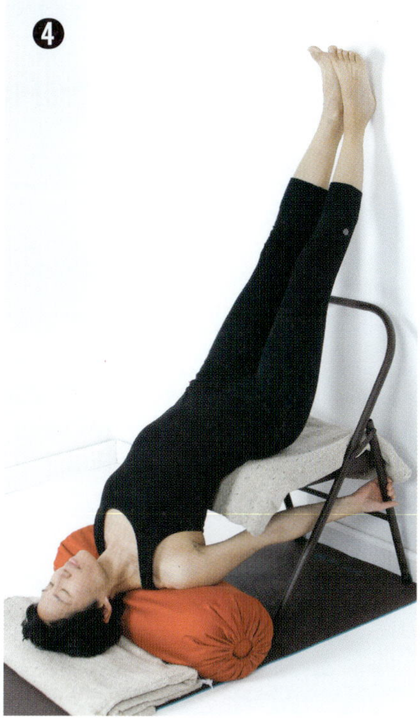

❺

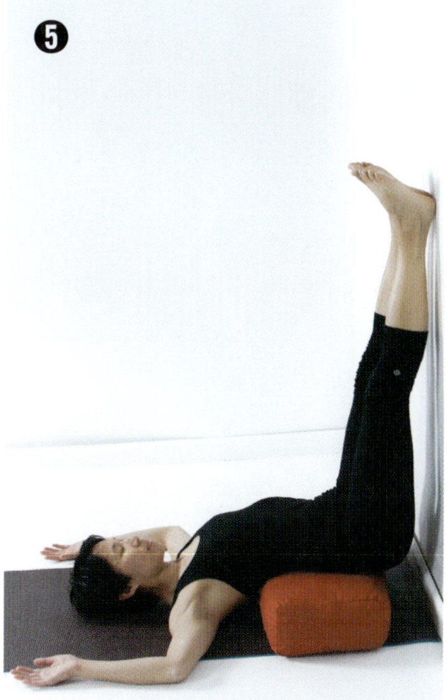

❻

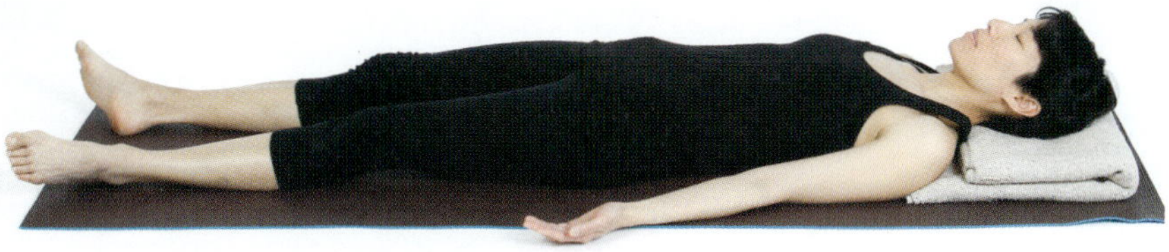

파킨슨병

시간: 40분

필요한 소도구

- 매트
- 의자 2개
- 볼스터
- 블록 2개
- 담요 2장(직사각 접기, 길게 말기, 베개 접기)
- 눈베개(선택)

파킨슨병을 같은 방식으로 앓는 환자는 아무도 없다. 하지만 회복요가는 파킨슨병을 어떤 식으로 경험하든 대부분의 증상을 훨씬 견딜 만하게 만들어 주는 데에 도움이 될 수 있다. 회복요가는 유연성과 운동범위를 늘려 주며, 자세를 개선시키고, 순환을 향상시키며, 파킨슨병 환자들이 더 긍정적이고 피곤함을 덜 느끼도록 도움을 준다. 다음 시퀀스는 가로막호흡을 중심으로 하고 있기 때문에 모든 자세를 수행할 때 호흡에 특히 주의를 기울여야 한다.

짧은 시퀀스

하는 방법

1. 눕거나 편하게 앉아서 **가로막호흡**을 3분간 실시한다.
2. **바라드바자아사나**(방법 1)를 한다. 숨을 깊이 들이쉬고 내쉬기를 오른쪽, 왼쪽 각각 3회 실시한다.
3. **발라아사나**(방법 2)를 한다. 이 자세를 10분간 유지한다.
4. 바닥으로 내려와서 **예비 후굴 자세**를 한다. 위치 1, 위치 2, 위치 3에서 각 2분간, 총 6분간 자세를 유지한다.
5. **블록이나 볼스터를 이용한 맏스야아사나**를 하되 이 시퀀스에서는 블록을 사용한다. 1분간 자세를 유지한다.
6. 옆으로 굴러서 블록을 치우고 **사바아사나**를 한다. 이 자세를 12분간 유지한다. 원한다면 눈베개를 사용한다.

❶

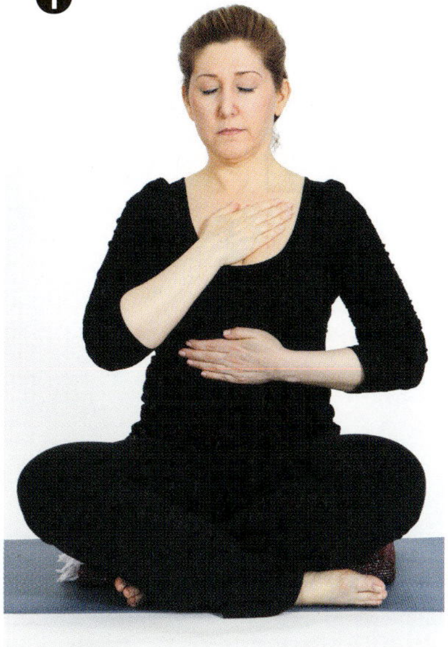

❷

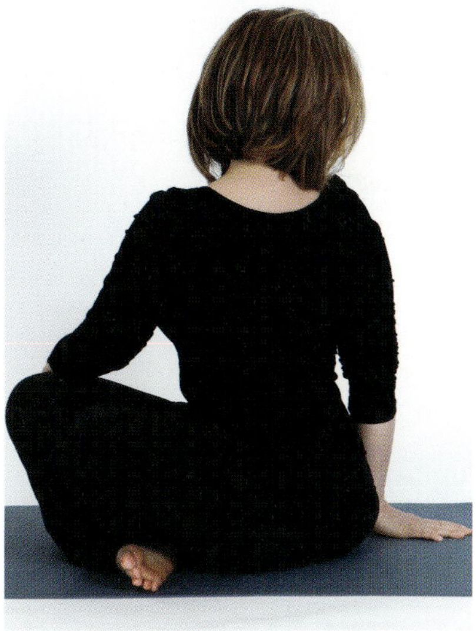

❸

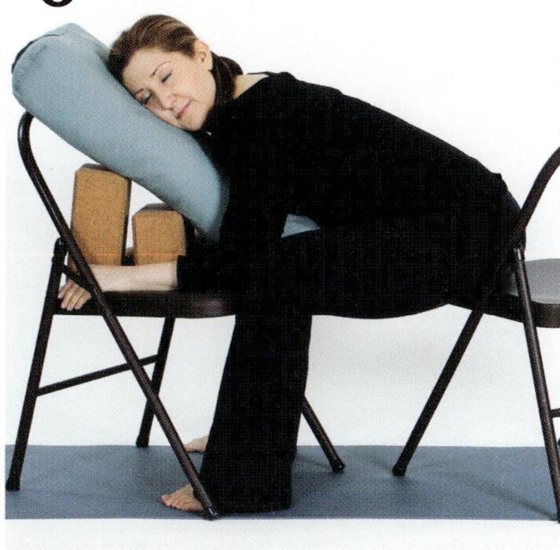

❹

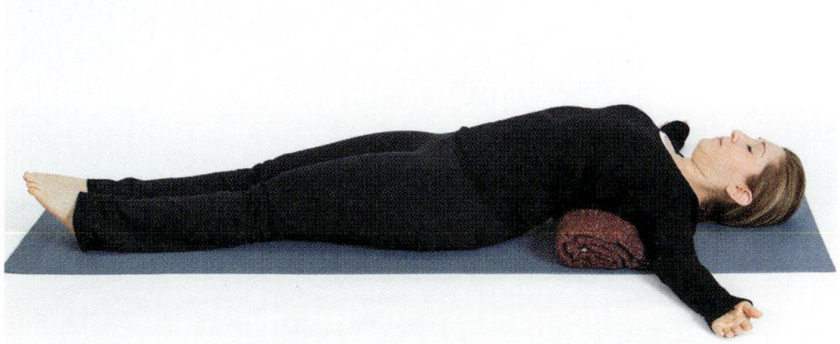

❹

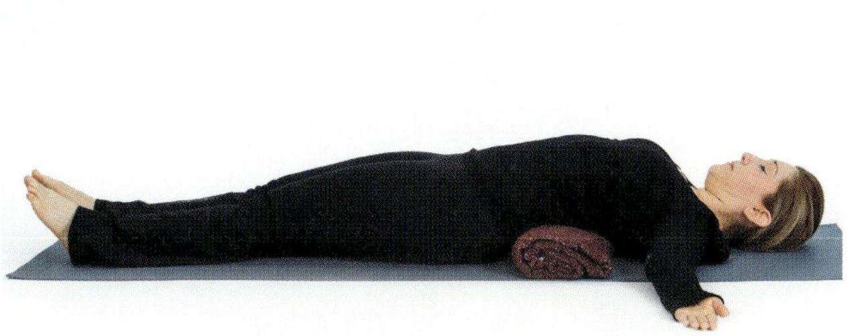

❹

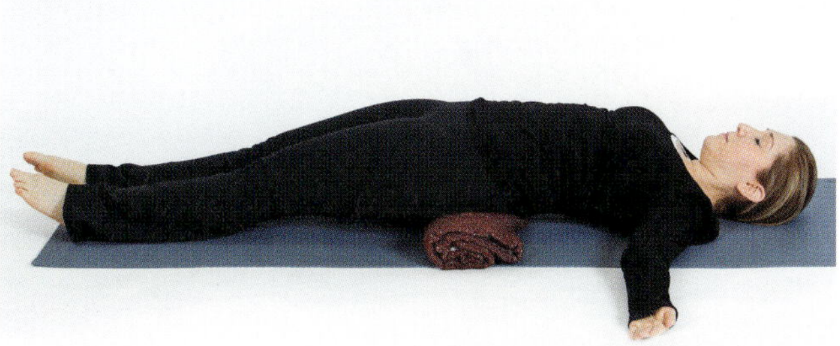

❺

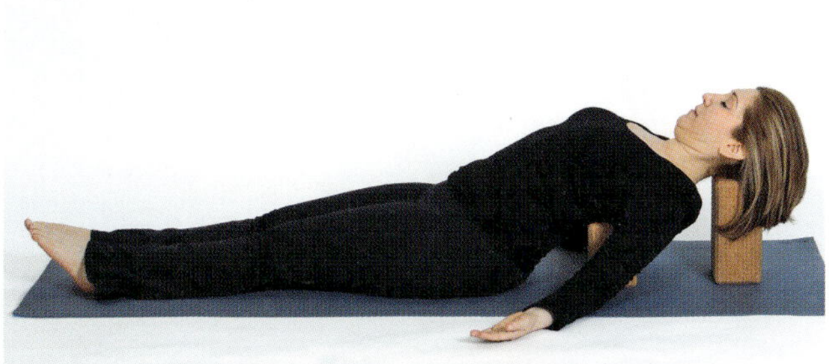

❻

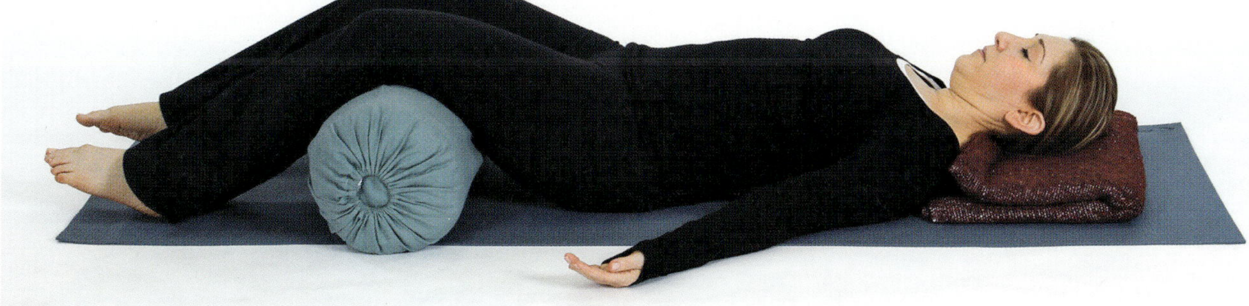

긴 시퀀스

시간: 1시간

필요한 소도구

- 매트
- 의자
- 볼스터 2개
- 블록 2개
- 담요 2장(직사각 접기, 사각 접기)
- 눈베개(선택)

하는 방법

1. 눕거나 편하게 앉아서 **가로막호흡**을 3분간 실시한다.
2. **자타라 파리바르타나아사나**를 오른쪽, 왼쪽 각각 3분간 실시한다.
3. 볼스터를 사용하여 **모로 누운 아르다 찬드라아사나**를 한다. 숨을 완전히 들이쉬고 내쉬는 데에 집중한다. 이 자세를 오른쪽, 왼쪽 각각 4분간 유지한다.
4. **발라아사나**(방법 2)를 한다. 이 자세를 10분간 유지한다.
5. 바닥으로 내려와 **십자 볼스터를 이용한 세투 반다 사르반가아사나**를 6분간 실시한다.
6. **의자에 다리 놓기 자세**를 한다. 이 자세를 10분간 유지한다.
7. **사바아사나**를 한다. 이 자세를 15분간 유지한다. 원한다면 눈베개를 사용한다.

❶

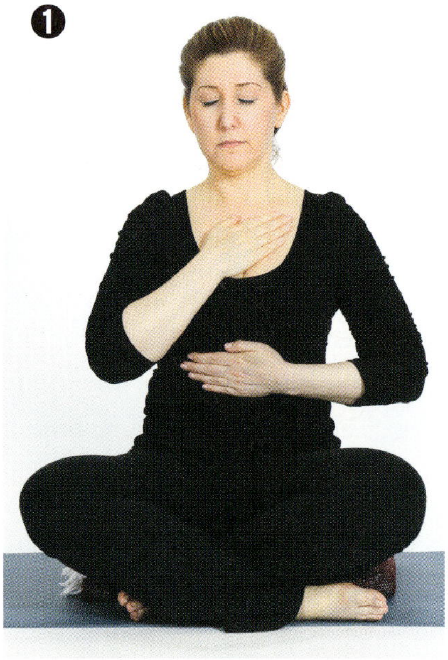

❷

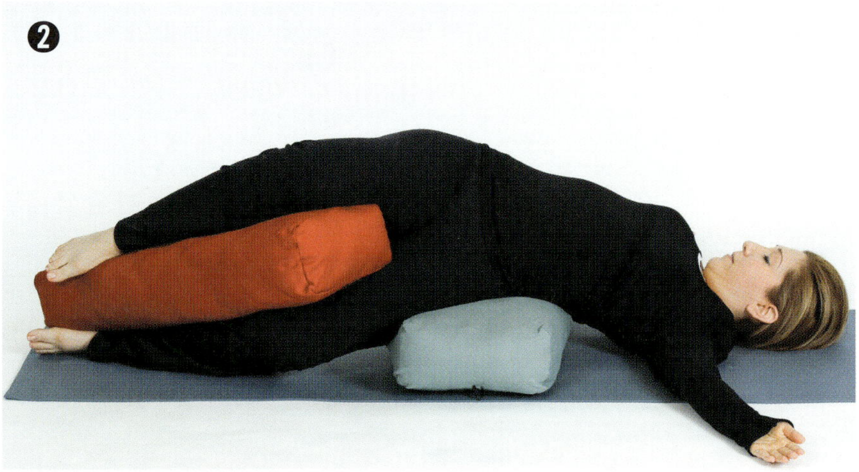

❸

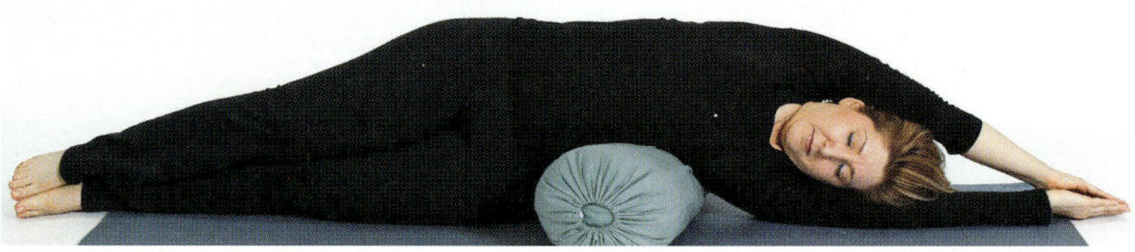

❹

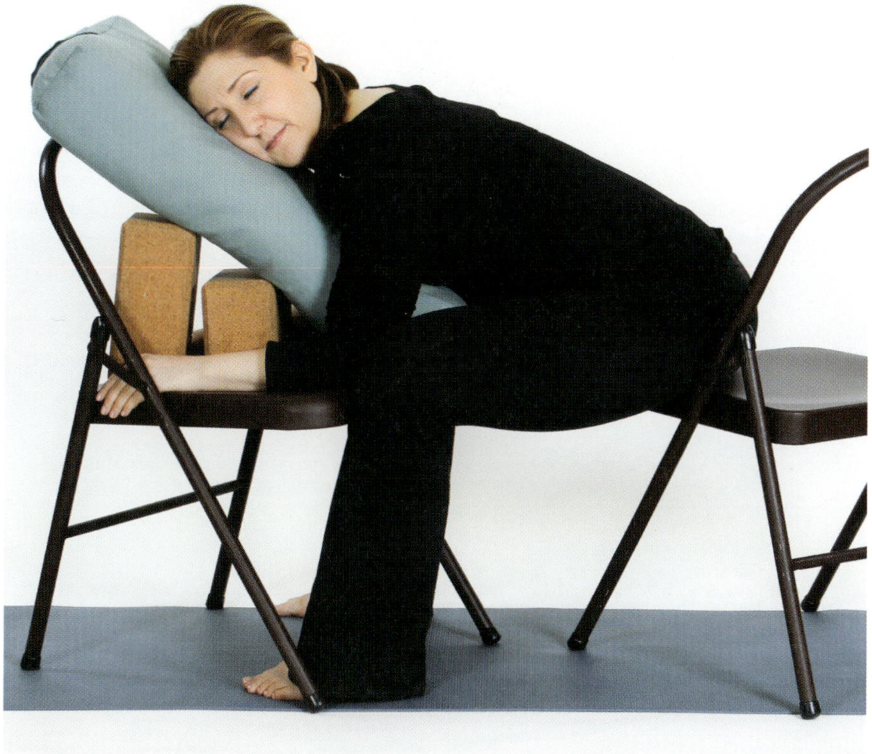

❺

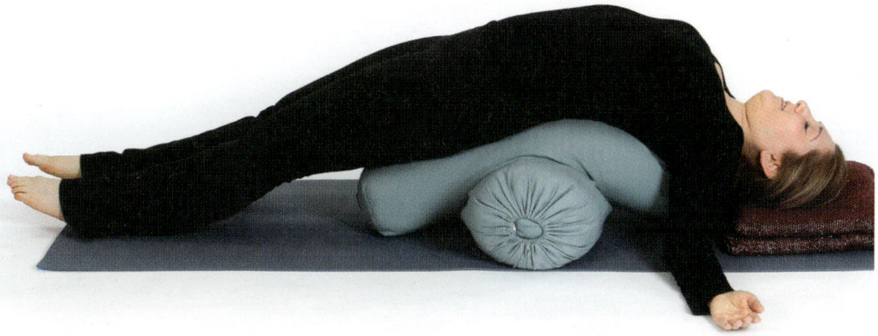

『요가수트라』 2장 30절

타인에 대한 존중(야마)은 비폭력(아힘사), 진실함(사트야), 훔치지 않음(아스테야), 보다 높은 이상을 의식하고 행동함(브라흐마차리야), 그리고 자신을 남과 결코 비교하지 않음(아파리그라하)을 뜻한다.

❻

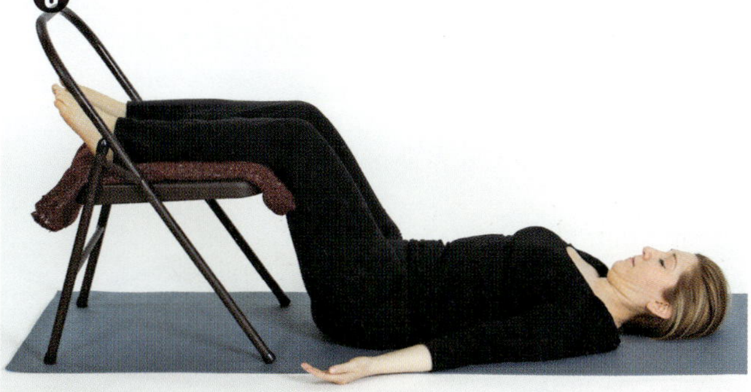

❼

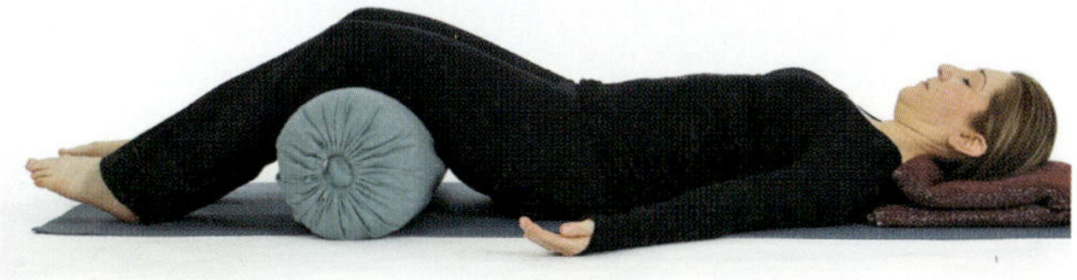

여성 건강을 위한 시퀀스

폐경은 불편과 우울함을 유발하고, 임신도 나름의 불편함과 제약을 일으킨다. 둘 다 회복요가를 시도해 보기에 좋은 이유가 된다. 호르몬 불균형을 전반적인 회복요가를 통해, 그리고 특히 이 절에 나오는 시퀀스들을 통해 조절할 수 있다. 이 시퀀스들은 여성들이 이렇게 힘든 시기 동안 자기 몸을 편안하게 여기는 데에 도움이 되는, 엄청난 진정 효과가 있는 방법이다. 수행하고 즐겨 보라!

폐경

시간: 30분

필요한 소도구

- 매트
- 스트랩
- 블록 2개
- 볼스터 1~2개
- 담요 2장(직사각 접기, 사각 접기)
- 눈베개(선택)

폐경은 여성에게 큰 시련의 시간일 수 있다. 체중 증가, 감정 기복, 건망증, 야간땀, 홍조 및 여러 다양한 증상들 때문에 예전 같지 않은 기분이 들 수 있다. 다행히 회복요가는 여성이 열을 낮추고 진정하는 데에 도움이 될 수 있다. 더 이완될수록 체온도 낮아진다. 신경계통 또한 진정시키면서 불안을 줄여 준다. 요가는 월경 증상들을 확실히 완화시켜 줄 수 있다. 많은 여성들이 이 시기를 극복하는 데에 회복요가가 꼭 맞는 방법임을 깨닫고 있다.

짧은 시퀀스

하는 방법

1. 편한 자세로 앉아서 **시탈리 호흡**을 하여 1분간 몸을 식히고 중심을 잡는다.
2. 그 자리에서 **어깨 스트레칭**을 3회 실시하면서 상체를 풀어 준다.

❶

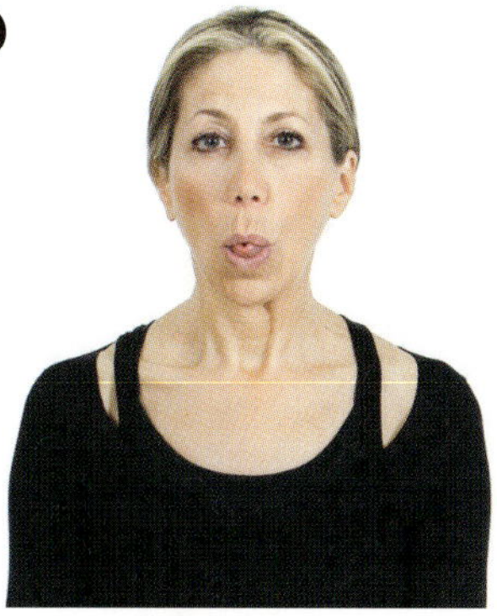

❷

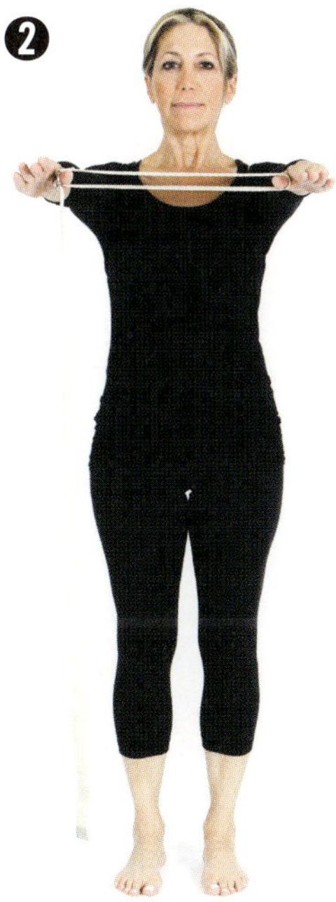

❷

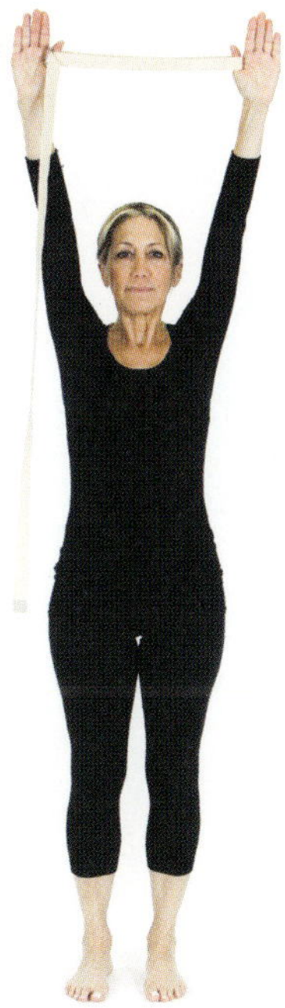

❷

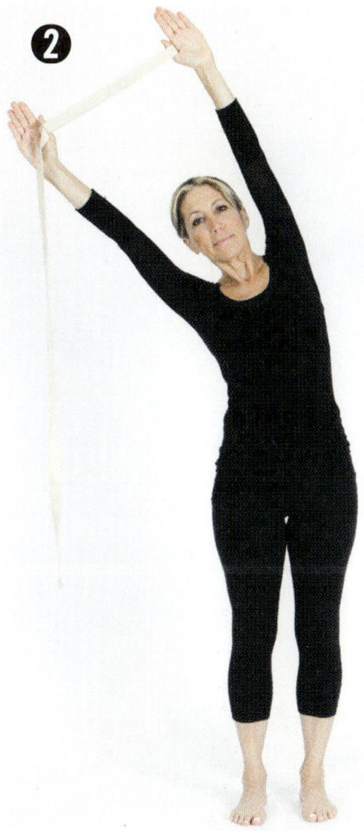

❷

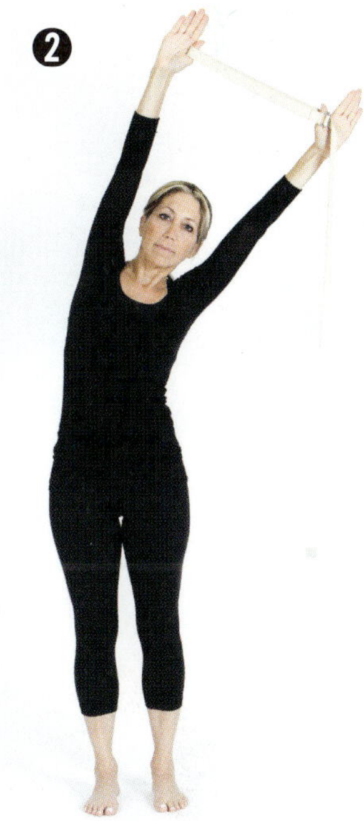

❷

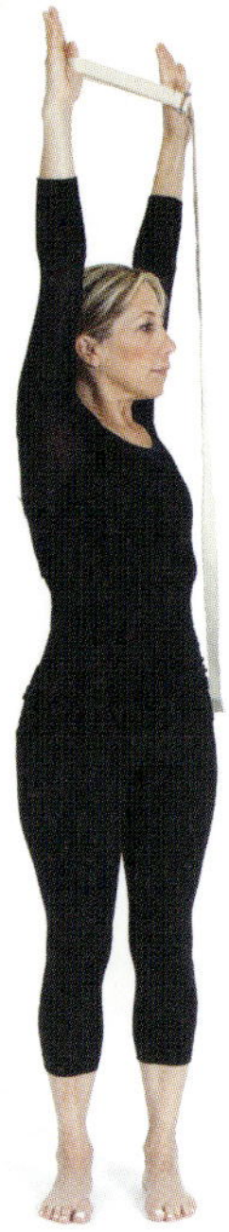

❷

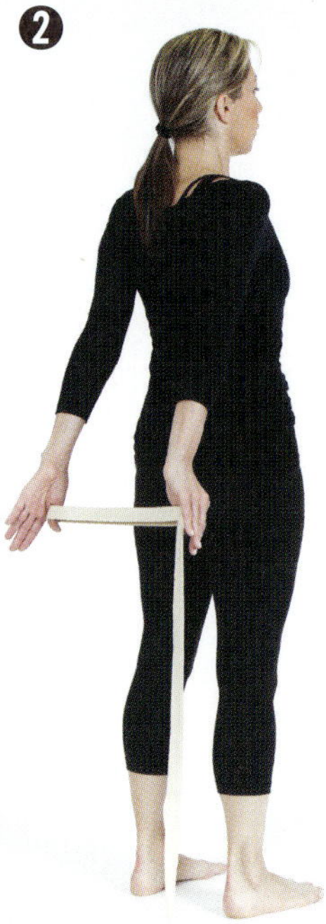

3. 등을 대고 누워서 **블록이나 볼스터를 이용한 세투 반다 사르반가아사나**를 하되, 이 시퀀스에서는 블록을 사용한다. 이 자세를 5분간 유지한다. 다음으로 두 발바닥을 붙이고 무릎은 계속 가쪽으로 둔다. 이 자세를 1분간 유지한 다음, 다리를 다시 모으고 엉덩이를 들어 블록을 치운다. 등을 바닥에 대고 3분간 이완한다.

4. **숩타 비라아사나(방법 2)**를 한다. 필요하다면 얼마든지 소도구를 추가로 사용한다. 이 자세를 6분간 유지한다.

5. **우파비스타 코나아사나**를 4분간 유지한다.

6. **사바아사나**를 한다. 12분간 유지한다. 원한다면 눈베개를 사용한다.

❸

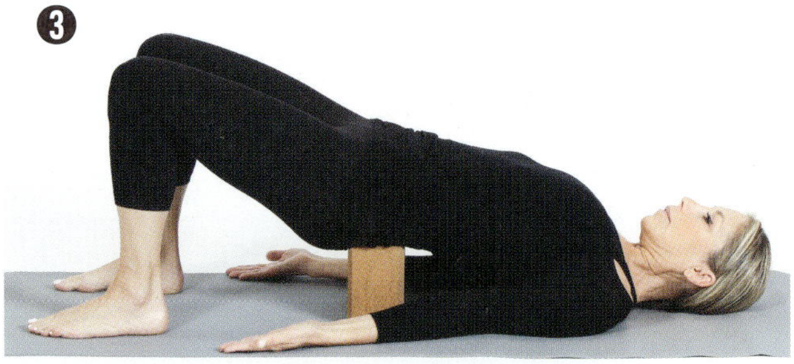

❸

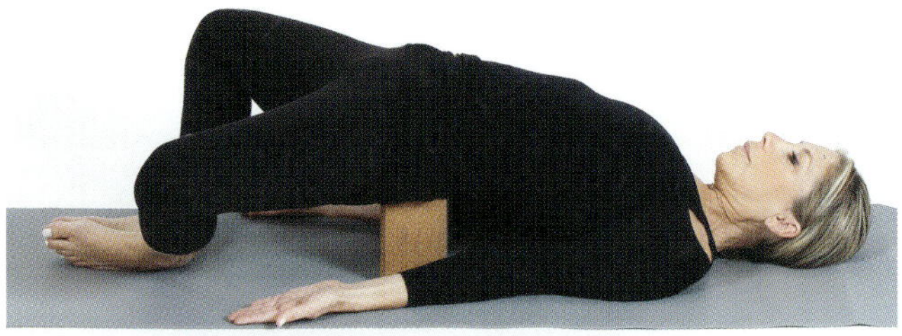

❹

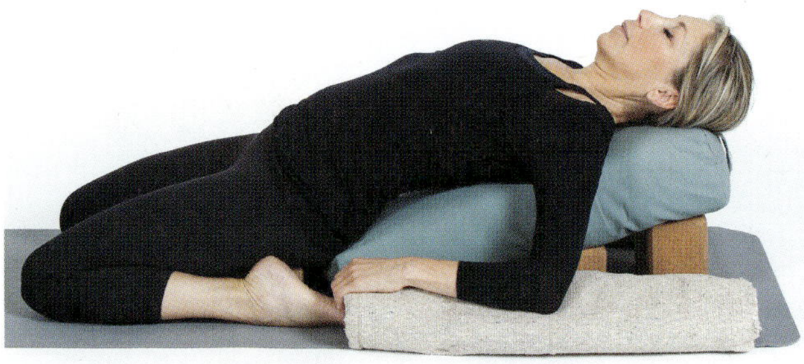

❺

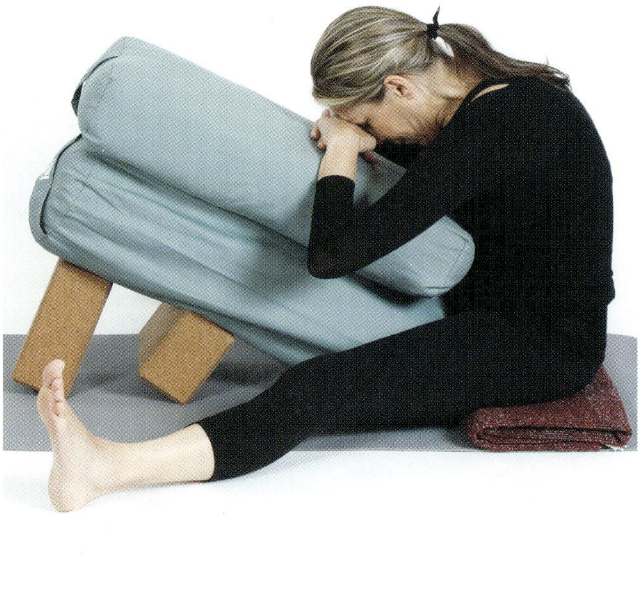

❻

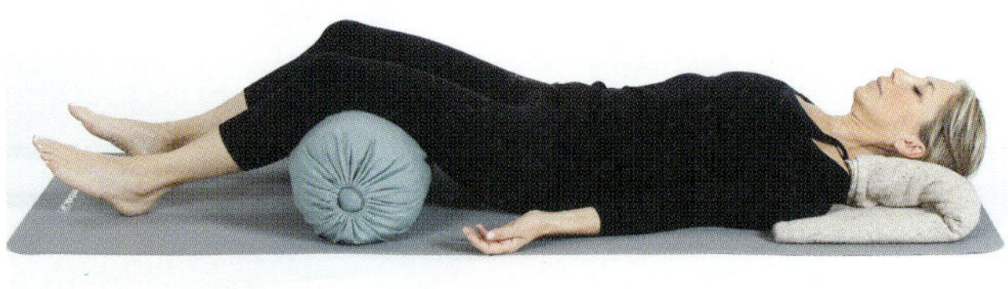

긴 시퀀스

시간: 1시간

필요한 소도구

- 매트
- 벽
- 볼스터
- 블록 2개
- 담요 2장(직사각 접기, 베개 접기)
- 눈베개(선택)

하는 방법

1. 편한 자세로 앉아서 **시탈리 호흡**을 실시하여 1분간 몸을 식히고 중심을 잡는다.
2. 벽으로 가서 **비파리타 카라니**를 한다. 이 자세를 10분간 유지한다.
3. **엎드린 자타라 파리바르타나아사나**를 한다. 오른쪽, 왼쪽 각각 3분간 자세를 유지한다.
4. **숩타 받다 코나아사나**(방법 5)를 한다. 이 자세를 12분간 유지한다.

❶

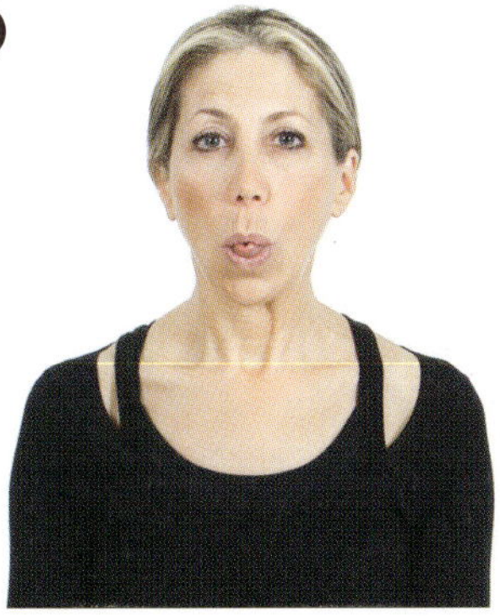

❸

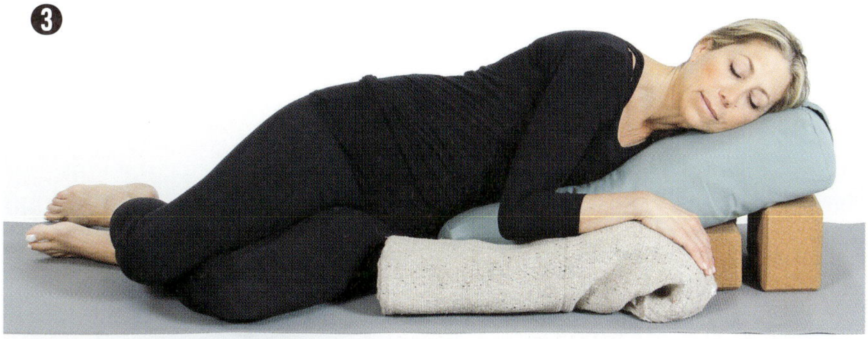

❷

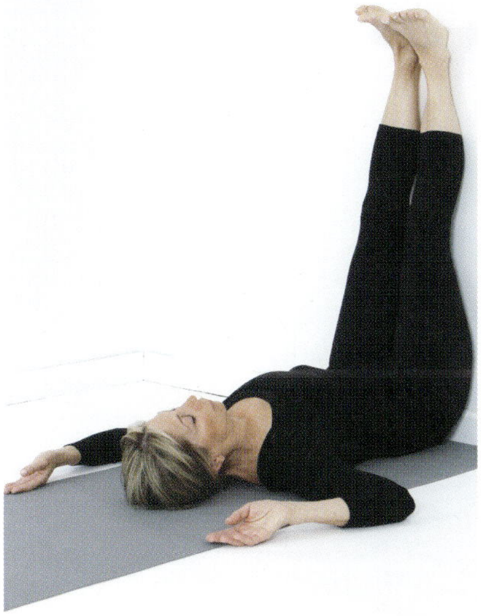

❹

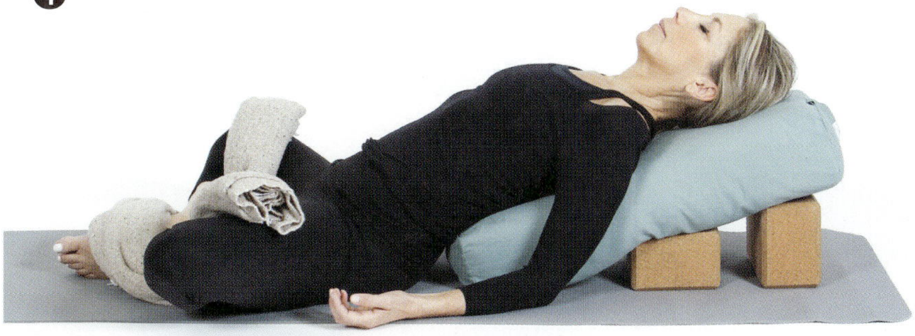

❺

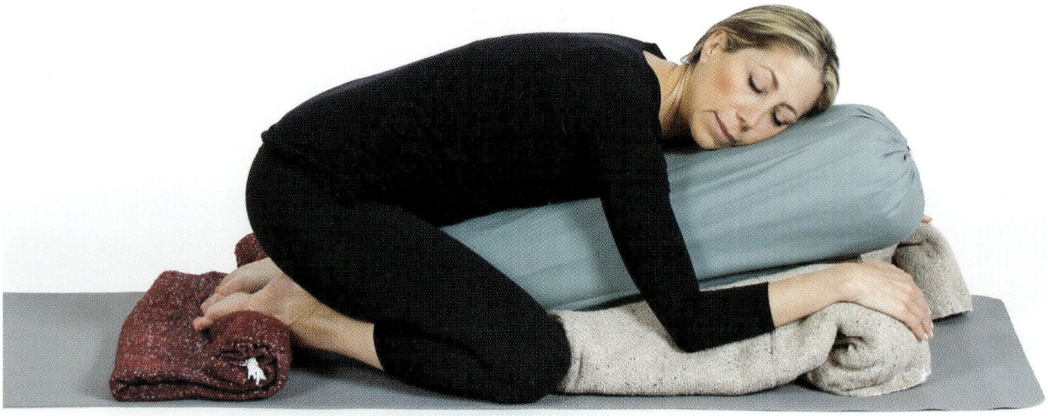

❻

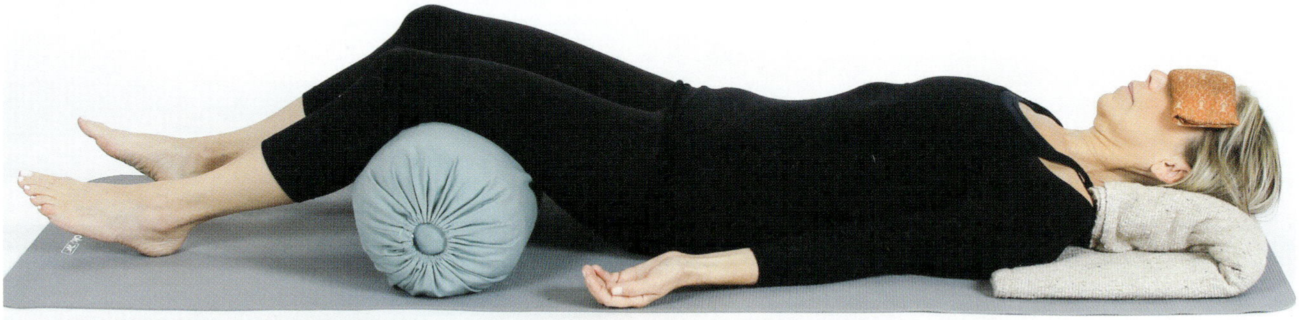

5. **발라아사나**(방법 1)를 한다. 고개를 한쪽으로 돌려서 5분간 휴식한다. 반대쪽으로도 되풀이한다.

6. **사바아사나**로 마무리한다. 이 자세를 15분간 유지한다. 원한다면 이완을 위해 눈베개를 사용한다.

임신

회복요가에는 예비 엄마들에게 도움이 되는 것이 아주 많다. 임부들도 당연히 요가를 수행할 수 있지만 몸을 가누는 것조차 고된 임신 말기 동안에는 더 힘들어진다. 보다 활동적인 요가 수업에서 제시되는 비틀기나 역자세와 같은 자세들은 임신의 여러 단계에 있는 여성들에게는 어쨌든 권할 수 없다. 다행히 회복요가는 본질적으로 순하기 때문에 임부에게는 아주 훌륭한 수행법이다. 임부는 회복요가를 함으로써 불편을 줄일 수 있으며 전반적으로 건강한 임신 경험을 하는 등 여러 가지 혜택을 얻을 수 있다. 본질적으로 회복요가는 뒷받침을 해 주는 수행법이기 때문에 임부들은 회복요가가 촉진해 주는 이완을 통해 정말 진정으로 혜택을 얻을 수 있다. 다음 시퀀스들은 임신의 모든 단계에 있는 여성들을 위해 고안되었다. 다음 시퀀스들을 시작하기 전에 필요한 만큼 배와 등과 허리에 추가적인 지지대가 되어 줄 소도구들을 반드시 모아 놓기 바란다.

시간: 30분

필요한 소도구

- 매트
- 벽
- 의자
- 볼스터 2개
- 블록 2개
- 담요 2장(사각 접기, 직사각 접기)

짧은 시퀀스

하는 방법

1. 벽으로 가서 **벽을 이용한 아도 무카 스바나아사나**를 한다. 이 자세를 2분간 유지한다.

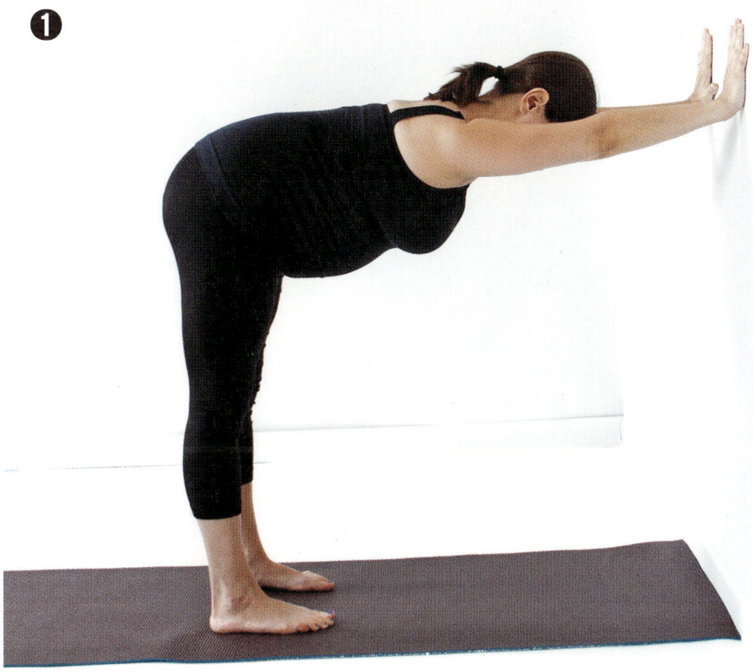

❷

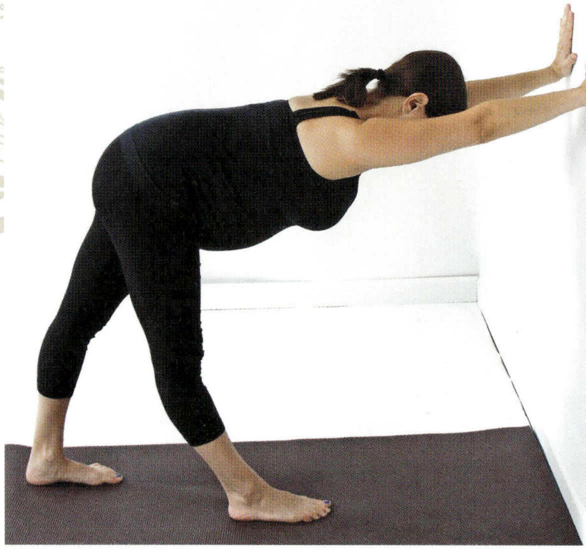

❸

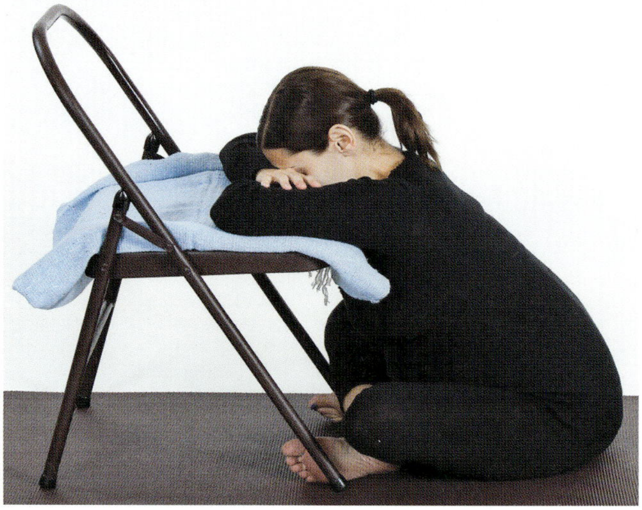

❹

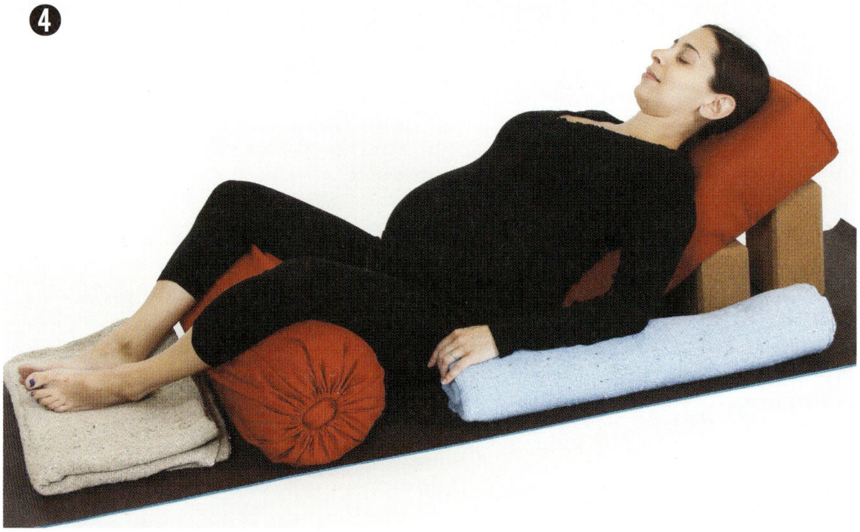

❺

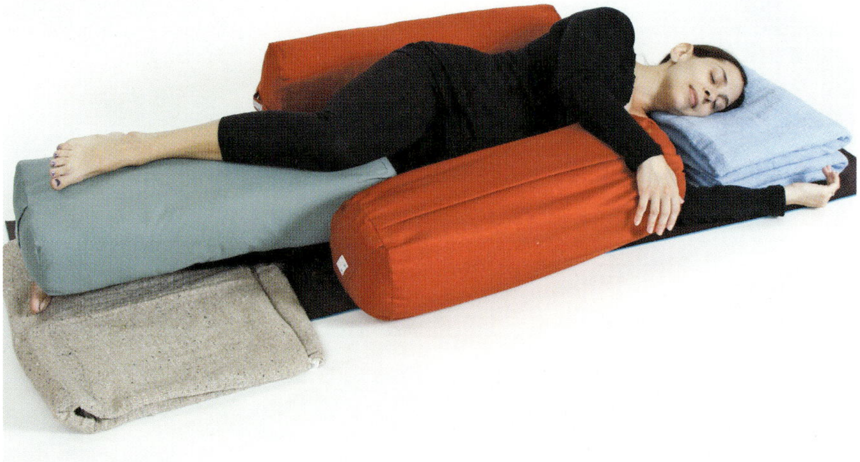

2. 계속 벽 앞에 서서 **벽을 이용한 파르스보타나아사나**를 한다. 1분간 자세를 유지한 다음 다리를 바꾸고 다시 1분간 유지한다.

3. 의자로 가서 **의자를 이용한 파스치모타나아사나**(방법 1)를 한다. 오른쪽 다리를 앞쪽에 놓고 3분간 자세를 유지한 다음, 왼쪽 다리를 앞쪽에 놓고 다시 3분간 자세를 유지한다.

4. 바닥으로 가서 **숩타 받다 코나아사나**(방법 4)를 한다. 이 자세를 10분간 유지한다.

5. 왼쪽으로 **모로 누운 사바아사나**를 한다. 10분간 자세를 유지한다. 편해지기 위해 필요한 모든 소도구를 사용한다.

시간: 1시간

필요한 소도구

- 매트
- 벽
- 볼스터 2개
- 담요 4장(사각 접기, 베개 접기, 작은 사각 접기)
- 블록 2~4개

긴 시퀀스

하는 방법

1. 양손을 배에 댄 채로 호흡에 집중하면서 몇 분간 중심잡기를 한다. 여기에서는 **아파 자파 호흡**을 하거나 단지 호흡을 관찰한다.
2. 벽으로 가서 **벽을 이용한 아도 무카 스바나아사나**를 한다. 이 자세를 2분간 유지한다.
3. 계속 벽 앞에 서서 **벽을 이용한 파르스보타나아사나**를 한다. 1분간 자세를 유지한 다음 다리를 바꾸고 다시 1분간 유지한다.
4. 바닥으로 가서 **엎드린 자타라 파리바르타나아사나**를 한다. 3분간 자세를 유지한다.

❶
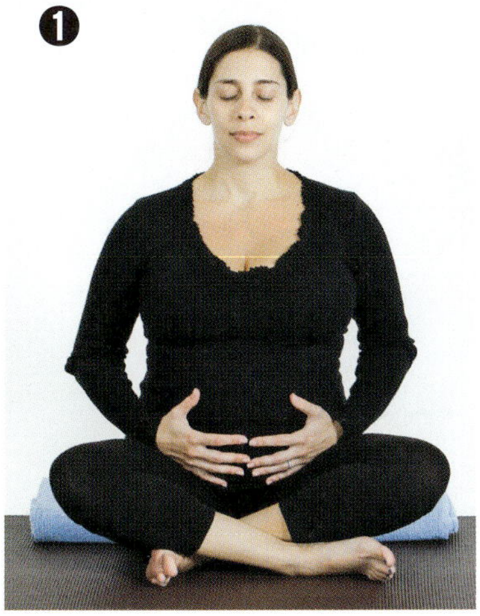

❷
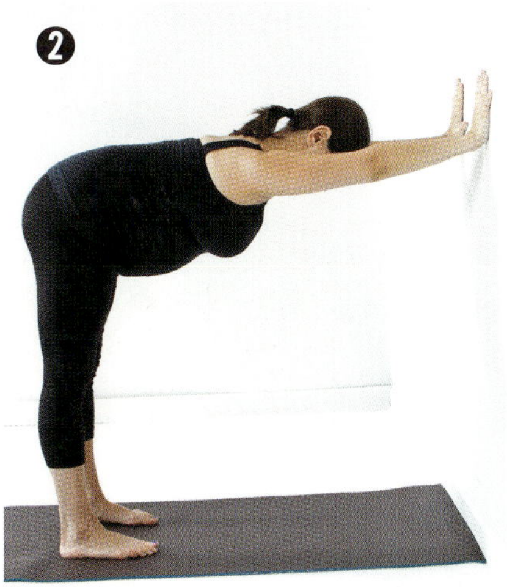

❸
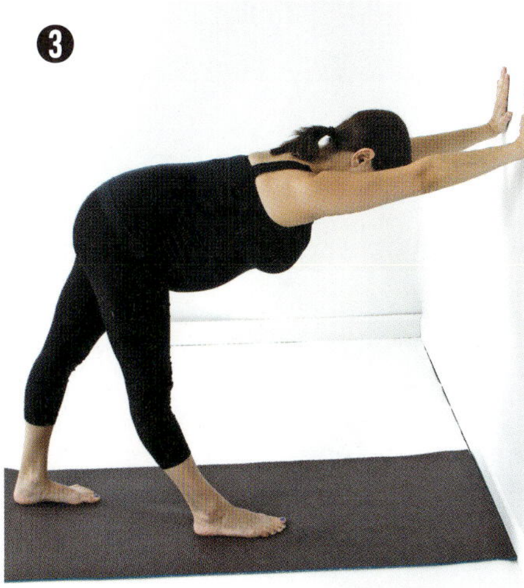

❹
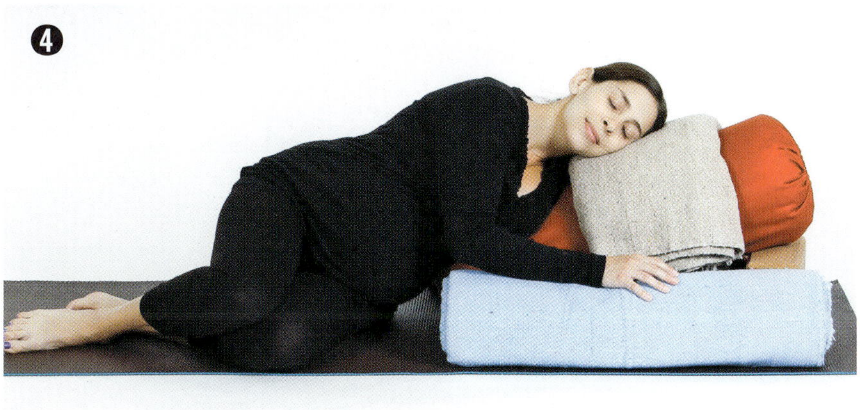

❺a

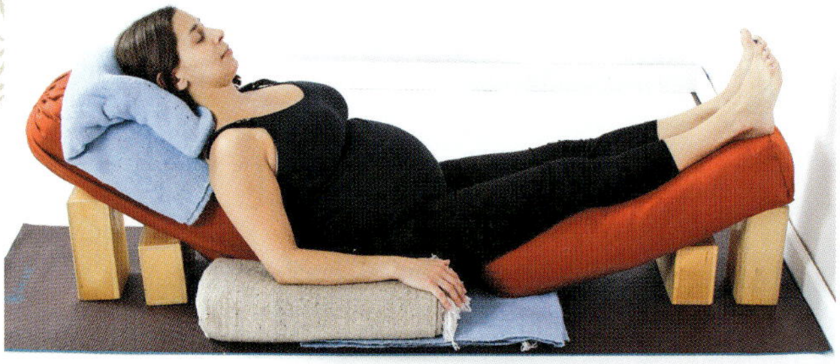

❺b

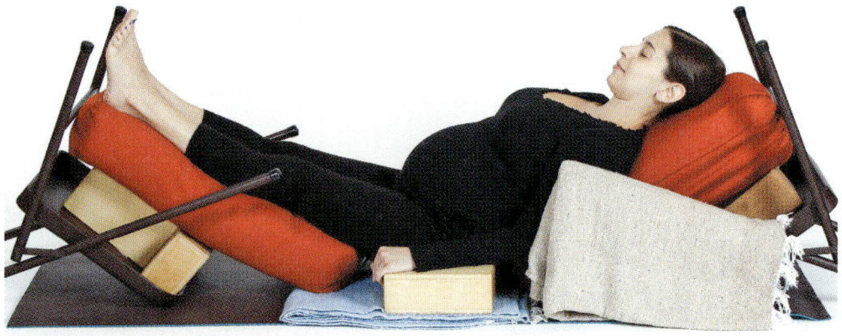

❻

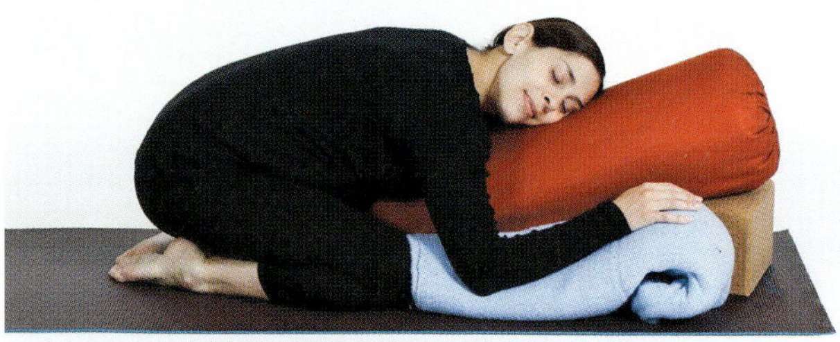

❼

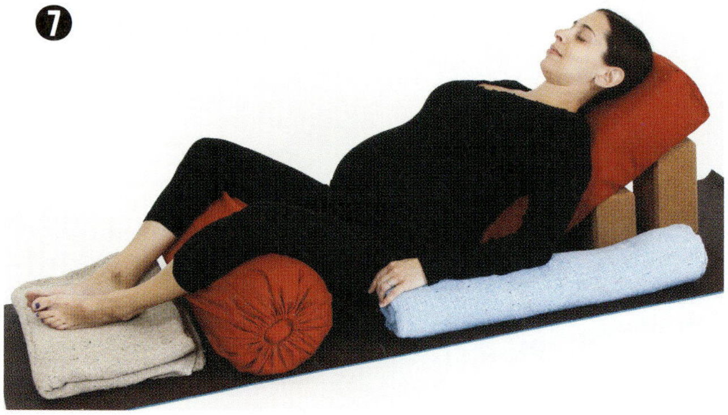

❽

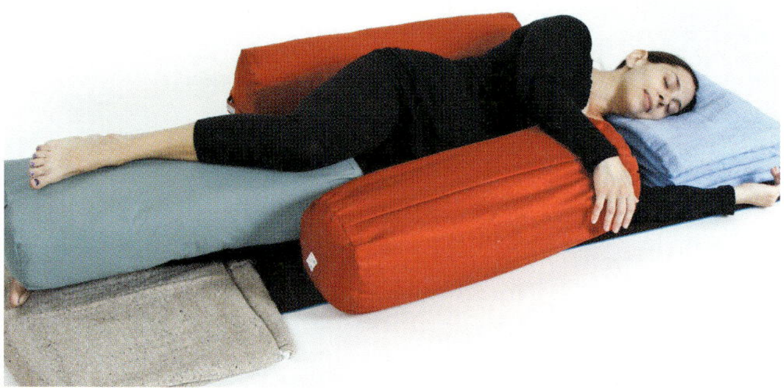

5. **볼스터를 이용한 비파리타 카라니**나 **파리푸르나 나바아사나**를 한다. **볼스터를 이용한 비파리타 카라니**를 하기로 했다면 볼스터를 경사지게 세우고 다리도 경사진 볼스터 위에 받쳐 놓도록 한다. 선택한 자세로 10분간 유지한다.

6. **발라아사나**(방법 1)로 10분간 휴식한다.

7. **숩타 받다 코나아사나**로 10분간 휴식한다.

8. 왼쪽으로 **모로 누운 사바아사나**로 마무리한다. 10분간 자세를 유지한다. 편해지기 위해 필요한 모든 소도구를 사용한다.

요가의 지혜

다음은 요가를 수행하는 임부에게 권하지 않는다.

- 첫 3개월 이후에는 오른쪽으로 눕거나 엎드리지 않는다.
- 첫 3개월 이후에는 등으로 반듯이 눕지 않는다.
- 과한 스트레칭을 피한다.
- 모든 호흡 기법에서 호흡을 참지 않는다.

여러 건강 문제를 위한 시퀀스

질병(불편, dis-ease)은 신체에서 조화가 부족하기 때문에 일어난다. 불면증을 앓고 있든 암에 걸렸든, 몸이 편안(ease)하게 느껴지지 않으면 어떤 질환을 겪을 수 있다. 이 절의 회복요가 시퀀스는 이런 건강 문제와 여러 흔한 건강 문제를 치유하는 것뿐만 아니라 예방하는 데에도 도움이 된다.

불면증

잠들기가 어렵다든지 잠든 상태를 유지하기 힘들 때가 자주 있는가? 불면증은 만성통증, 폐경, 우울증, 불안, 속쓰림 등 다양한 건강 문제에 의해 일어난다. 비록 다양한 문제들이 불면증을 일으킬 수 있지만, 이 문제의 근본 원인은 스트레스에 의한 신경계통의 과다자극이다. 회복요가가 완벽한 해독제가 되어 준다. 당신이 땅에 단단히 자리 잡을 수 있게 도와주고, 그럼으로써 신경계통을 이완시키고 몸이 휴식할 수 있도록 촉진한다. 다음 시퀀스는 처음에는 호흡을 통해, 다음으로는 바닥에 완전히 이완한 채로 누워 있을 때 모래주머니의 무게를 통해 당신 몸을 땅에 단단히 고정시키도록 고안되었다. 어떤 자세든 자극이 너무 심하다 싶으면 시퀀스에서 마음대로 빼도 좋다.

시간: 30분

필요한 소도구

- 매트
- 볼스터
- 모래주머니
- 담요(직사각 접기)(선택)
- 눈베개(선택)

짧은 시퀀스

하는 방법

1. 우선 **웃자이 호흡**(방법 1)으로 뇌를 진정시킨다. 이 호흡법은 '소리가 나는' 호흡이라는 점을 명심하기 바란다. 그러므로 당신은 목을 수축시키면서 그 소리를 들을 수 있어야 한다. 이렇게 2분간 호흡한다.
2. 다음으로 **아도 무카 스바나아사나**를 하되 이 시퀀스에서는 볼스터를 사용한다. 이 자세를 2분간 유지한다.

❶

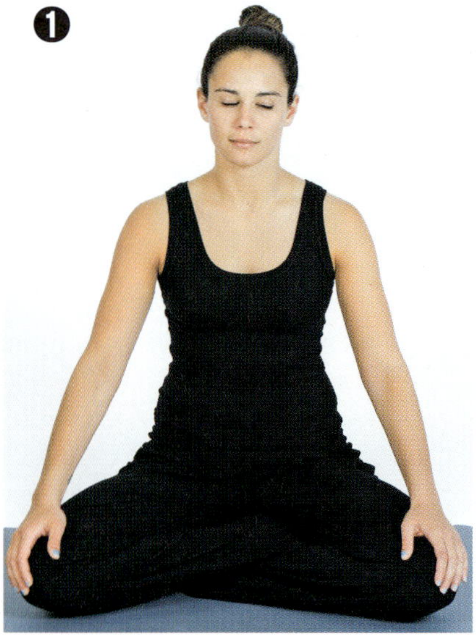

❷

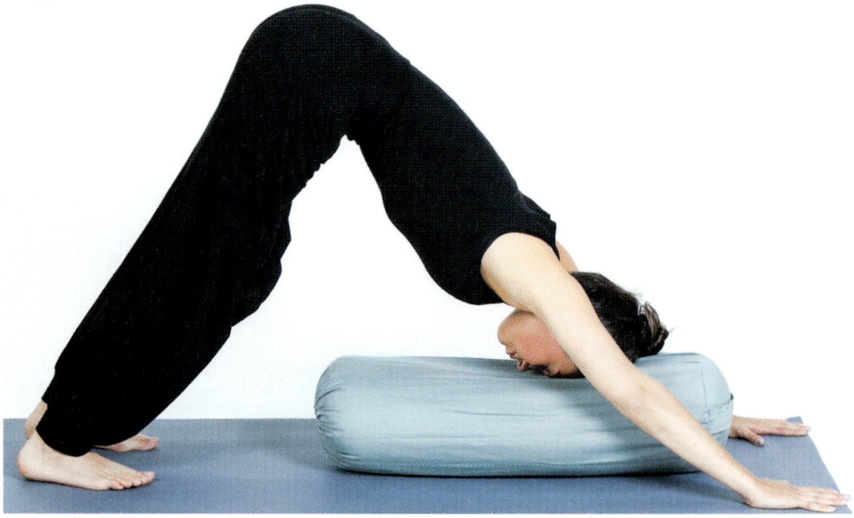

3. **모로 누운 아르다 찬드라아사나**를 한다. 이 자세를 오른쪽, 왼쪽 각각 3분간 유지한다. 아래쪽 팔을 머리를 받치는 베개로 삼아 볼스터 위에서 몸이 완전히 이완되게 한다.

4. 이제 **엎드린 예비 전굴 자세**를 한다. 볼스터 위에서 배를 완전히 이완시킨다. 이 자세를 3분간 유지한다.

5. **발라아사나**(방법 1)를 한다. 이 시퀀스에서는 등 위에 모래주머니를 올려놓는다. 이 자세로 7분간 이완하면서 등 위에 있는 모래주머니의 압력을 느낀다.

6. 마지막으로 **사바아사나**로 마무리한다. 이 시퀀스에서는 가슴에 모래주머니를 올려놓고 모래주머니의 무게가 남은 모든 긴장을 풀게 한다. 이 자세를 10분간 유지한다. 원한다면 더 이완하기 위해 눈베개나 담요를 추가해도 좋다.

❸

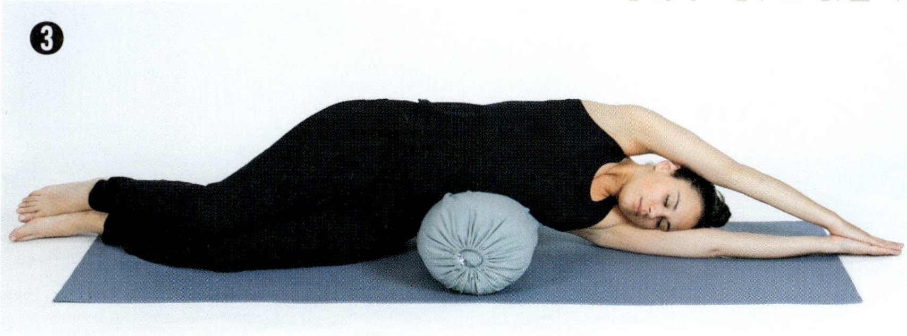

❹

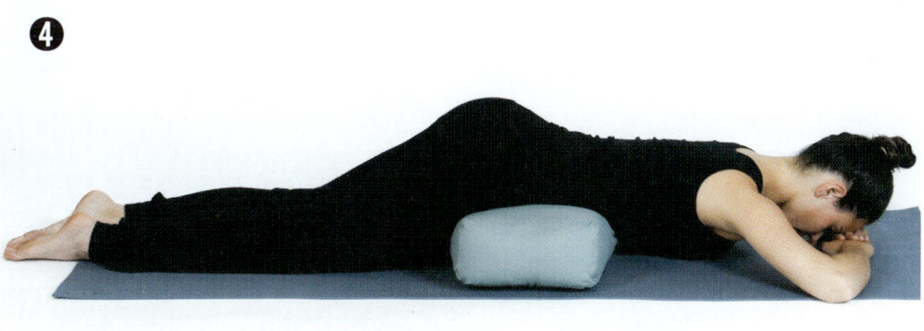

❺

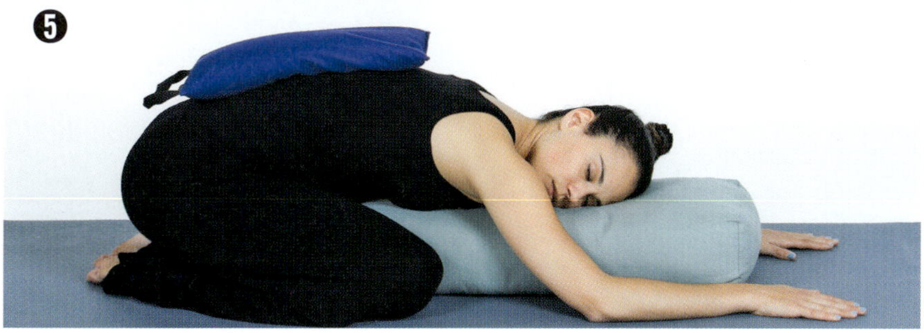

❻

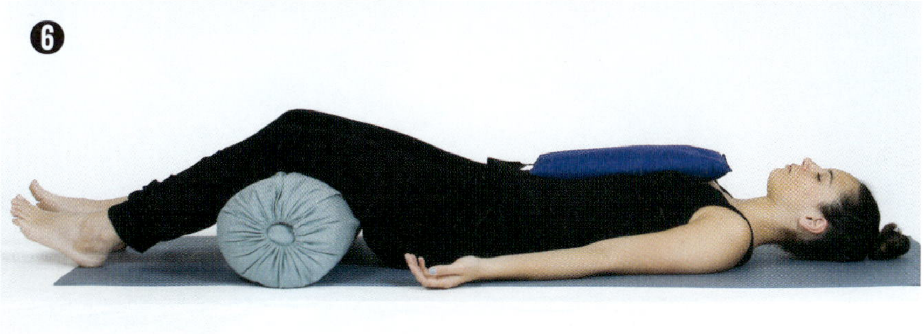

요가의 지혜

아유르베다에서 하루는 도샤가 구성한 '생체 시계'에 따라 구분된다. 해당 시간에 지배적인 도샤 에너지에 따라, 어떤 시간은 식사에, 어떤 시간은 사색에, 어떤 시간은 운동에, 또 어떤 시간은 휴식에 최적이다. 아유르베다의 지혜에 따르면 잠자기에 최적의 시간은 피타가 당신의 생각과 낮에 먹은 음식을 '소화' 시키도록 도와주는 밤 10시에서 새벽 2시이며 바타가 움직이면서 소화의 부산물을 제거하는 데에 도움을 주는 시간인 새벽 2시부터 6시까지이다. 이 시간 동안 자면 몸에 내장된 시계를 유지하는 데에 도움이 된다.

시간: 1시간

필요한 소도구

- 매트
- 의자
- 볼스터
- 블록 2개(선택)
- 벽
- 모래주머니
- 담요(베개 접기 또는 직사각 접기)(선택)
- 눈베개(선택)

긴 시퀀스

하는 방법

1. **웃자이 호흡**(방법 2)으로 몇 분간 호흡을 조율한다. 이렇게 하면 날숨의 길이가 길어진다.
2. **아도 무카 스바나아사나**를 하되 이 시퀀스에서는 볼스터를 사용한다. 이 자세를 2분간 유지한다.
3. 무릎을 꿇고 앉아서 **발라아사나**(방법 1)를 한다. 이 자세를 8분간 유지한다.
4. **의자를 이용한 파스치모타나아사나**(방법 1)를 한다. 엉덩관절이나 무릎에 모든 불편을 없애기 위해 앉은 자리나 다리를 받쳐 줄 모든 소도구를 사용한다. 오른쪽 다리를 앞쪽에 놓고 4분간 자세를 유지한 다음, 왼쪽 다리를 앞쪽에 놓고 다시 4분간 자세를 유지한다.
5. 볼스터 위에 누워서 **숩타 받다 코나아사나**(방법 1)를 한다. 필요하다면 볼스터 맨 위에 베개 접기를 한 담요를 사용하고, 블록을 사용하여 넓적다리를 받친다. 이 자세를 12분간 유지한다.
6. 벽으로 가서 **비파리타 카라니**를 한다. 모래주머니를 발바닥 위에 가로로 올려놓는다. 이 자세를 10분간 유지한다.
7. **모로 누운 사바아사나**로 마무리한다. 편하게 느낄 수 있도록 필요한 소도구를 모두 사용한다. 이 자세를 15분간 유지한다.

❶

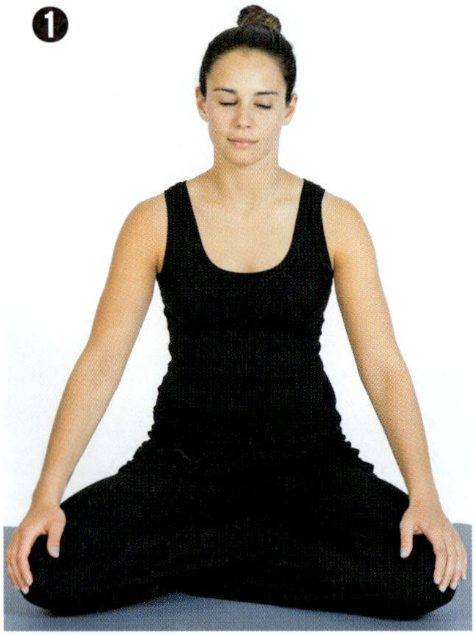

❷

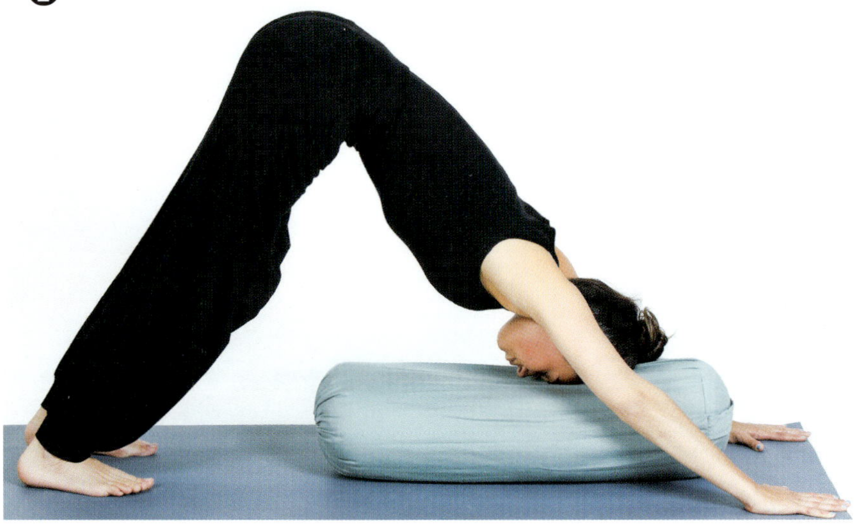

❸

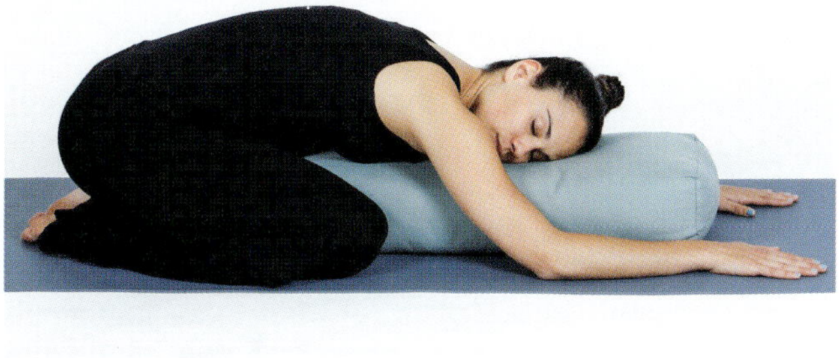

❹

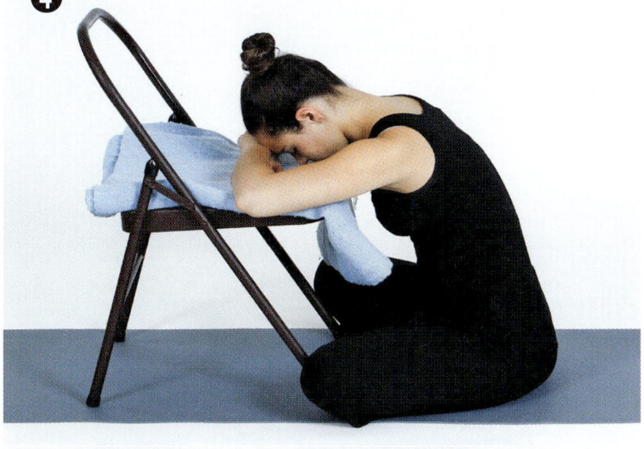

❺

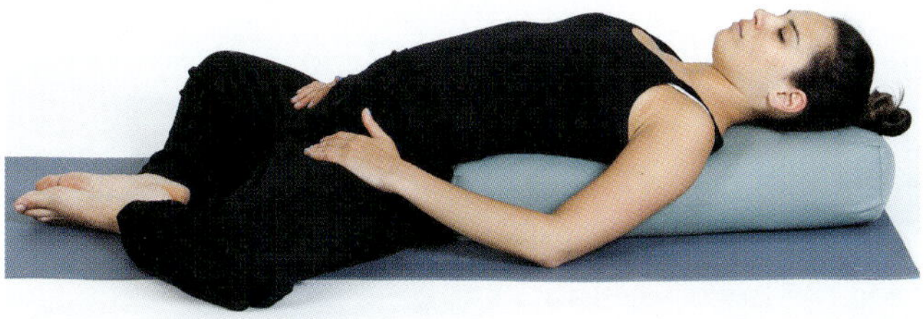

❻

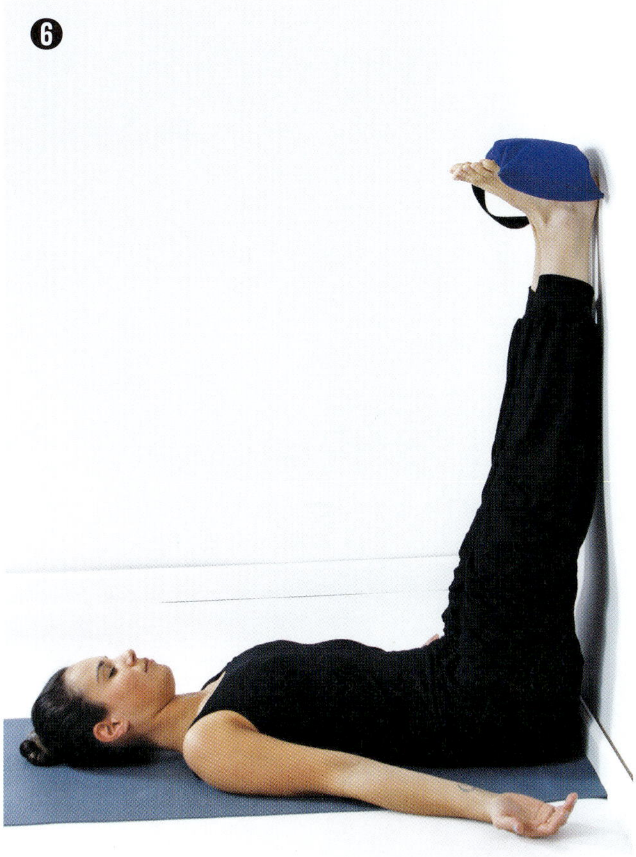

❼

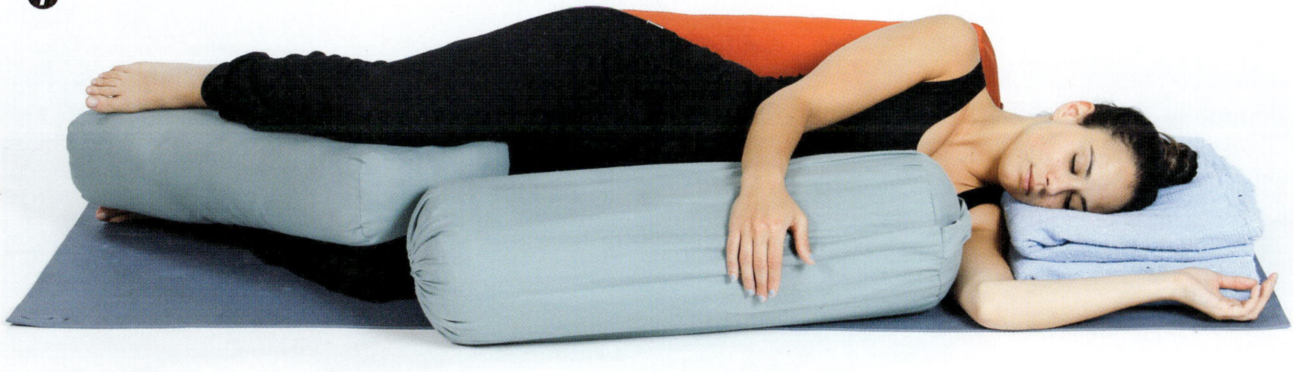

두통

두통은 머리와 목 근육의 긴장, 알레르기반응, 코곁굴 압력, 감기, 인플루엔자 등 수없이 많은 이유 때문에 일어날 수 있다. 두통의 주요한 근원 중 하나는 스트레스이고, 회복요가는 이 문제에 정말 도움이 될 수 있다. 목 근육을 바이스(vise)라고 생각해보라. 바이스가 조이면 피가 뇌로 잘 흘러가지 못한다. 목과 주변 근육들을 이완하는 것은 조인 바이스를 푸는 것과 같다. 다음 시퀀스는 당신이 몸을 인식함으로써 긴장을 풀고 두통을 완화할 수 있도록 도와줄 자세들과 호흡 훈련들을 포함하고 있다.

시간: 30분

필요한 소도구

- 매트
- 스트랩
- 볼스터
- 블록 2개
- 담요 2장(길게 말기)
- 머리띠

짧은 시퀀스

하는 방법

1. 이 시퀀스는 우선 **목 스트레칭**으로 시작한다. 한 쪽을 스트레칭할 때마다 반드시 최소한 두 번 호흡하는 동안 자세를 유지하고, 가능하다면 양팔을 바닥 쪽으로 뻗어서 목 스트레칭이 더 되도록 한다. 목 부위가 정말 완전히 이완된 기분을 느껴야 한다.

2. 다음으로 **어깨 스트레칭**을 몇 분간 실시한다.

❶
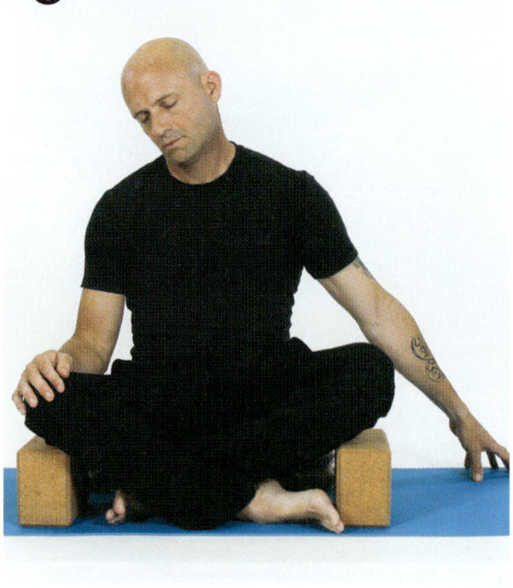

❷
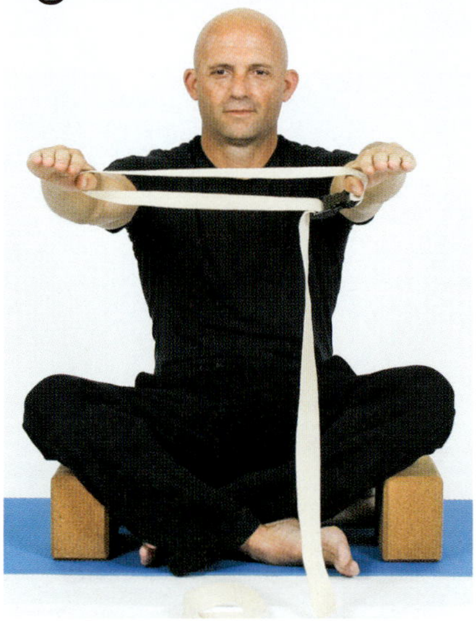

❷
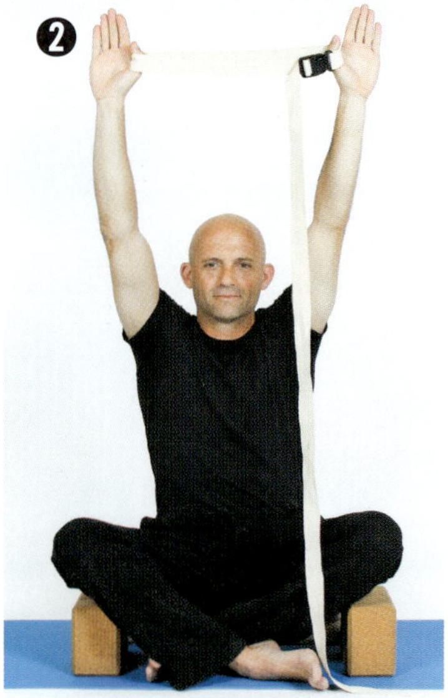

3. 바닥으로 가서 **블록이나 볼스터를 이용한 맏스야아사나**를 한다. 여기에서는 블록과 볼스터를 모두 사용하여 몸을 받친다. 머리를 머리띠로 감싸고 자세를 10분간 유지한다.

4. **숩타 받다 코나아사나**(방법 1)를 한다. 과하게 스트레칭되는 느낌이 든다면 다리 밑에 블록이나 담요를 더 깔아서 몸을 받치도록 한다. 이 자세를 4분간 유지한다.

5. 볼스터를 무릎 밑에 두고서 **사바아사나**를 한다. 이 자세를 유지하는 동안 10분간 **구름** 시각화를 실시한다. 시간이 지나면서 점점 더 생각이 줄어드는 것을 느낄 것이다.

❷

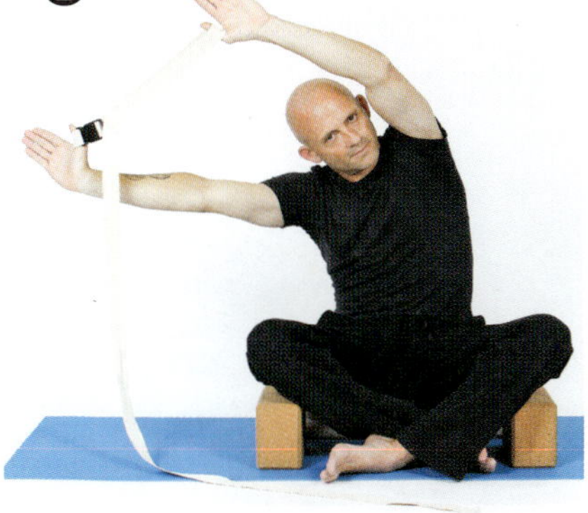

❷

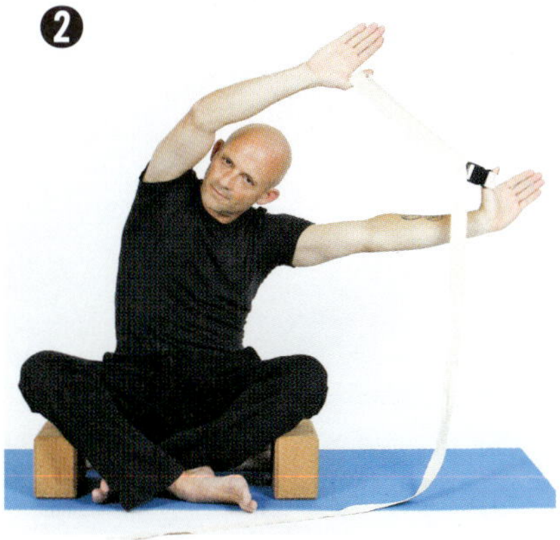

❷

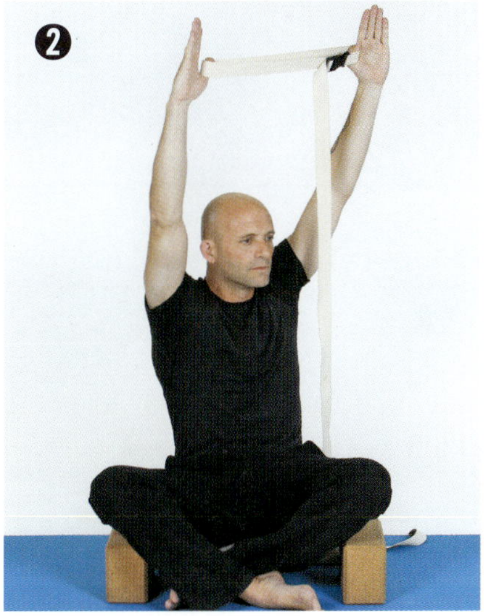

❷

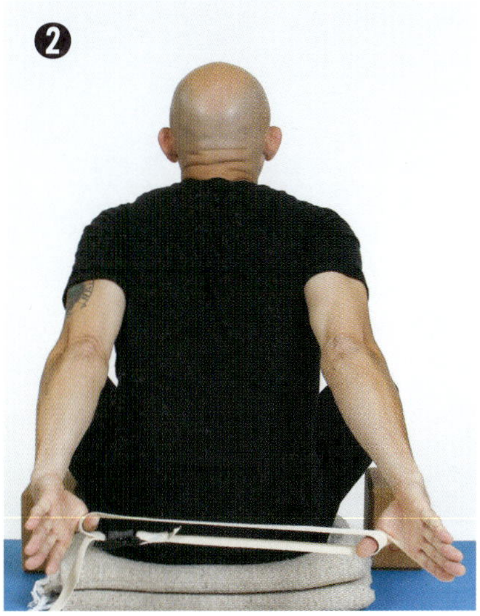

❸

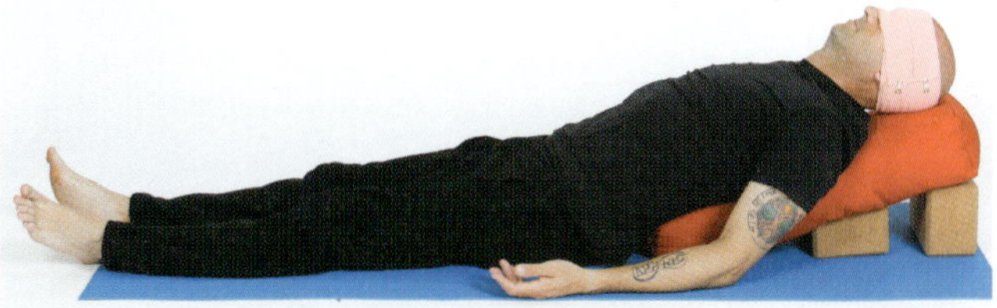

❹

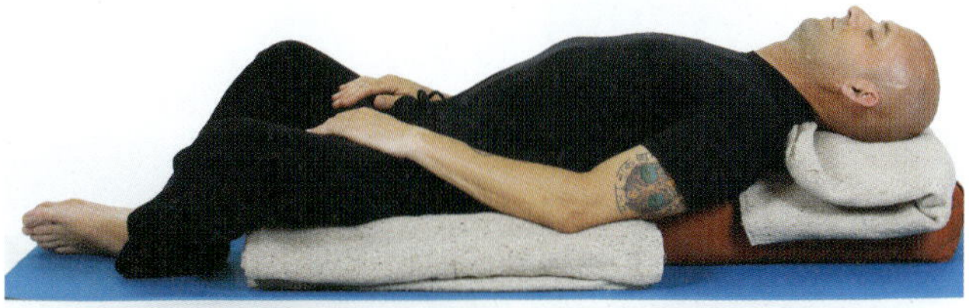

❺

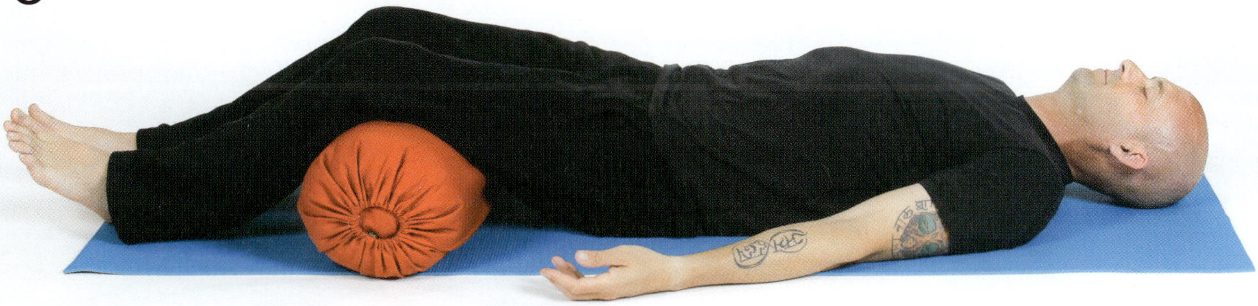

시간: 1시간

필요한 소도구

- 매트
- 스트랩
- 벽
- 의자
- 볼스터 2개
- 담요 1~2장(사각 접기, 직사각 접기)
- 블록
- 눈베개(선택)
- 모래주머니

긴 시퀀스

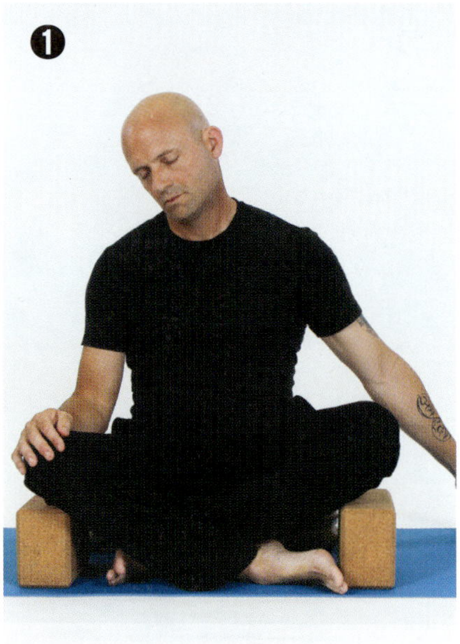

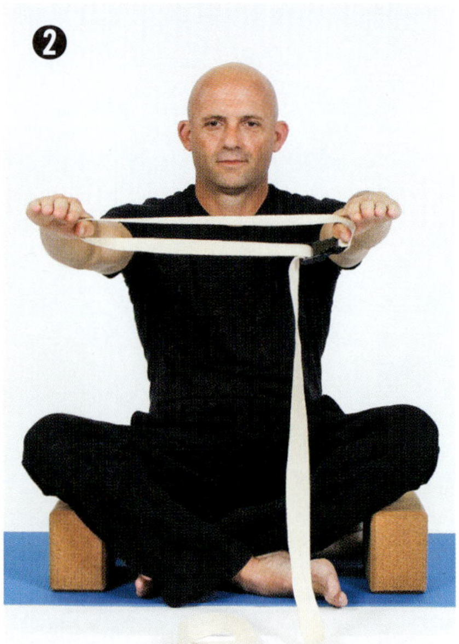

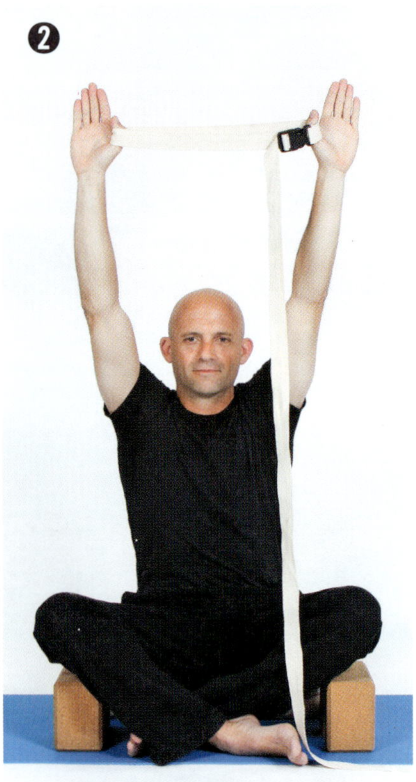

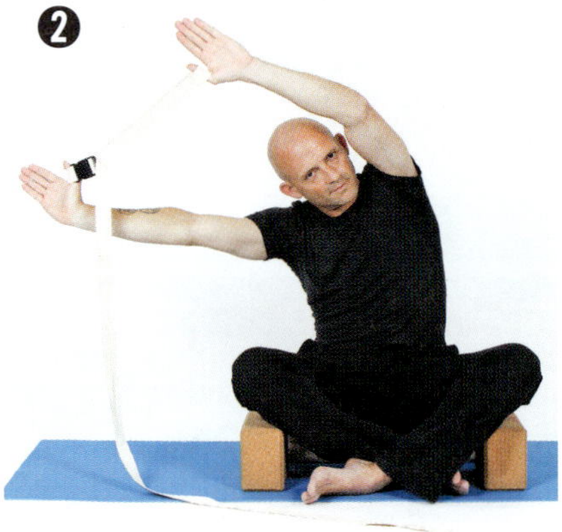

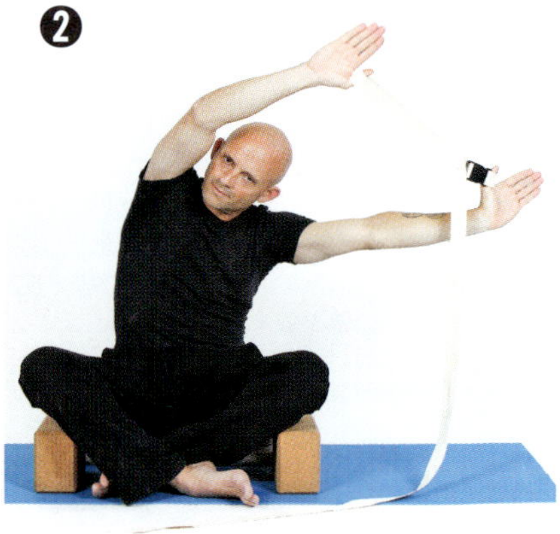

하는 방법

1. 이 시퀀스는 우선 **목 스트레칭**으로 시작한다. 한 쪽을 스트레칭할 때마다 반드시 최소한 두 번 호흡하는 동안 자세를 유지하고, 가능하다면 양팔을 바닥 쪽으로 뻗어서 목 스트레칭이 더 되도록 한다. 목 부위가 정말 완전히 이완된 기분을 느껴야 한다.

2. 다음으로 **어깨 스트레칭**을 몇 분간 실시한다.

3. 바닥에서 편하게 앉은 자세로 **쿰바카 호흡**을 한다. 호흡에 집중하면서 숨을 내쉰 후 잠깐 멈춘다. 이렇게 3분간 실시한다.

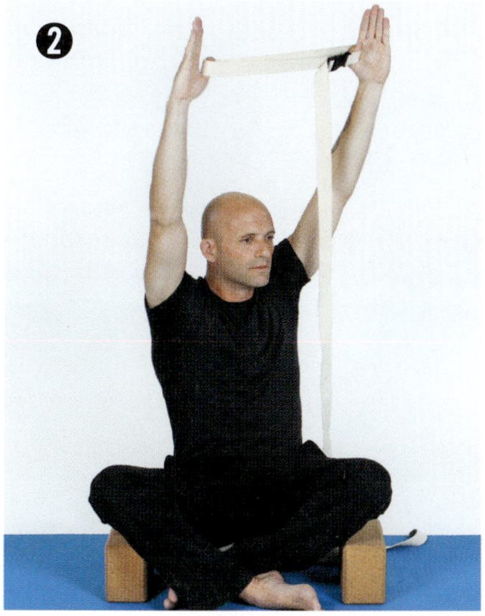

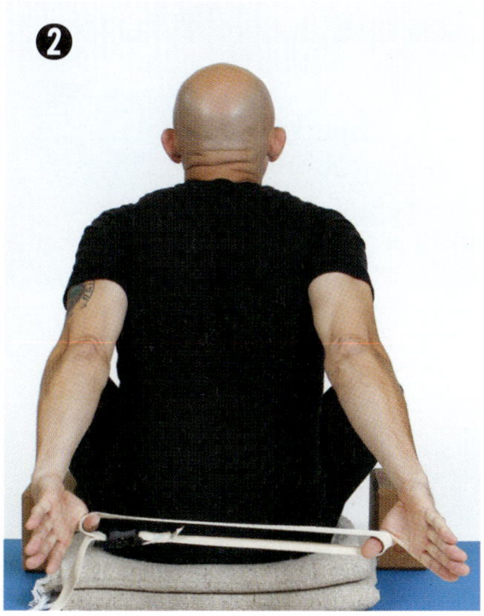

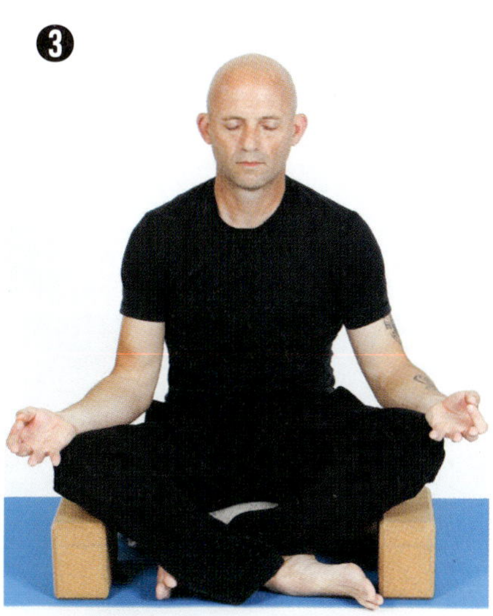

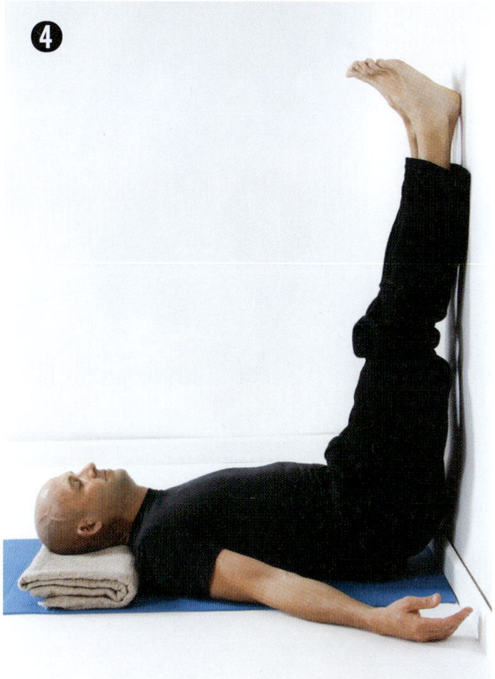

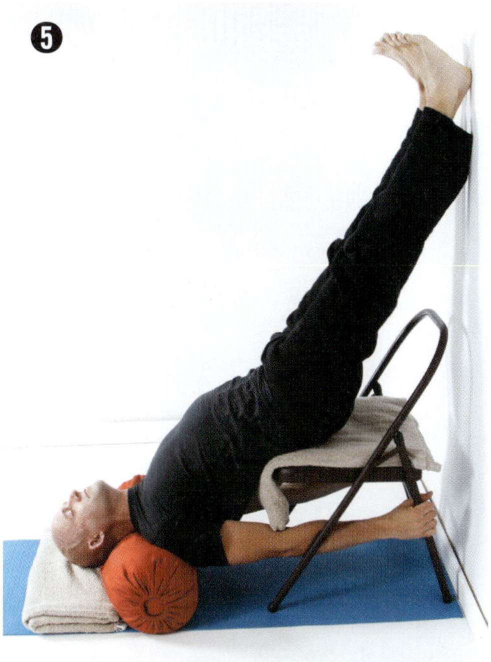

4. 벽으로 가서 **비파리타 카라니**를 한다. 대략 10분간 자세를 유지한다.

5. 옆으로 굴러서 잠시 시간을 내어 몸을 추스르고 **살람바 사르반가아사나**를 한다. 이 자세를 6분간 유지한 다음 몸을 낮춰서 허리를 볼스터에 대고 다리는 의자 위에 올려 둔다. 이 자세를 1분간 유지했다가 그 다음으로 넘어간다.

6. 필요한 볼스터나 담요를 사용하여 **세투 반다 사르반가아사나**(방법 1)를 한다. 원한다면 이완을 위해 눈베개를 사용한다. 8분간 자세를 유지한다.

7. 의자로 가서 **의자를 이용한 파스치모타나아사나**(방법 2)를 한다. 오른쪽, 왼쪽 각각 3분간 자세를 유지한다. 엉덩관절이나 무릎에 조금이라도 불편함이 있다면 담요나 블록으로 다리를 떠받쳐야 함을 명심하기 바란다.

8. **엎드린 자타라 파리바르타나아사나**를 한다. 오른쪽, 왼쪽 각각 3분간 자세를 유지한다. 더 깊은 비틀기를 위해 머리를 무릎 쪽 혹은 무릎 반대쪽으로 돌려도 되지만 억지로 하지 않도록 주의한다. 편한 상태를 유지한다.

9. 마지막으로 **사바아사나**로 마무리한다. 이 시퀀스에서는 이마에 모래주머니를 올려놓는다. 모래주머니의 일부는 이마에 올려놓고 일부는 머리 위에 있는 블록에 올려놓는다. 자세를 15분간 유지한다. 모래주머니를 치울 때 무리하지 않도록 조심한다.

❻

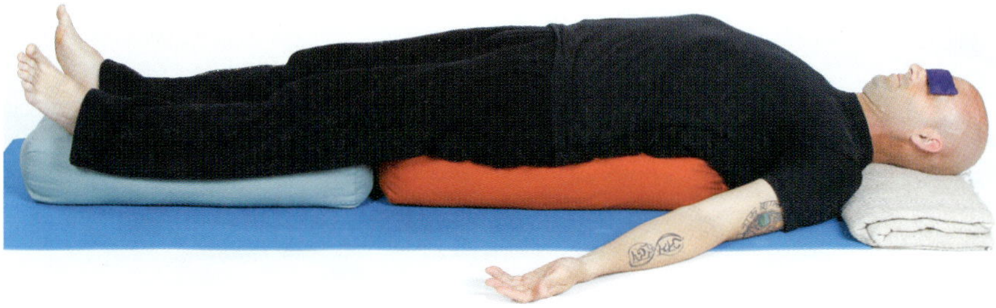

❼

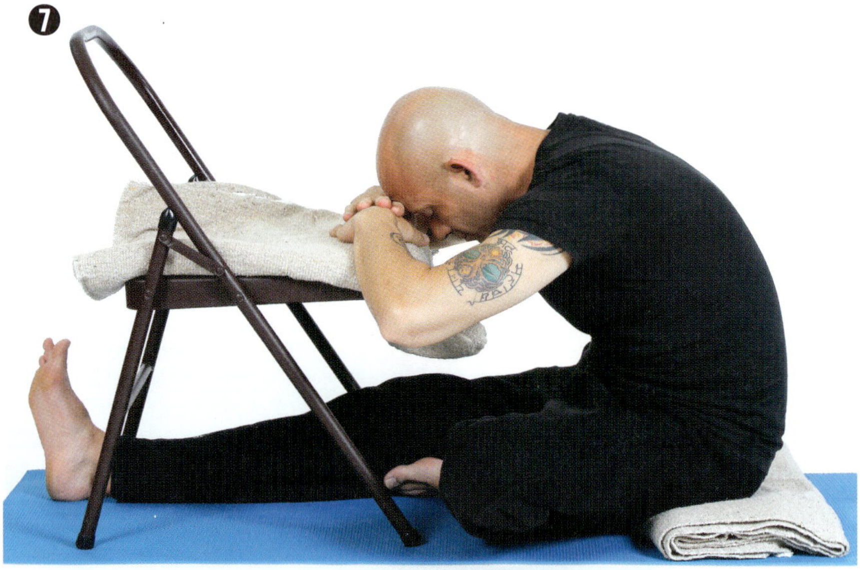

❽

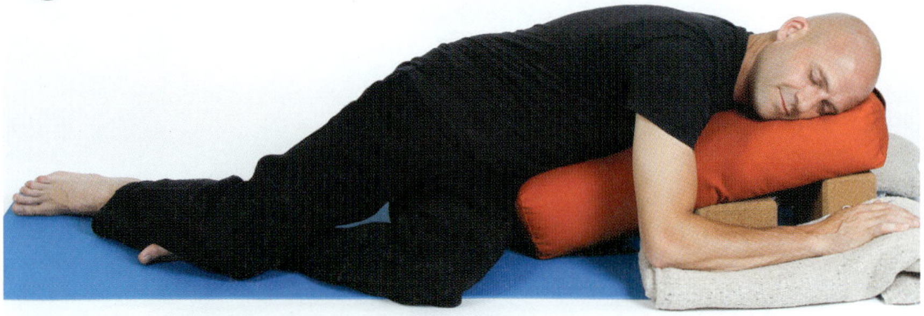

❾

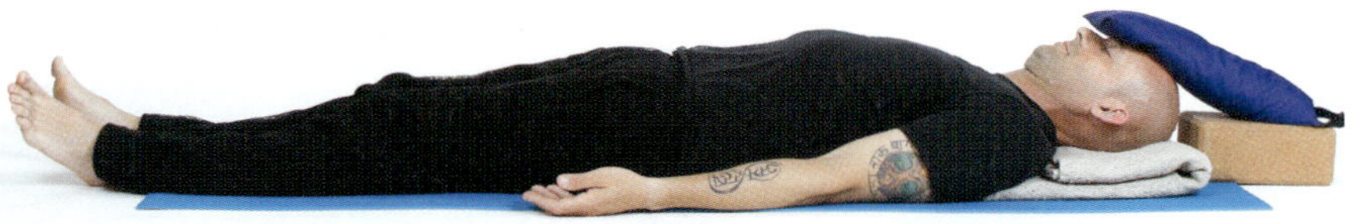

암

시간: 30분

필요한 소도구

- 매트
- 스트랩
- 담요 2장(길게 말기, 사각 접기, 직사각 접기, 펼쳐 접기)
- 의자
- 벽
- 볼스터
- 눈베개(선택)

약과 수술, 진단의 스트레스 때문에 암 환자는 몸과 마음이 모두 짓눌리기 쉽다. 아마도 회복요가의 가장 유익한 효과 중 하나는 이런 사람들이 자기 몸을 더 깊이 인식하고 자신의 서로 다른 신체 기능들을 의식할 수 있도록 도와준다는 점일 것이다. 이러한 심신상관을 발달시키는 것이 실제로 암 환자들이 자기 건강에 대한 통제력을 회복하는 데에 놀랍도록 유익한 도움이 될 수 있다. 보다 구체적으로 회복요가가 림프계통에 미치는 영향은 암과 싸울 때 몸의 치유 과정을 자극하는 데에 특히 도움이 된다는 것이다. 다음 시퀀스는 회복을 도와줄 뿐만 아니라 몸이 암과 싸우는 데에도 도움이 될 것이다.

짧은 시퀀스

하는 방법

1. **아파 자파 호흡**을 약 2분간 실시하면서 중심을 잡는다.
2. 그런 다음 약 4분간 **어깨 스트레칭**을 한다. 스트레칭을 과하게 하지 않도록 조심한다.

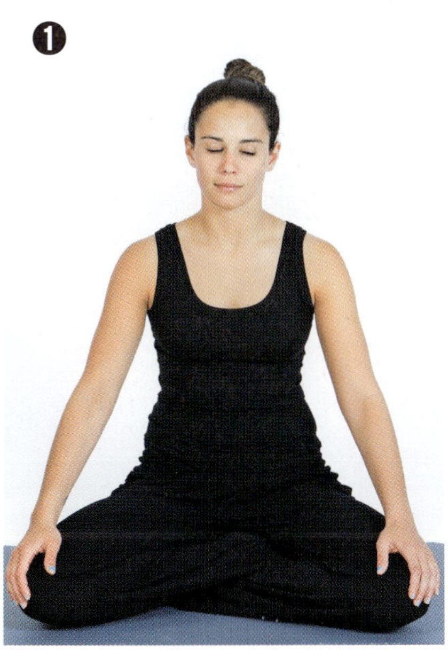

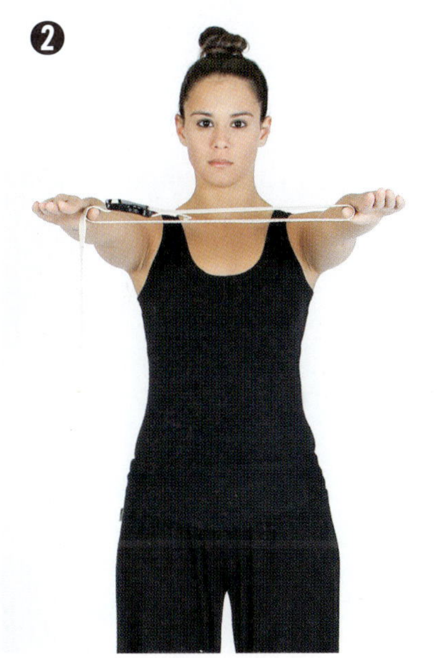

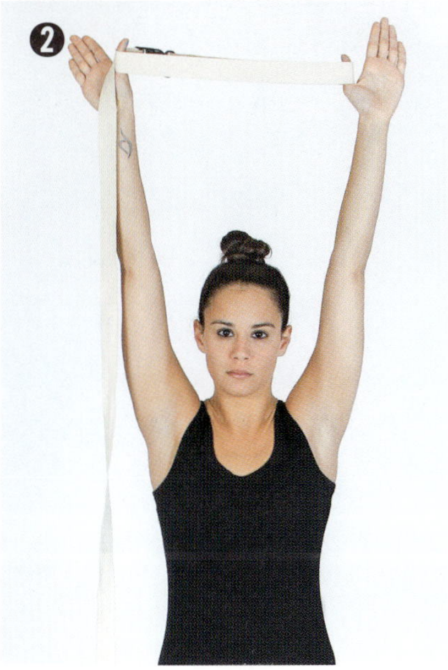

3. 그런 다음 **예비 후굴 자세**를 한다. 위치 1, 위치 2, 위치 3에서 각 2분간, 총 6분간 자세를 유지한다.

4. **의자를 이용한 파스치모타나 아사나**(방법 1)를 한다. 오른쪽 다리를 앞쪽에 놓고 3분간 자세를 유지한 다음, 왼쪽 다리를 앞쪽에 놓고 다시 3분간 자세를 유지한다.

5. 벽으로 가서 **볼스터를 이용한 비파리타 카라니**를 한다. 볼스터를 엉덩부위 밑에 놓고 직사각 접기를 한 담요는 등과 허리 밑에 놓는다. 5분간 자세를 유지한다.

6. **사바아사나**로 마무리한다. 이 자세를 10분간 유지한다. 여기에서 펼쳐 접기를 한 담요와 눈베개를 사용해도 좋다.

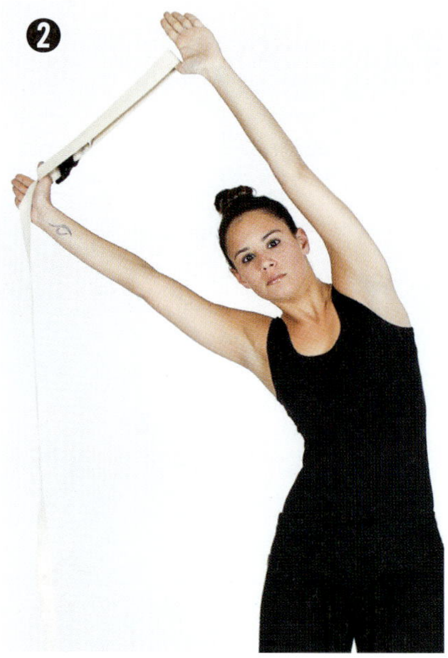

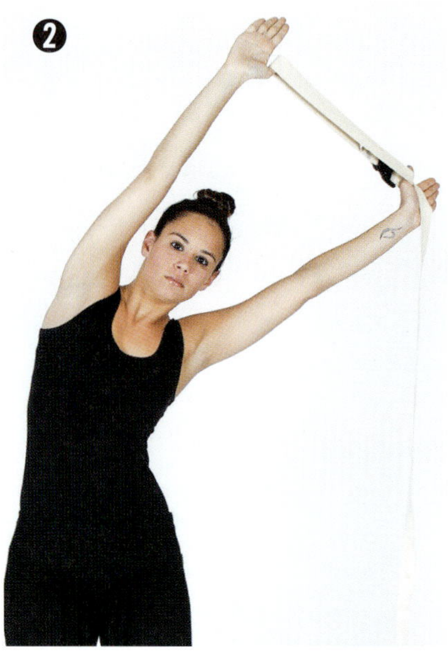

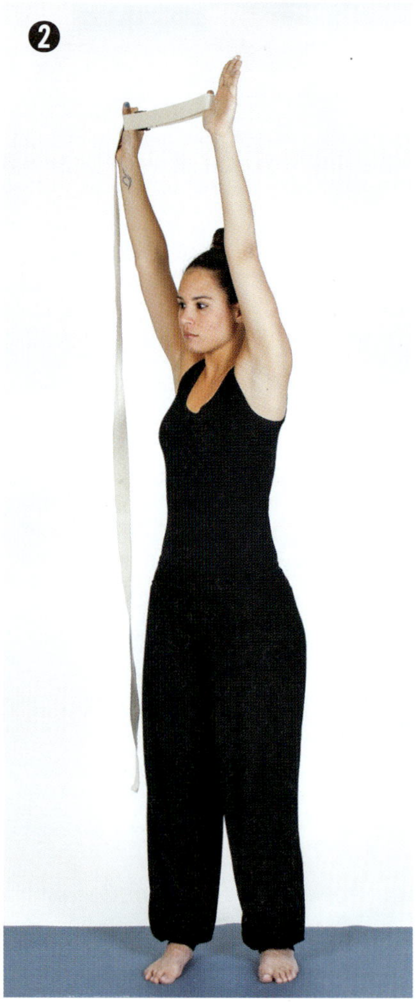

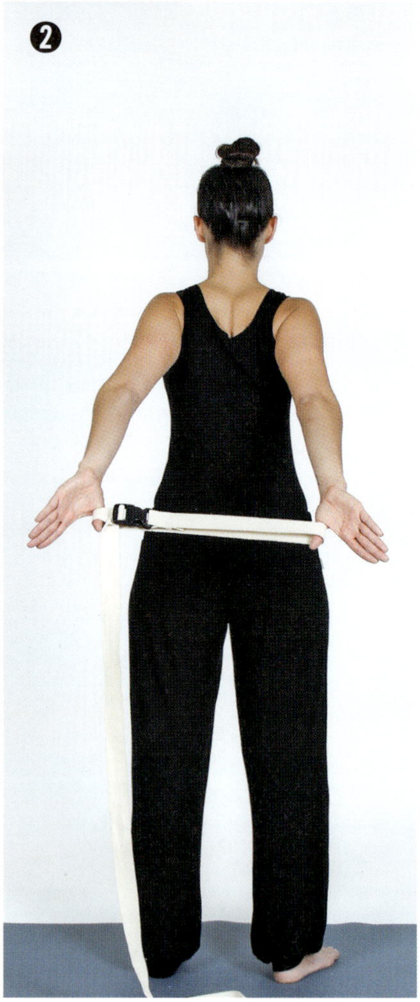

❸

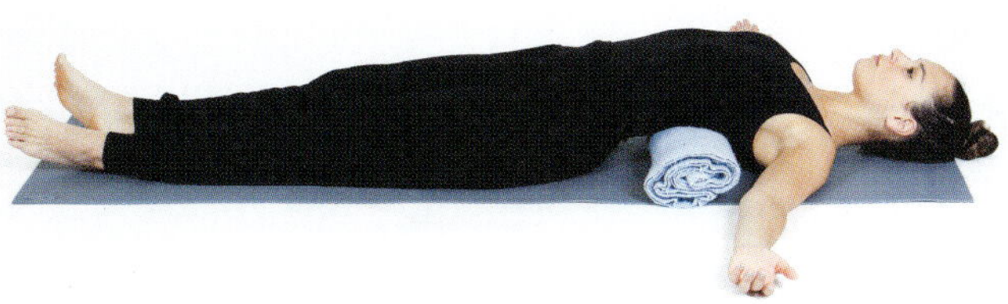

❸

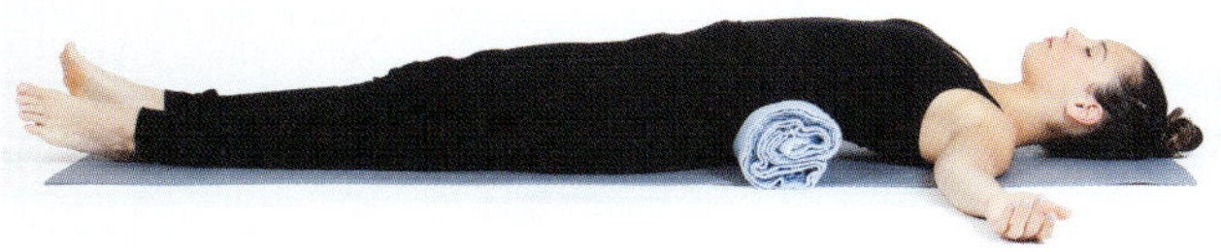

❸

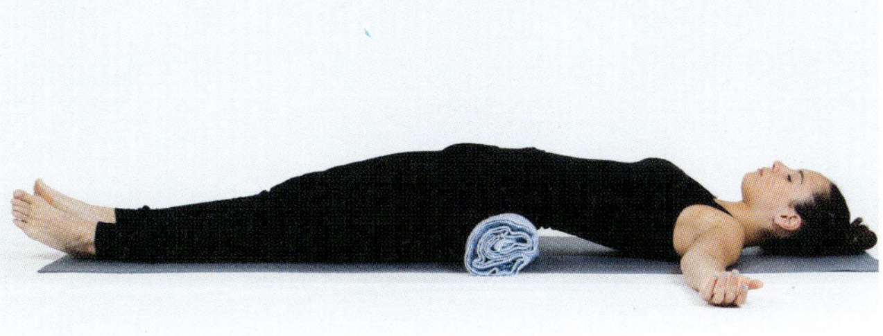

❹

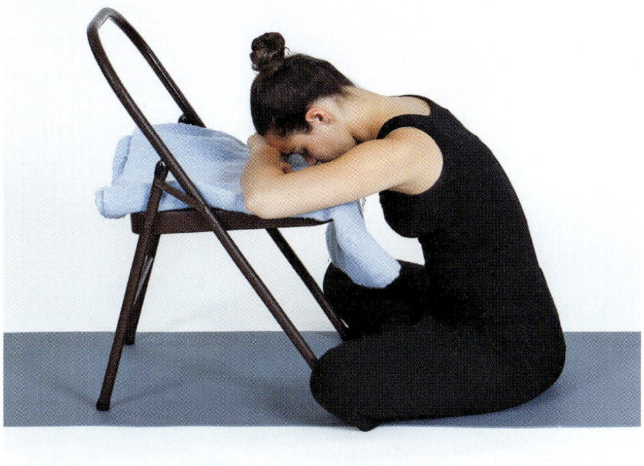

❺

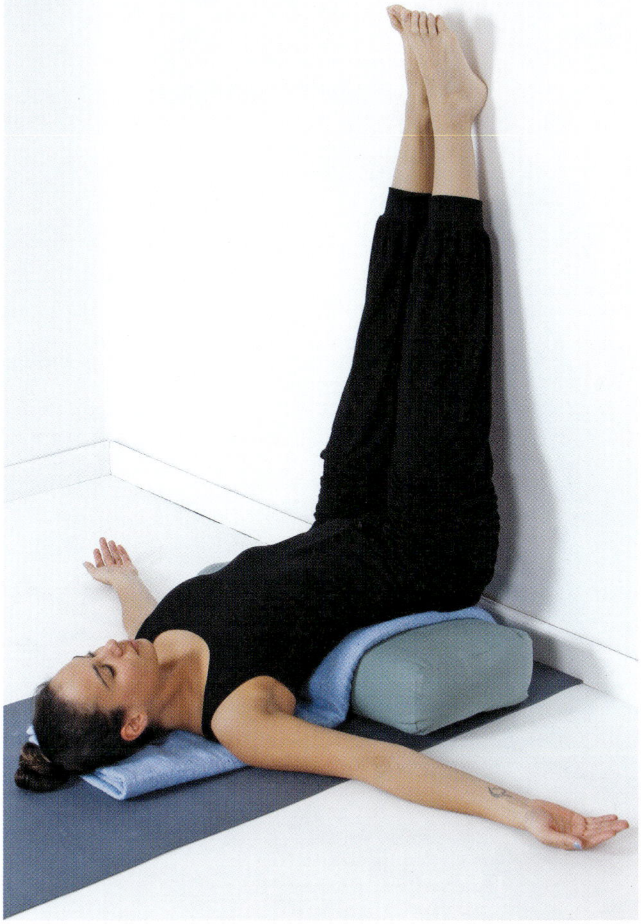

❻

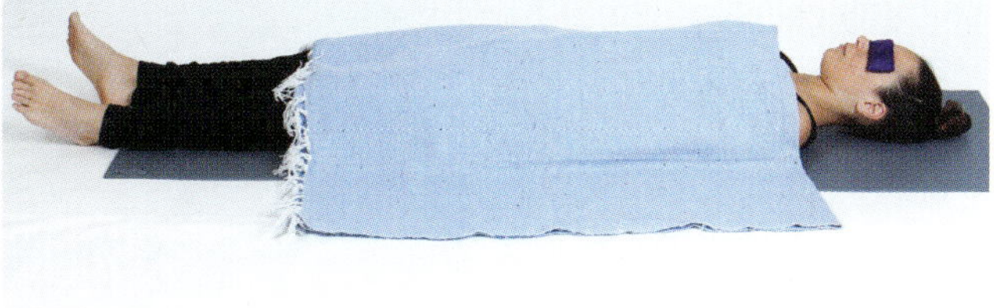

긴 시퀀스

시간: 1시간

필요한 소도구

- 매트
- 벽
- 볼스터 2개
- 의자 2개
- 담요 2~4장(절반 접기, 베개 접기, 사각 접기, 직사각 접기)
- 블록 4개
- 눈베개(선택)

하는 방법

1. 우선 **아파 자파 호흡**을 하면서 **백색광** 시각화를 5분간 실시한다.
2. 다음으로 **벽을 이용한 파르스보타나아사나**를 한다. 4분간 자세를 유지한다.
3. 내려와서 **숩타 받다 코나아사나**(방법 4)를 한다. 블록 두 개 위에 볼스터를 경사지게 올려놓고, 그 위에 등을 댄다. 다른 볼스터 하나는 무릎 밑에 둔다. 담요로 몸을 감싼다. 이 자세를 10분 이상 유지한다.

❶

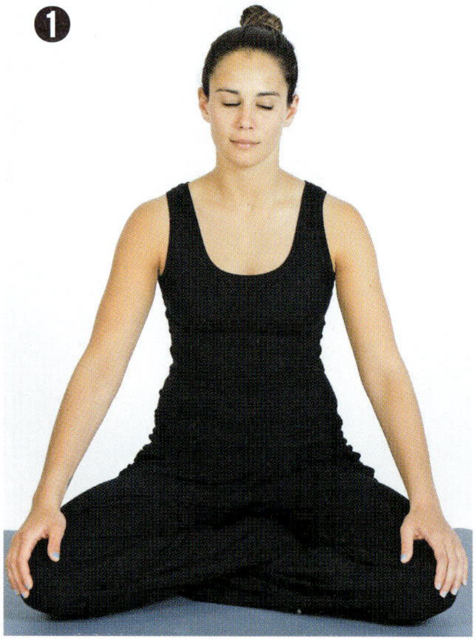

❷

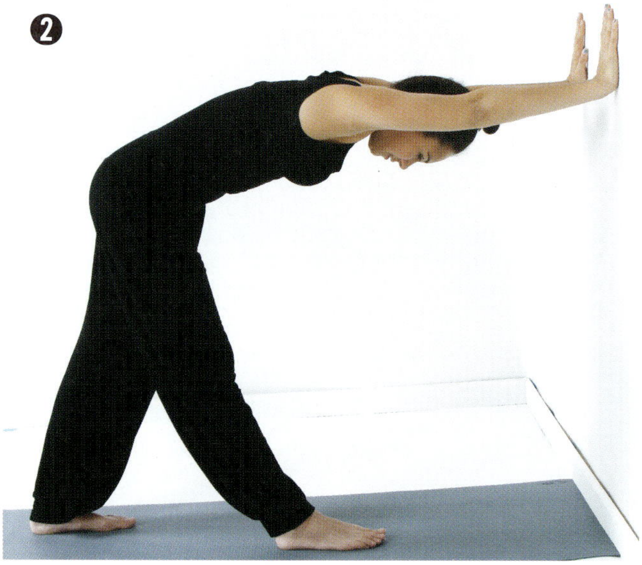

❸

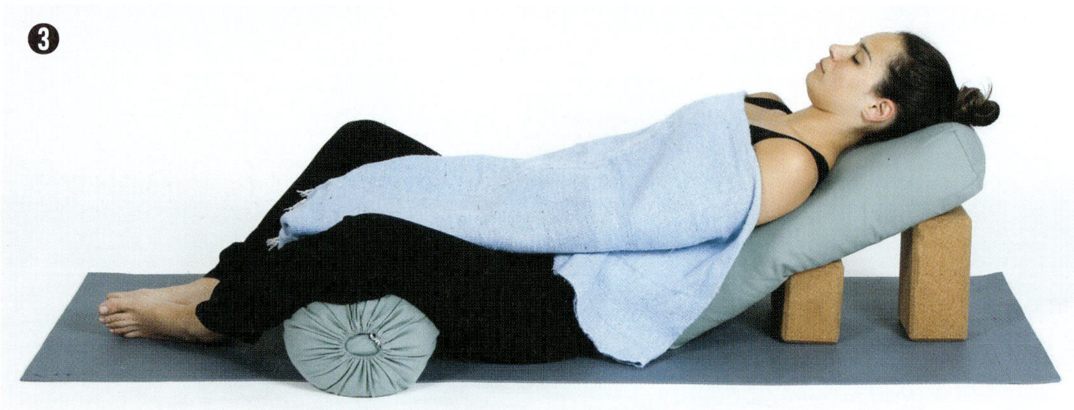

4. **맏스야아사나**를 한다. 지지대가 필요하다면 목을 받치도록 한다. 이 자세를 10분간 유지한다.

5. **의자를 이용한 파스치모타나 아사나(방법 1)**를 한다. 오른쪽 다리를 앞쪽에 놓고 3분간 자세를 유지한 다음, 왼쪽 다리를 앞쪽에 놓고 다시 3분간 자세를 유지한다.

6. 의자를 하나 더 가져다가 **파리푸르나 나바아사나**를 한다. 이 자세로 10분간 있도록 한다.

7. **사바아사나**를 한다. 이 자세를 유지하는 동안 **요가 니드라** 시각화와 더불어 몸의 각 부위를 빼놓지 않고 이완하는 데에 집중한다. 이 자세로 15분 이상 있도록 한다. 원한다면 담요로 몸을 덮거나 눈베개를 사용하여 더욱 이완하도록 한다.

요가의 지혜

지나치게 하지 않도록 한다. 피곤하다면 몸의 소리에 귀를 기울여 자세를 더 적게, 더 짧은 시간 동안 한다. 요는 자신을 너무 몰아붙이지 않도록 마음챙김 상태를 유지하면서 몸의 움직임으로 느긋하게 돌아가는 것이다. 또한 수술 이후에는 최소 2주간 어떠한 요가 수행도 하지 않도록 한다.

❹

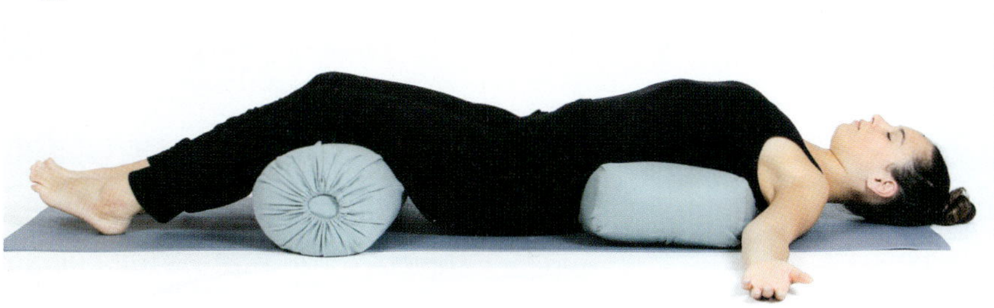

❺

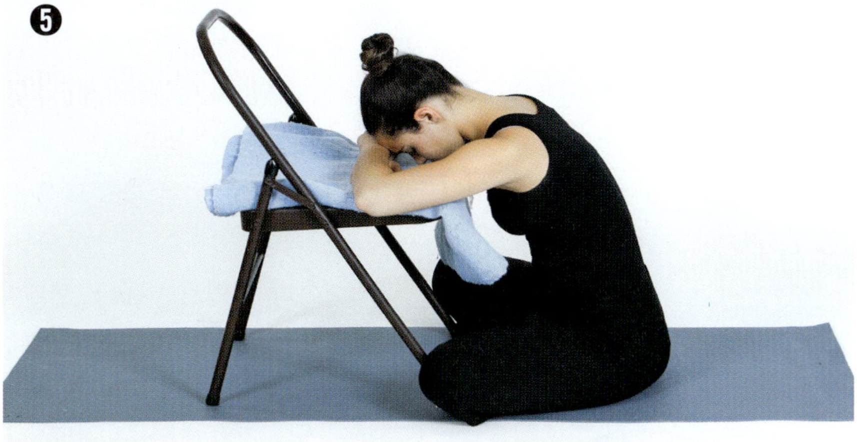

❻

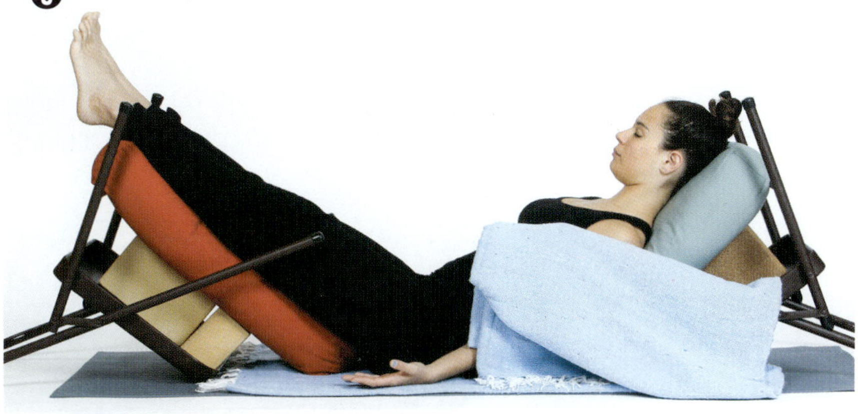

❼

뼈엉성증과 뼈감소증

시간: 30분

필요한 소도구

- 매트
- 볼스터 2개
- 모래주머니
- 담요(베개 접기)
- 눈베개(선택)

회복요가가 뼈엉성증과 뼈감소증에 도움이 되는 이유 중 하나는 회복요가가 몸의 긴장을 줄여 준다는 것이다. 체중 부하 운동이 뼈밀도를 높여 주고 이 질병의 진행을 늦추는 데에 도움이 된다는 사실은 잘 알려져 있지만, 코티솔 수치가 높으면 뼈밀도의 손실을 촉진시킬 수 있기 때문에 몸의 코티솔 수치를 줄이는 것 또한 뼈엉성증의 진행을 낮추는 데에 도움이 된다는 점 역시 알려지기 시작했다. 다음 시퀀스는 몸의 긴장을 줄이는 데에 도움이 되기 때문에 코티솔 생산을 줄여 준다. 회복요가는 뼈엉성증 환자들에게 중요한 요인이 될 수 있는 마음챙김을 일으킴으로써 이 환자들에게 도움이 될 수 있다. 전반적으로 더 마음챙김을 하게 되면 당신의 몸과 마음에 더 마음을 기울이게 되고 낙상이나 부상의 가능성이 줄어든다. 또한, 당연한 말이지만, 회복요가는 더 역동적인 스타일의 요가를 수행하지 못하는 사람들에게도 선택권을 준다. 여기에 나오는 자세들은 몸에 매우 부드럽게 작용하지만, 늘 그렇듯이 자신을 너무 몰아붙이지 않도록 한다. 요는 이완 상태를 유지하고 몸의 긴장을 줄이는 것이다.

짧은 시퀀스

하는 방법

1. **세투 반다 사르반가아사나**(방법 1)로 시작한다. 이 자세를 10분간 유지한다.

2. **발라아사나**(방법 1)를 한다. 이 시퀀스에서는 허리에 모래주머니를 올려놓는다. 때로는 똑바로 올리기 힘들 수도 있다. 도와줄 친구가 있다면 좋을 것이다. 이 자세를 10분간 유지한다.

3. 바닥으로 내려와 **사바아사나**를 한다. 이 시퀀스에서는 배 위에 모래주머니를 올려놓는다. 이 자세를 10분간 유지한다. 원한다면 담요와 눈베개를 사용하여 더 깊은 이완을 해도 좋다.

❶

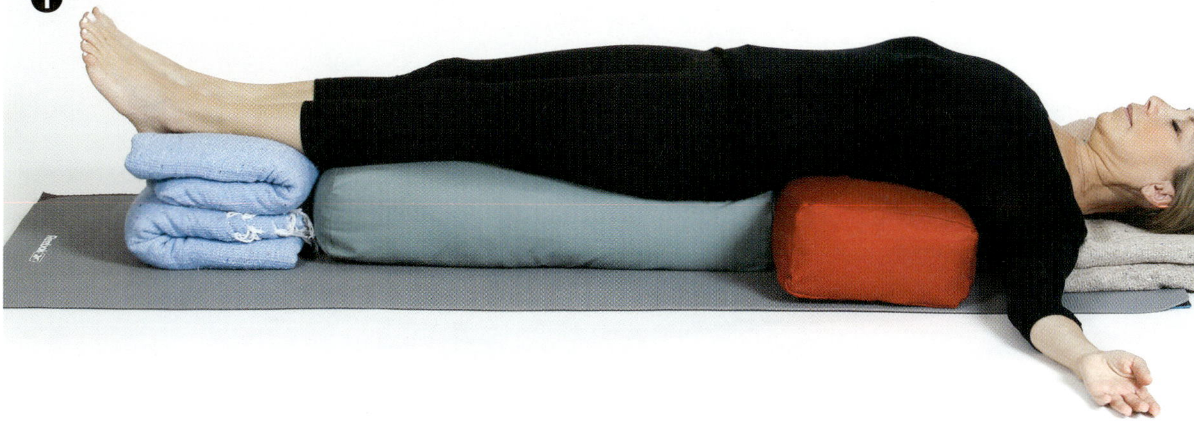

❷

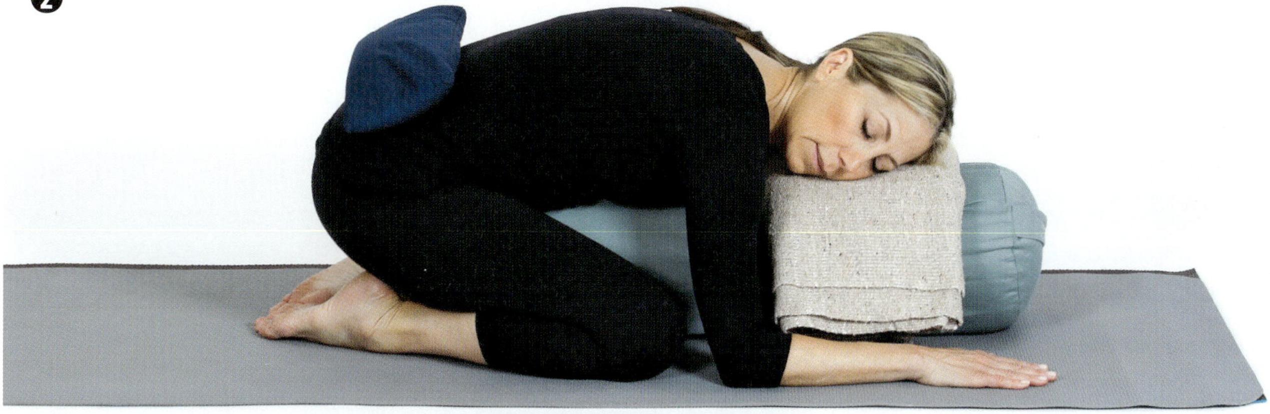

❸

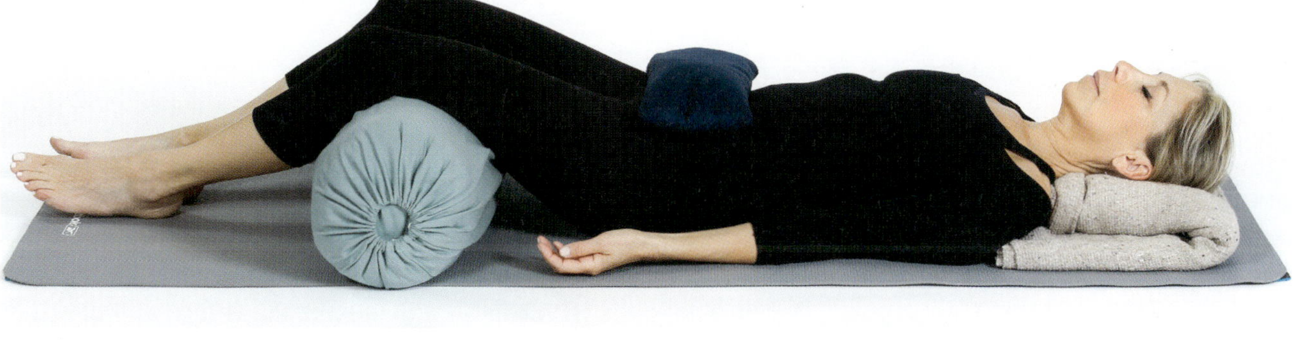

긴 시퀀스

시간: 1시간

필요한 소도구

- 매트
- 벽
- 볼스터 2개
- 블록 2개
- 모래주머니
- 담요 2장(베개 접기, 직사각 접기)
- 눈베개(선택)

하는 방법

1. 우선 **벽을 이용한 아도 무카 스바나아사나**를 한다. 이 자세를 4분간 유지한다.
2. 계속 벽 앞에 서서 **벽을 이용한 파르스보타나아사나**를 한다. 오른쪽, 왼쪽 각각 2분간 유지한다.
3. 바닥으로 와서 **비파리타 카라니**를 한다. 모래주머니를 발바닥 위에 가로로 올려놓고 이 자세를 10분간 유지한다. 이 자세를 마무리할 때에는 모래주머니를 치우면서 무리하지 않도록 조심한다.
4. **발라아사나(방법 1)**를 한다. 이 시퀀스에서는 허리에 모래주머니를 올려놓는다. 이 자세를 10분간 유지한다.
5. **모로 누운 아르다 찬드라아사나**를 한다. 볼스터는 하나만 사용한다. 이 자세를 오른쪽, 왼쪽 각각 3분간 유지한다.
6. **엎드린 예비 전굴 자세**를 한다. 이 자세를 8분간 유지한다.
7. 마지막으로 **사바아사나**로 휴식한다. 이 시퀀스에서는 배 위에 모래주머니를 올려놓는다. 깊은 이완을 위해 최소 15분간 자세를 유지한다. 원한다면 눈베개를 사용한다.

❶

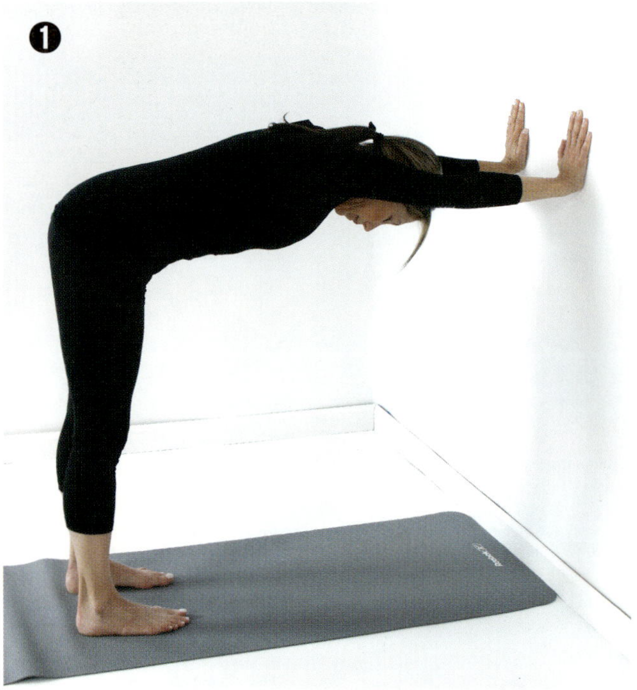

❷

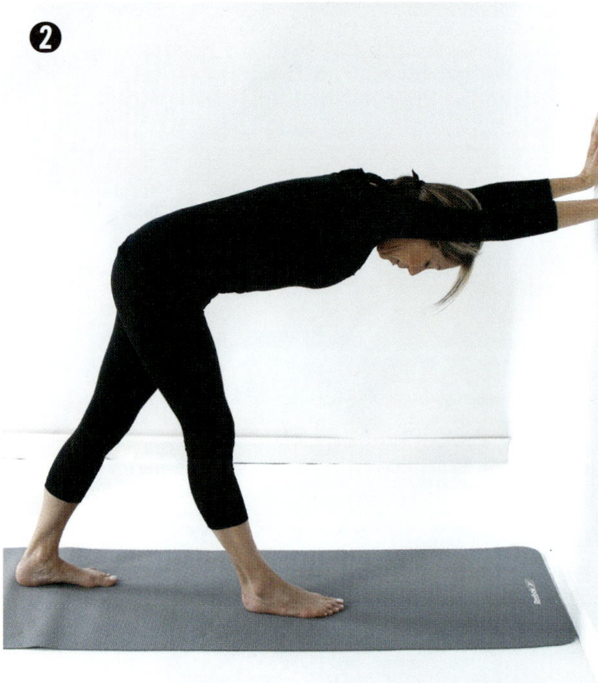

❸

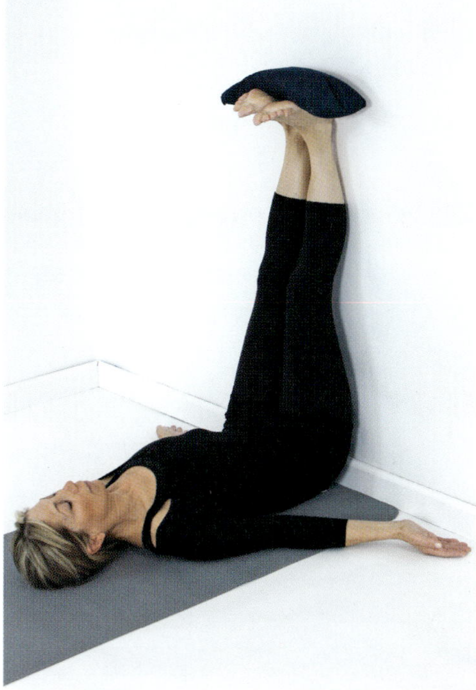

❹

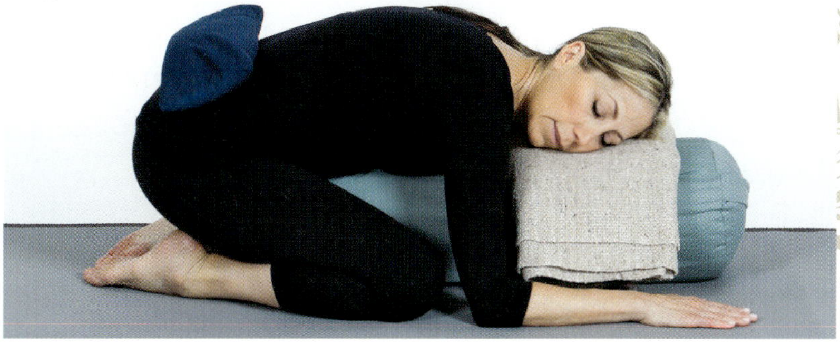

❺

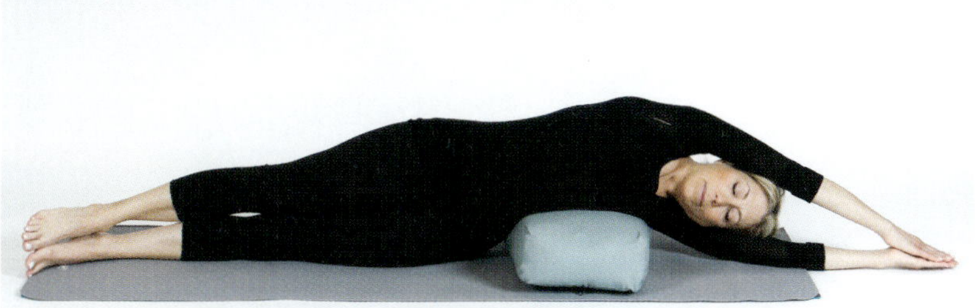

❻

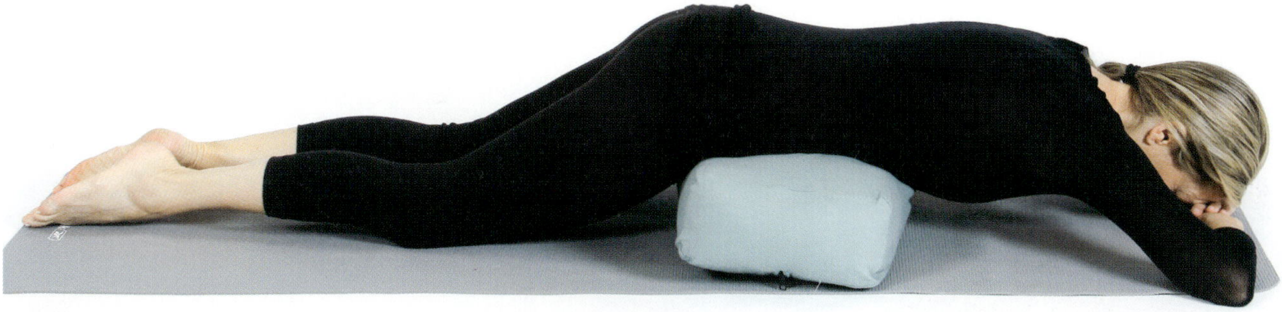

❼

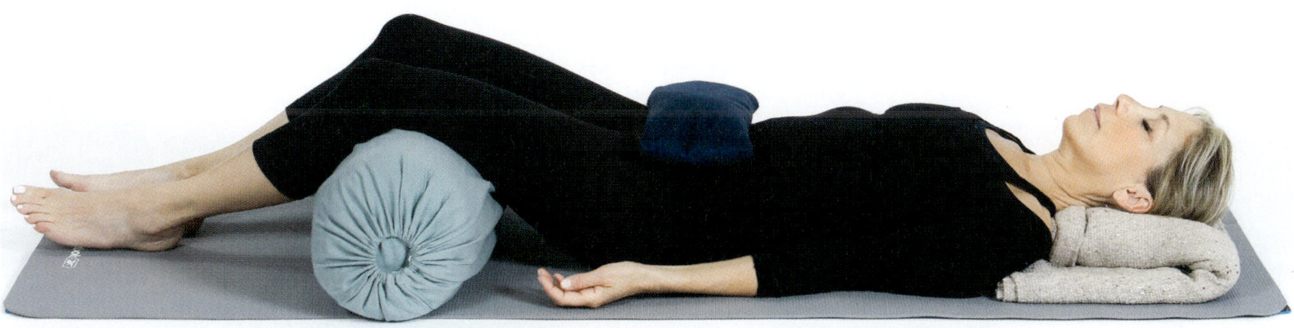

시차증후군

시간: 40분

필요한 소도구

- 매트
- 스트랩
- 의자
- 볼스터 2개
- 담요 2장(사각 접기, 직사각 접기)
- 눈베개(선택)

비행기를 타고 자주 여행한다면 항공 여행에서 일어나는 어려움들을 잘 알 것이다. 몸을 좁디좁은 좌석에 오랜 시간 동안 구겨 넣고 앉아 있다 보면 비행기에서 내릴 때에는 온몸이 쑤시고 아프고 체하기도 한다. 게다가 여러 시간대를 지나다 보면 생체 시계가 혼란에 빠져서 잠을 망치기도 한다. 다행히 회복요가는 수면 리듬을 정상으로 돌리고, 몸의 긴장을 풀고 떨쳐 버리며, 평상시처럼 작동할 수 있게 도와줄 수 있다. 다음 시퀀스들은 여행하는 동안 쭈그러지고 무너진 몸의 여러 부위들을 스트레칭하고 열어 주는 데에 초점을 맞추며, 당신이 땅에 단단히 자리 잡고 있다는 느낌을 주는 데에 집중한다. 다음 자세에 필요한 모든 소도구들은 일반적인 호텔 객실이라면 어디서든 찾을 수 있을 것이다. (필요하다면 임시변통으로 만들어 보라!)

짧은 시퀀스

하는 방법

1. **어깨 스트레칭**을 몇 분간 하는 것으로 시작한다. (여행 직후에는 어깨를 스트레칭하는 것이 항상 도움이 된다.)

2. 의자로 가서 **의자를 이용한 파스치모타나아사나 (방법 2)**를 한다. 이 자세를 6분간 유지한다. 다리를 바꾸어서 다시 6분간 유지한다.

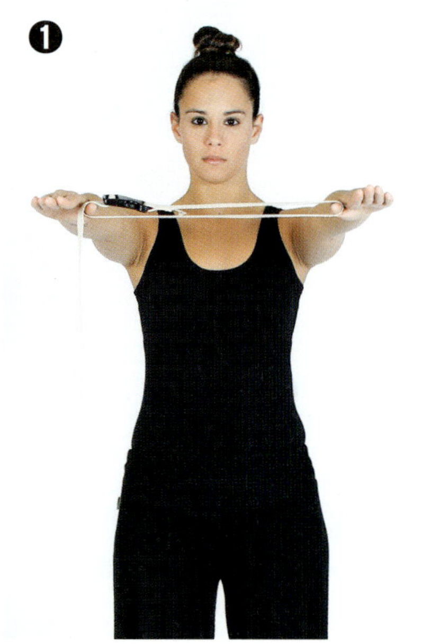

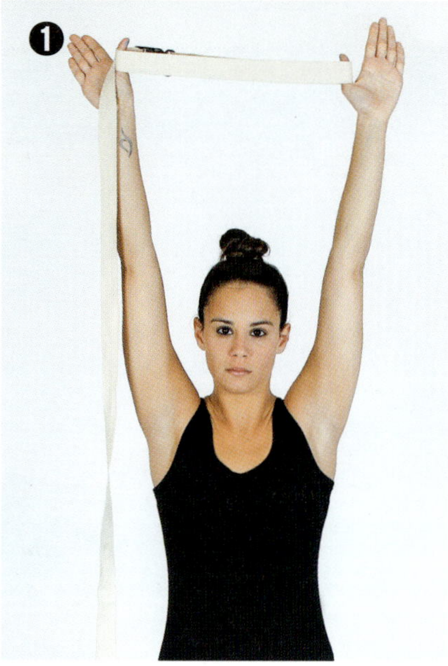

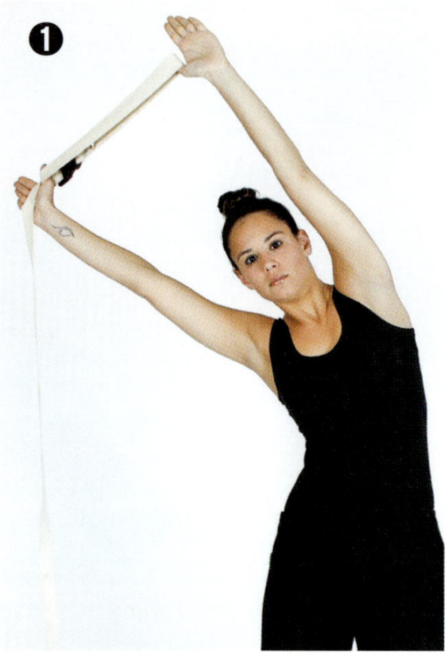

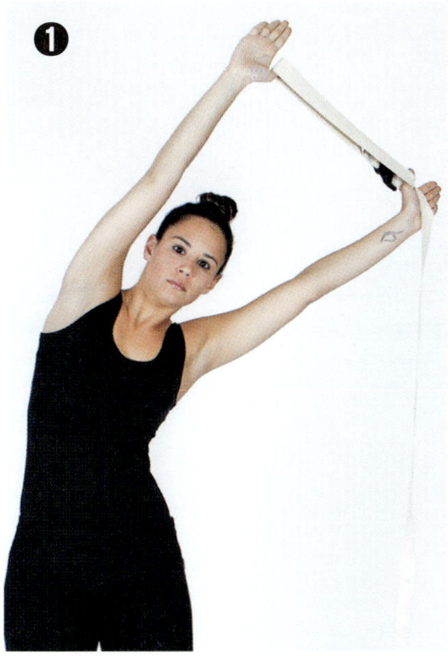

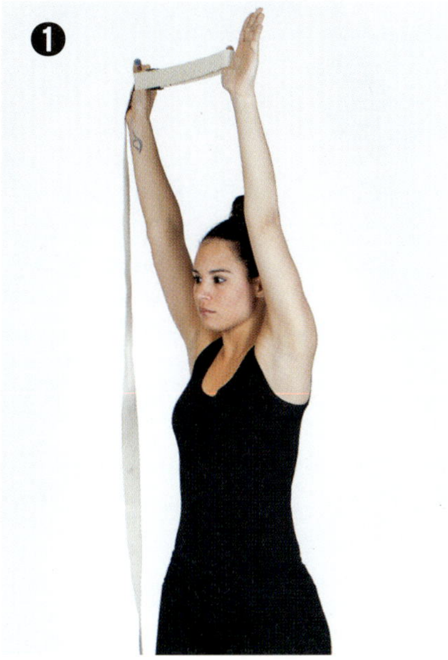

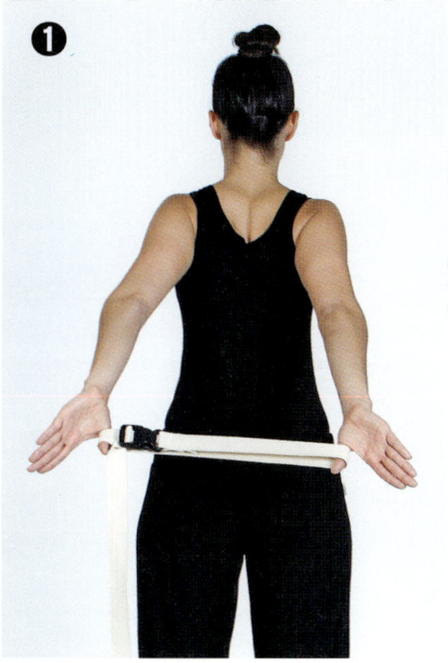

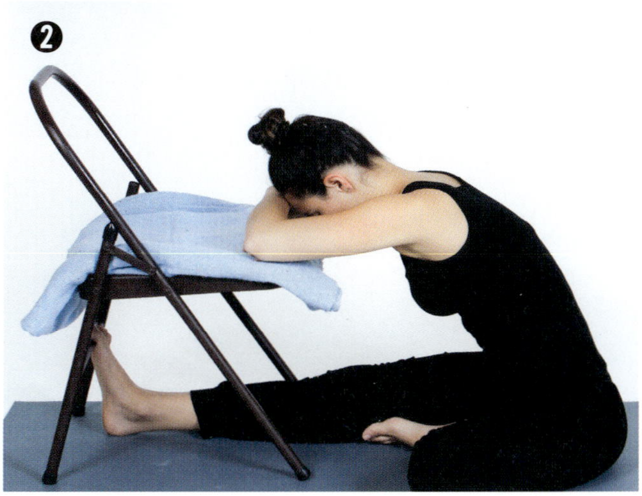

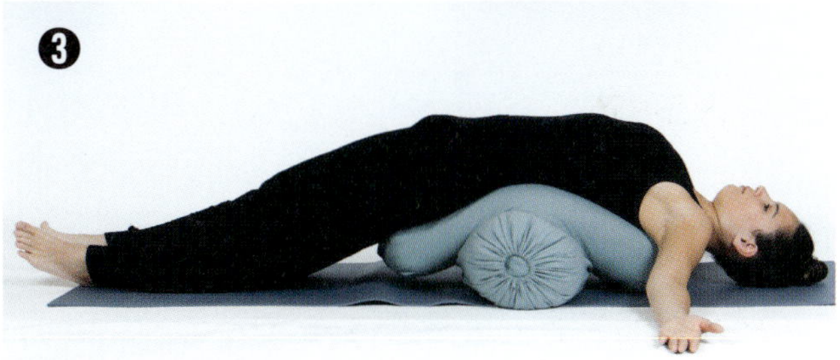

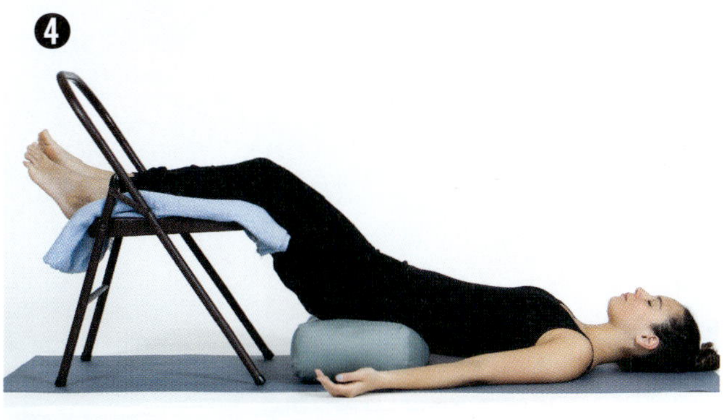

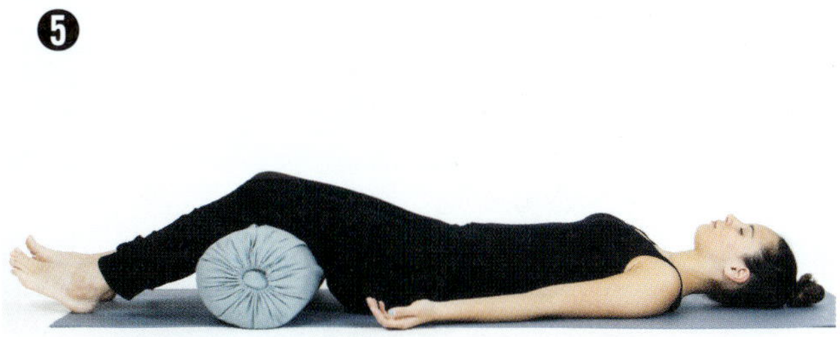

3. 볼스터를 십자로 엇갈려서 바닥에 놓고 **십자 볼스터를 이용한 세투 반다 사르반가아사나**를 한다. 8분간 자세를 유지한다.

4. **의자에 다리 놓기 자세**를 한다. 반드시 엉덩부위 밑에 볼스터를 놓도록 한다. 자세를 10분간 유지하면서 엉덩부위와 골반에 남은 모든 긴장을 푼다.

5. **사바아사나**로 바닥에 눕는다. 10분간 자세를 유지한다.

시간: 1시간

필요한 소도구

- 매트
- 벽
- 볼스터
- 담요 2장(아코디언 접기)
- 스트랩
- 블록 2개
- 모래주머니(선택)
- 눈베개(선택)

긴 시퀀스

하는 방법

1. 벽으로 가서 **비파리타 카라니**를 한다. 12분간 자세를 유지한다.
2. **숩타 받다 코나아사나**(방법 3)를 한다. 자세를 10분간 유지한다.
3. **엎드려서 가위 다리를 한 자타라 파리바르타나아사나**를 한다. 오른쪽, 왼쪽 각각 3분간 자세를 유지한다.
4. **에카 파다 라자카포타아사나**를 한다. 자세를 6분간 유지한 다음, 다리를 바꾸어 다시 6분간 유지한다.
5. **바라드바자아사나**(방법 1)를 한다. 숨을 완전히 들이쉬는 데에 집중하고 몸을 비틀면서 숨을 끝까지 내쉬는 데에 집중한다. 비틀기 상태에서 호흡을 최소 3회 한다.
6. **사바아사나**로 마무리한다. 자세를 15분간 유지한다. 땅에 더 단단히 붙어 있다는 느낌을 주도록 배에 모래주머니를 올려놓는다. 원한다면 눈베개를 사용한다.

❶

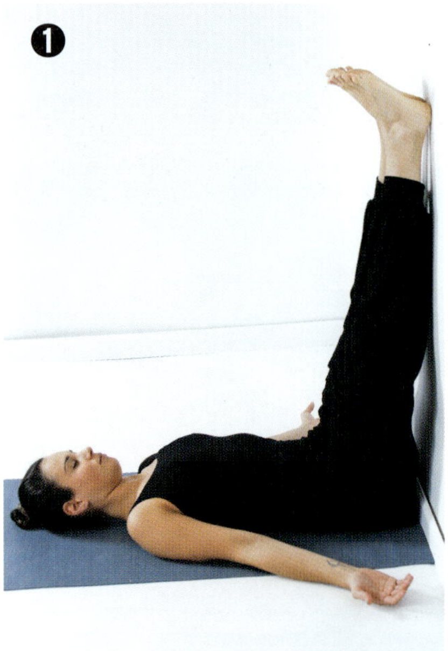

❷

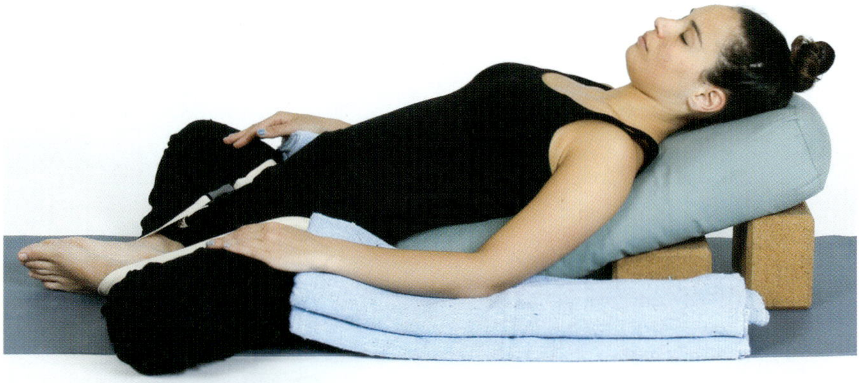

❸

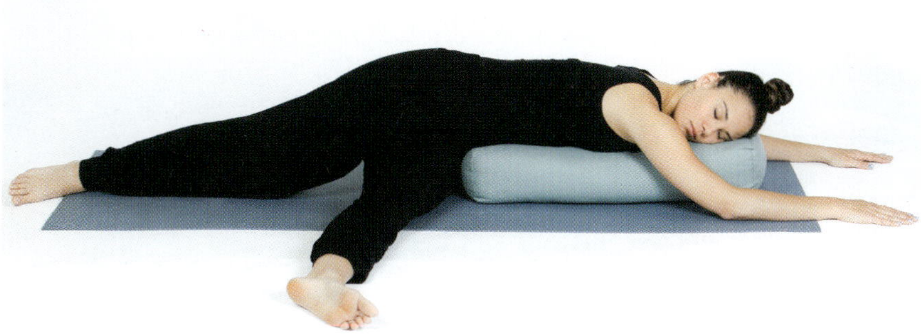

❹

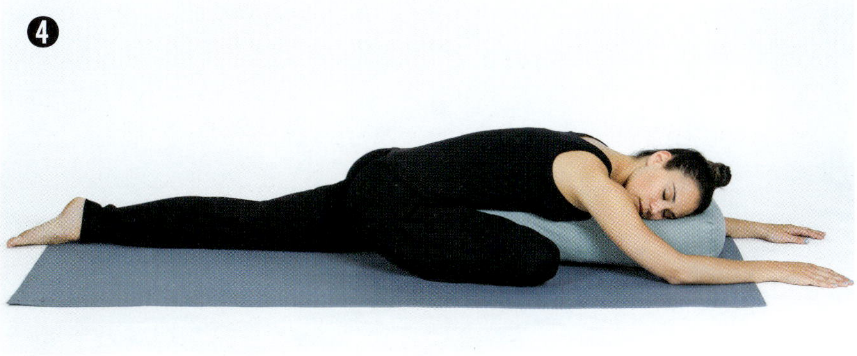

❺

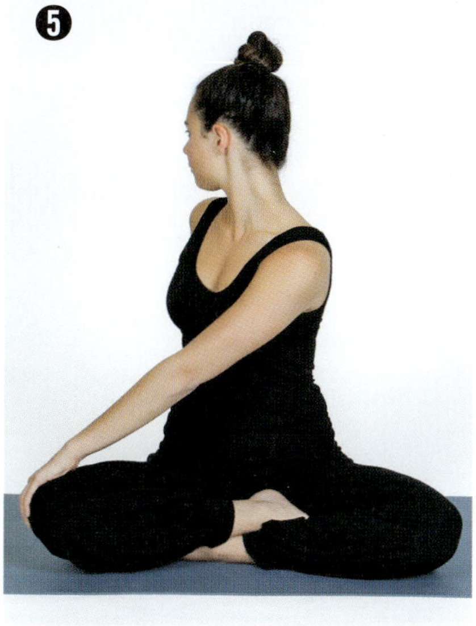

❻

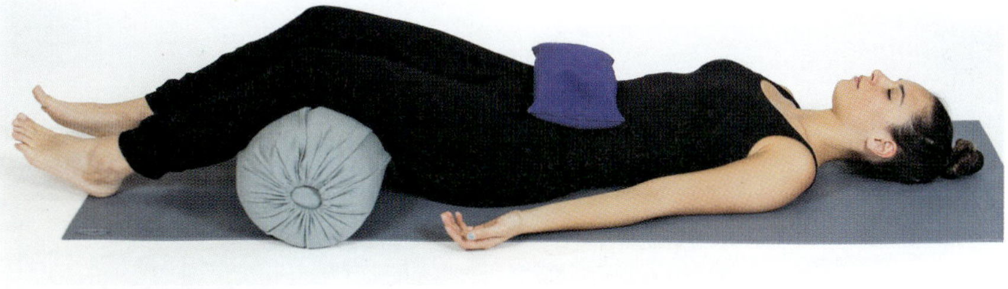

『요가수트라』 2장 32절

청결(사우차), 만족(산토샤), 자기 수련(타파스), 자기 탐구(스바디야야), 그리고 신에 대한 헌신(이쉬바라프라니다나)이 자기 존중(니야마)의 핵심이다.

근육통

시간: 40분

필요한 소도구

- 매트
- 볼스터
- 담요 2장(길게 접기, 베개 접기, 직사각 접기)
- 벽
- 블록 2개
- 눈베개(선택)

자신이 '주말의 전사'인 사람들은 잘 알 것이다. 주말만 되면 아침 7시에 일어나 달리기를 하거나 스피닝 수업을 받으러 갔다가 오후에는 농구를 하고 굳이 시간을 내어 친구들과 골프도 한 라운드하고 또 다른 활동들을 한다. 물론 운동을 하는 것이 몸에 좋지만 너무 지나치면 몸도 저항한다. 나이가 들면서 이런 활동에서 회복하기가 힘들어지고 주중까지 그 영향이 이어질 수 있다. 다행히 회복요가는 당신의 피곤하고 아픈 근육을 일상으로 되돌려 놓음으로써 당신이 계속 '전사'일 수 있게 도와준다. 다음의 회복요가 시퀀스 중 짧은 것은 주중에도 할 수 있고 긴 것은 주말을 위해 아껴 두면 된다.

짧은 시퀀스

하는 방법

1. **숩타 받다 코나아사나**(방법 5)로 시작한다. 자세를 10분간 유지한다.
2. 벽으로 가서 **볼스터를 이용한 비파리타 카라니**를 한다. 자세를 10분간 유지한다. 피가 다리에서 되돌아 흘러오는 것을 느껴 본다.
3. **발라아사나**(방법 1)를 하면서 6분간 휴식한다.
4. 다음으로 **엎드린 자타라 파리바르타나아사나**를 한다. 오른쪽, 왼쪽 각각 3분간 자세를 유지한다.
5. 마지막으로 **사바아사나**로 마무리한다. 볼스터를 무릎 밑에 놓는다. 자세를 10분간 유지한다. 원한다면 눈베개를 사용한다.

❶

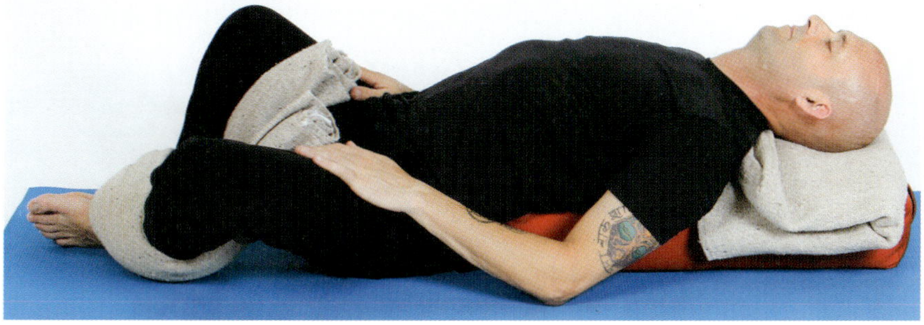

❷

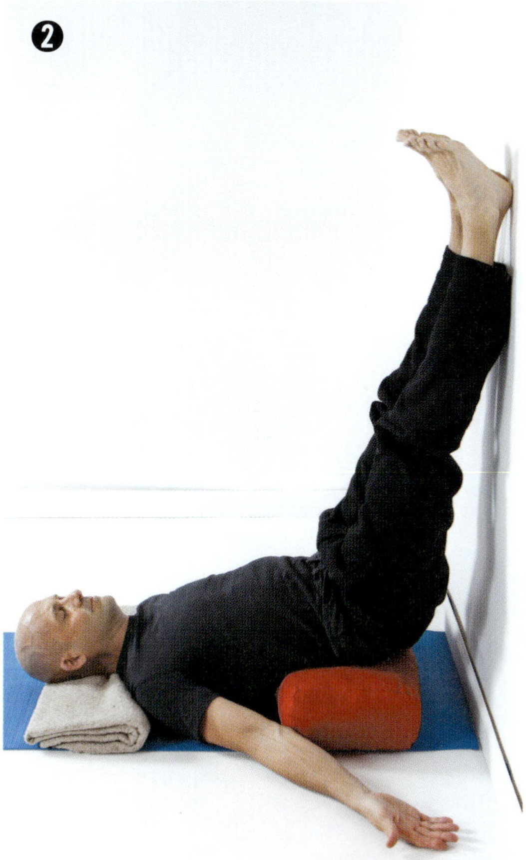

❸

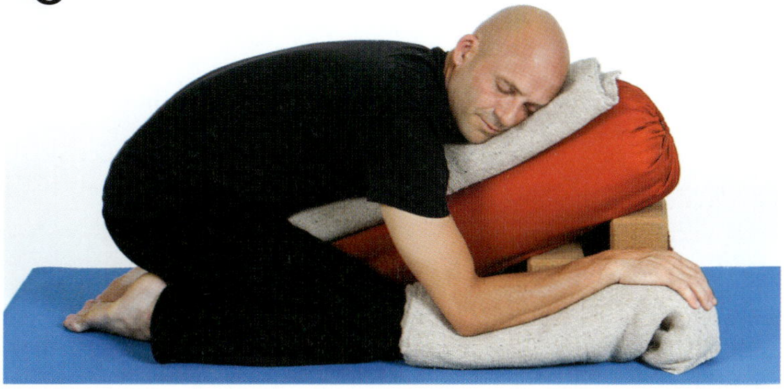

❹

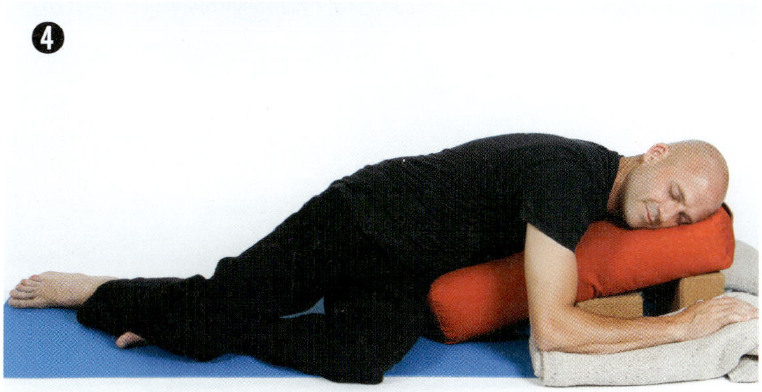

❺

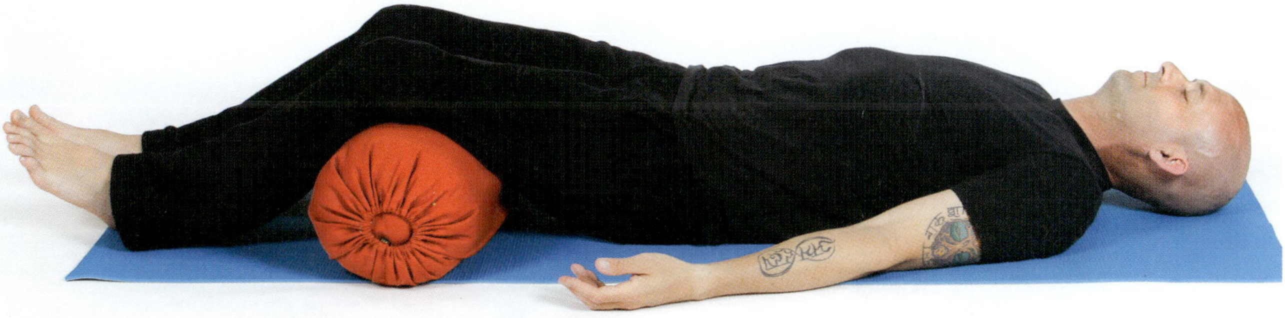

긴 시퀀스

시간: 1시간

필요한 소도구

- 매트
- 벽
- 스트랩
- 담요 3장(직사각 접기, 길게 말기, 작은 사각 접기)
- 볼스터 2개
- 블록 2개
- 눈베개(선택)

하는 방법

1. 우선 **벽을 이용한 누운 마르자리아사나**를 하면서, 숨을 들이쉬면서 허리에 굽이를 만들고(anterior pelvic tilt), 숨을 내쉬면서 허리를 평평하게 하는 것에(posterior pelvic tilt) 집중한다. 이렇게 2분간 실시한다.
2. 스트랩을 이용해서 **숩타 파당구쉬타아사나**를 한다. 등을 바닥에 대고 누워서 한쪽 다리를 곧게 위로 1분간 들었다가 가쪽으로 1분간 벌렸다가 몸 반대쪽으로 1분간 넘긴다. 다리를 바꾸어서 되풀이한다.
3. 앉아서 **어깨 스트레칭**을 한다. 각각의 스트레칭을 연속으로 1회 실시한다.

❶
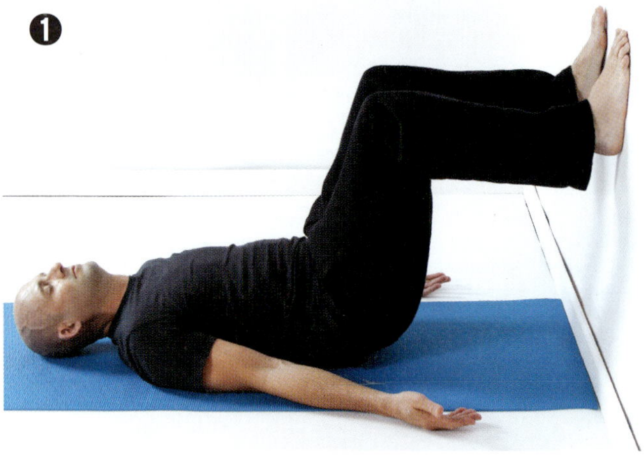

❶
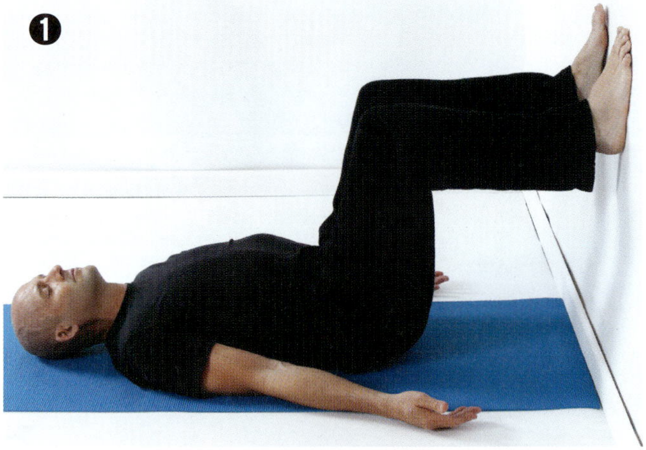

❷
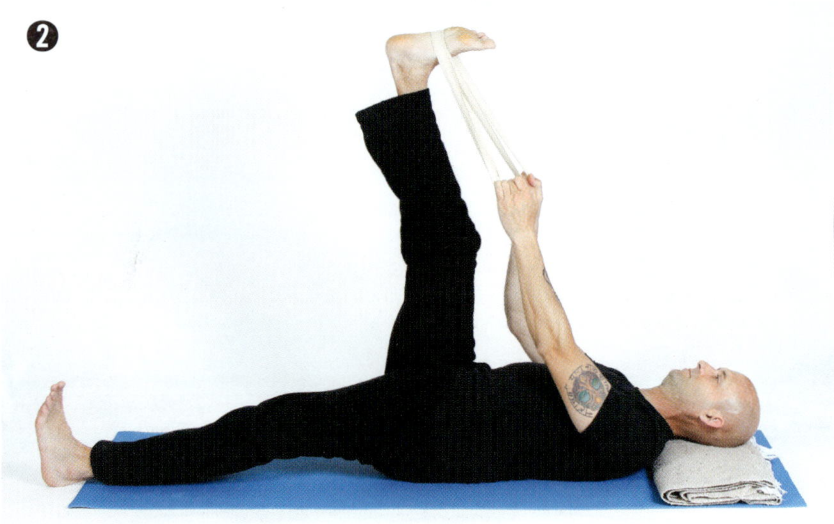

❷

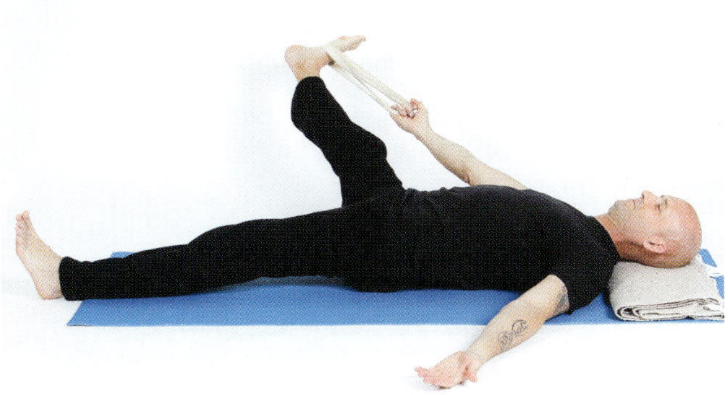

❷

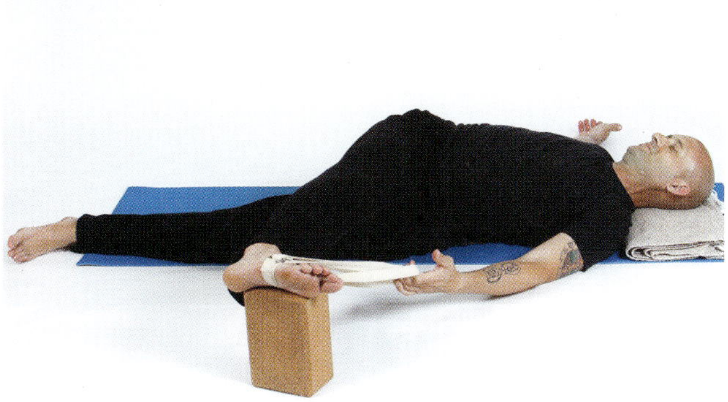

❸

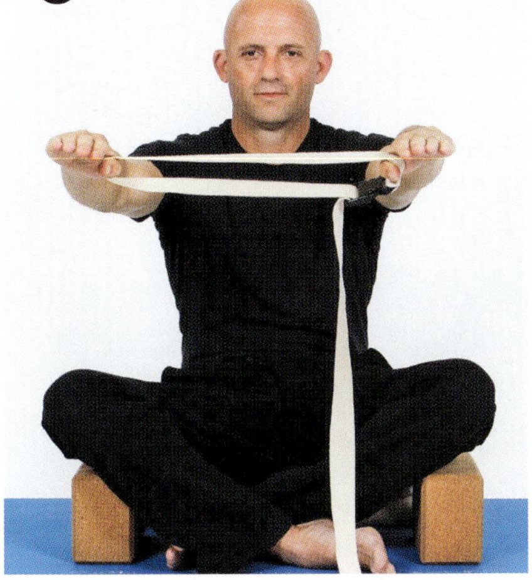

❸

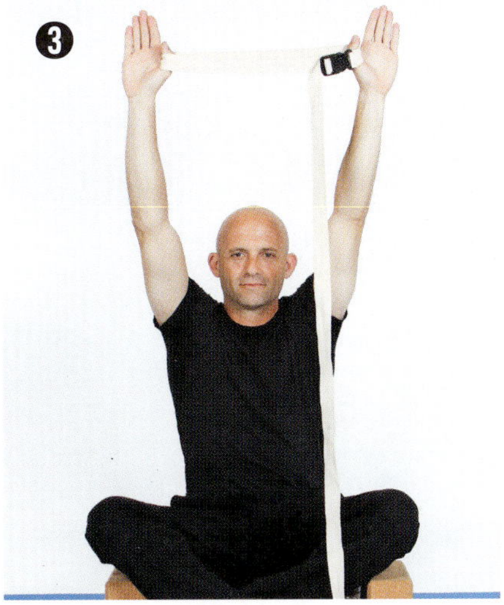

❸

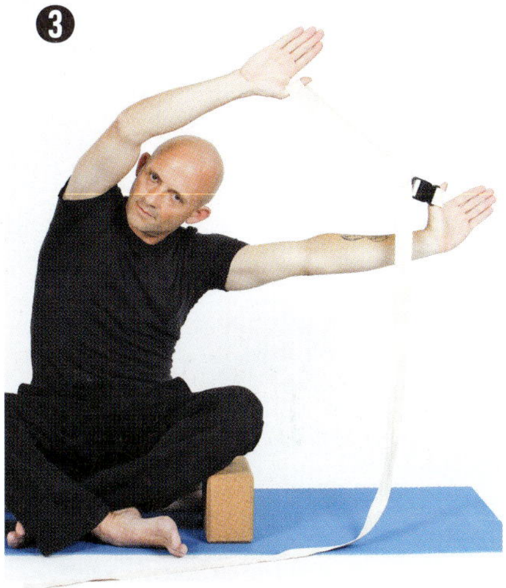

❸

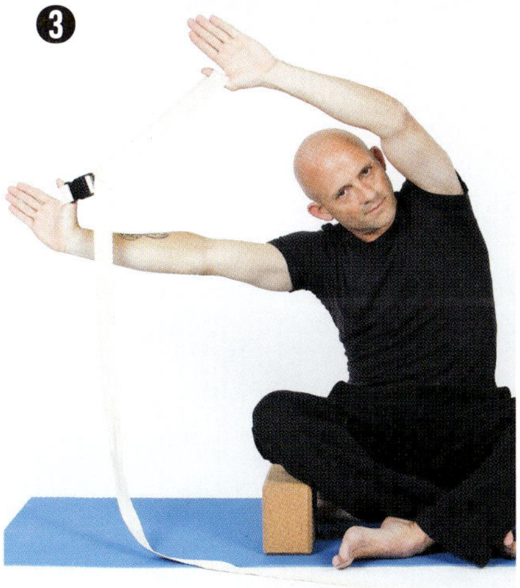

❸

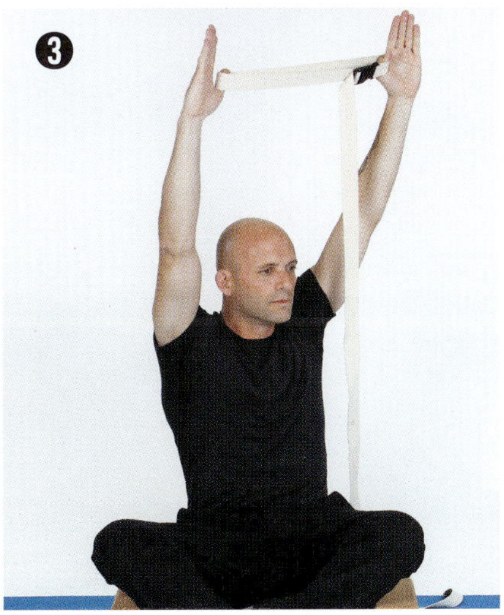

❸

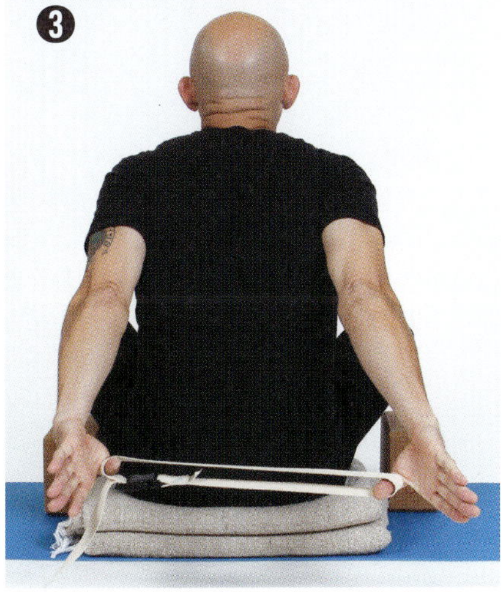

4. 누워서 **예비 후굴 자세**를 한다. 위치 1, 위치 2, 위치 3에서 각 2분간, 총 6분간 자세를 유지한다.

5. **숩타 받다 코나아사나**(방법 1)를 하되, 담요를 양쪽 다리 밑에 하나씩 말아 놓는다. 머리 밑에도 담요를 두어야 할 수도 있다. 이 자세를 10분간 유지한다.

6. **자타라 파리바르타나아사나**를 한다. 오른쪽, 왼쪽 각각 3분간 자세를 유지한다.

7. **우파비스타 코나아사나**로 자세를 바꿔서 6분간 유지한다. 편안하기 위해 필요한 모든 소도구를 마음껏 사용한다.

8. **볼스터를 이용한 비파리타 카라니**를 한다. 10분간 자세를 유지한다.

9. 바닥에 누워서 **사바아사나**를 한다. 주말 동안 무리했다면 다리를 볼스터로 받치고 스트랩으로 묶어서 지탱한다! 원한다면 이완을 위해 눈베개를 사용한다. 이 자세를 10분간 유지한다.

❹

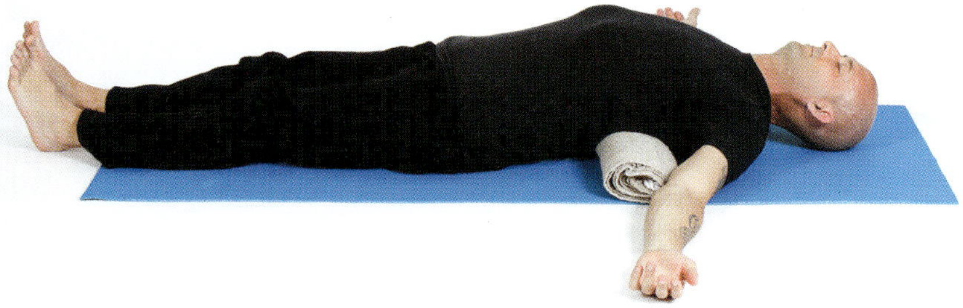

❹

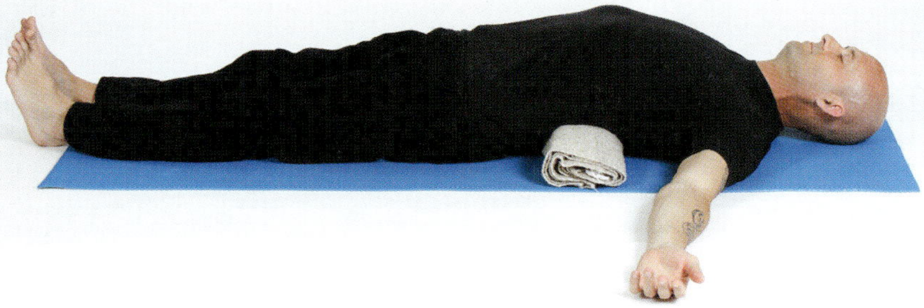

❹

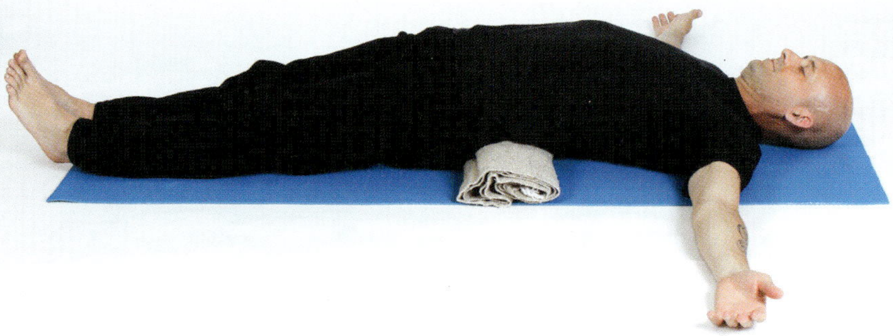

❺

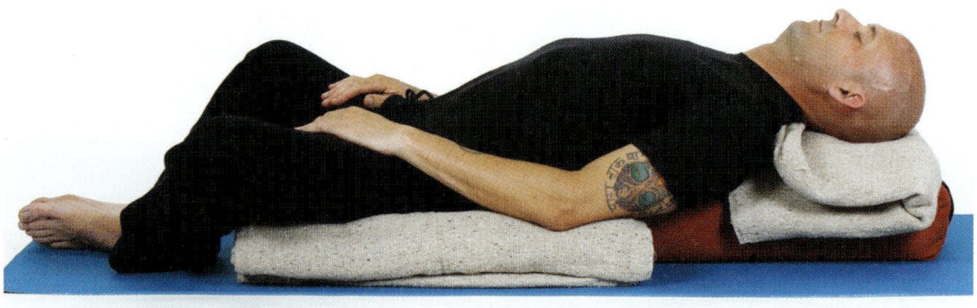

❻

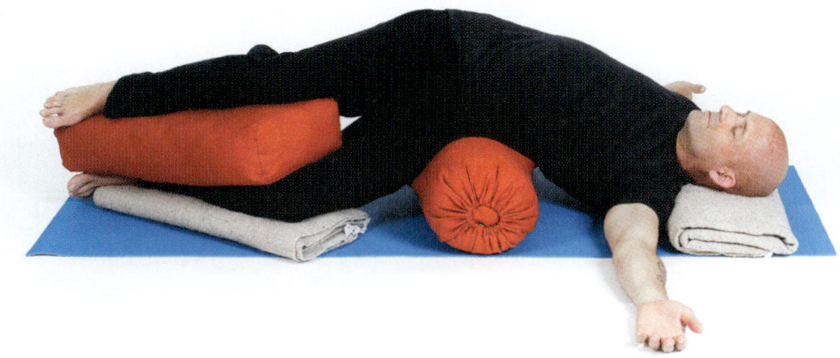

❼

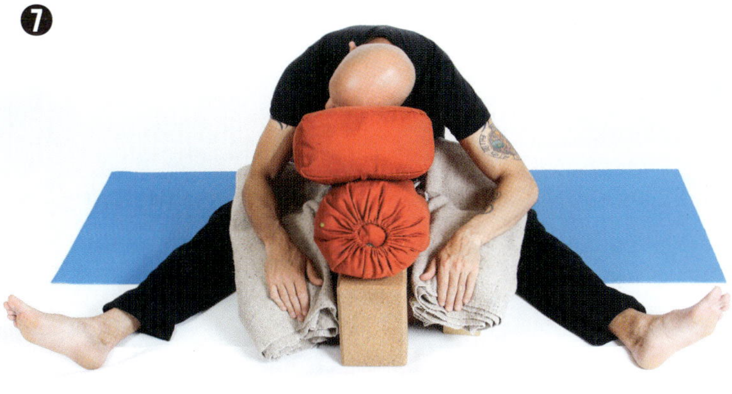

❽

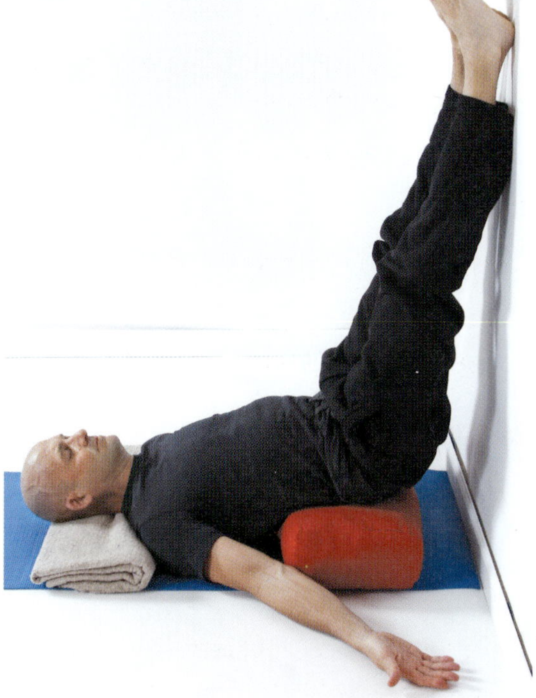

❾

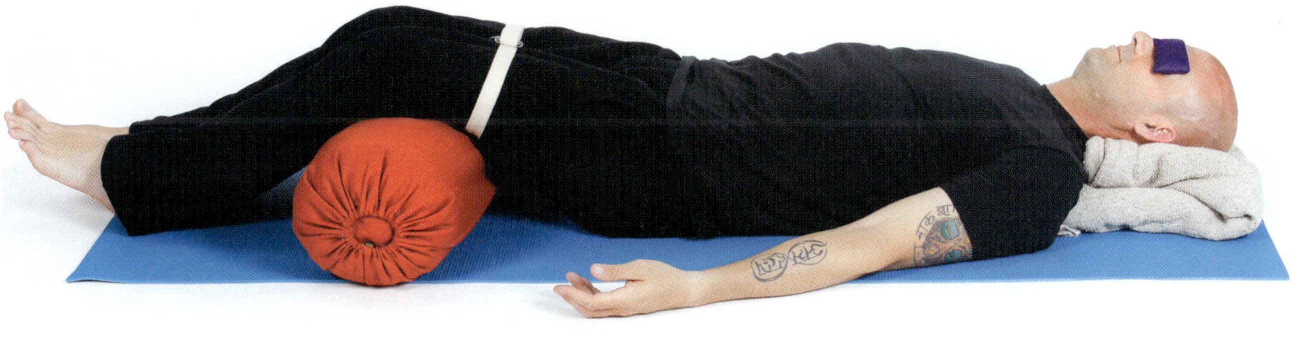

체중 감량

더 많은 사람들이 빠르게 돌아가는 사회에서 스트레스의 희생양이 되고 있으며, 그 결과 몸무게가 늘어난다. 스트레스를 받으면 그에 대한 반응으로 맞섬도피반응이 에너지 원천을 빠르게 끌어올 수 있도록 호르몬에 복잡한 변화를 촉발하고, 그럼으로써 그 에너지를 충전할 수 있도록 식욕을 늘리게 된다. 정말로 배가 고프거나 음식이 필요하지 않을 때에도 먹기 시작하는 것이다. 다행히 회복요가는 스트레스를 줄이고 몸의 호르몬 체계 균형을 도와줌으로써 체중 감량을 도와줄 수 있다. 회복요가는 또한 마음챙김을 일으켜 식욕을 절제하고 전반적인 선택을 통제할 수 있게 도와준다. 다음 시퀀스는 스트레스를 줄이고 소화계통을 자극하기 위해 고안되었다. 무엇보다 체형에 무관하게 모든 사람들이 할 수 있다는 점에서 아주 좋다.

시간: 30분

필요한 소도구

- 매트
- 담요 2장(작은 사각 접기, 길게 말기, 사각 접기, 베개 접기)
- 의자
- 눈베개(선택)

짧은 시퀀스

하는 방법

1. 우선 **쿰바카 호흡**으로 시작한다. 약 5분간 실시한다.
2. **예비 후굴 자세**를 한다. 위치 1, 위치 2, 위치 3에서 각 2분간, 총 6분간 자세를 유지한다.
3. 의자로 가서 **의자를 이용한 파스치모타나아사나**(방법 1)를 한다. 오른쪽 다리를 앞쪽에 놓고 6분간 자세를 유지한 다음, 왼쪽 다리를 앞쪽에 놓고 다시 6분간 자세를 유지한다.
4. **의자에 다리 놓기 자세**로 자세를 바꾼다. 이 자세로 약 12분간 이완한다.
5. 바닥에 누워 **사바아사나**를 한다. 원한다면 더 깊은 이완을 위해 눈에 눈베개를 해도 좋다.

❶

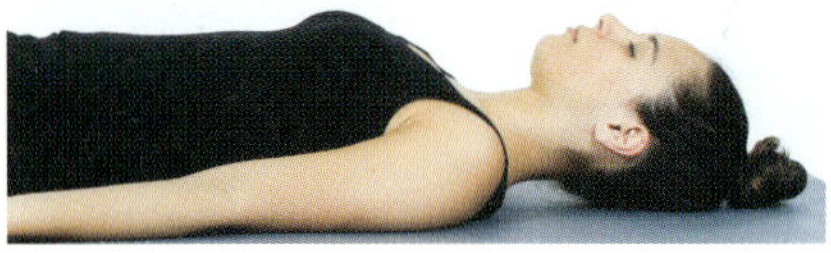

❷

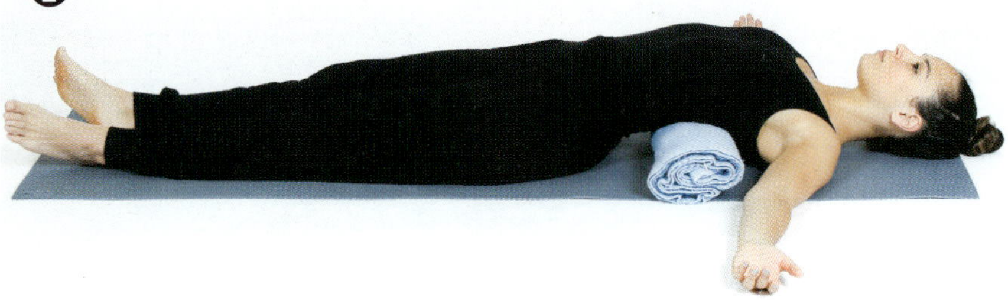

❷

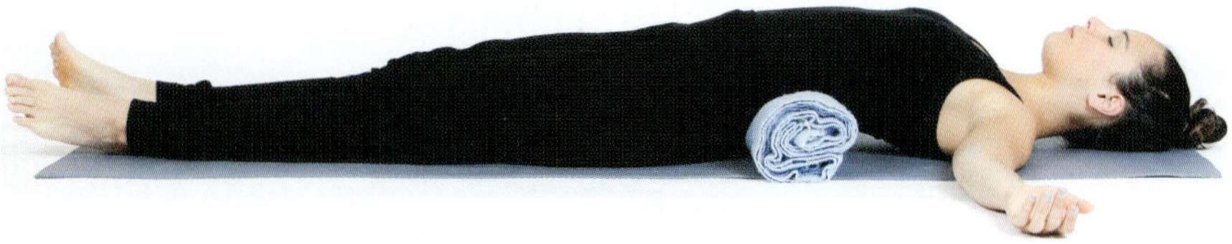

❷

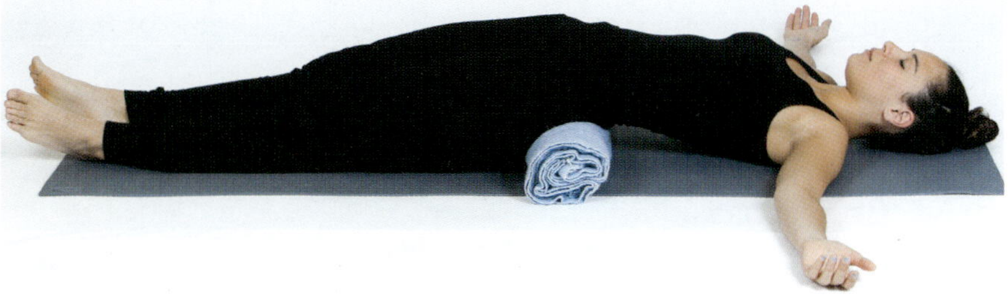

❸

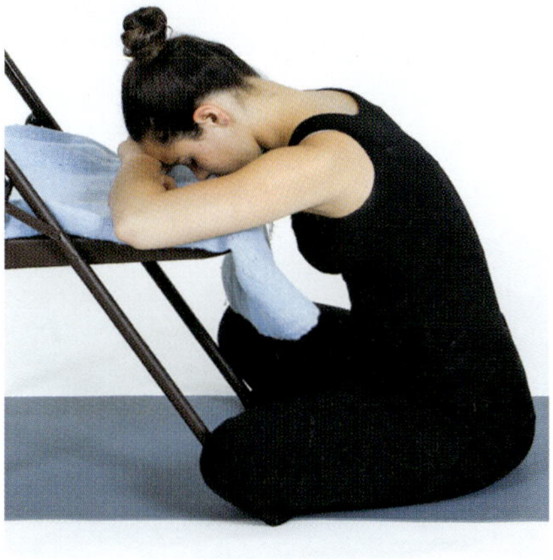

❹

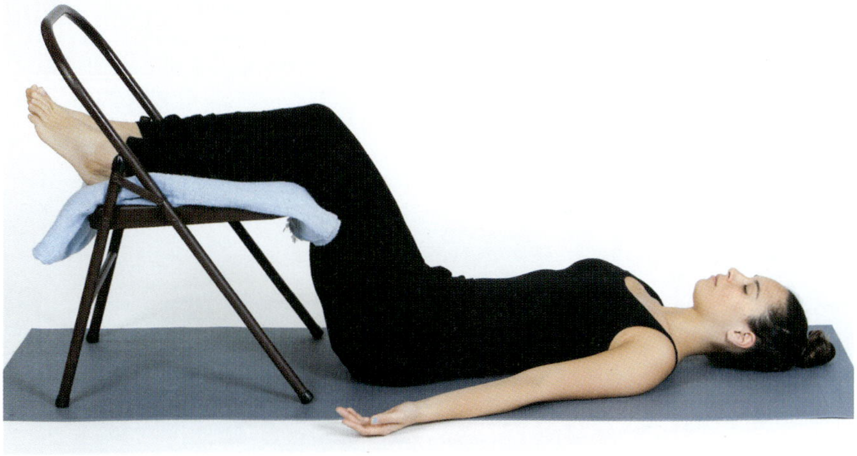

❺

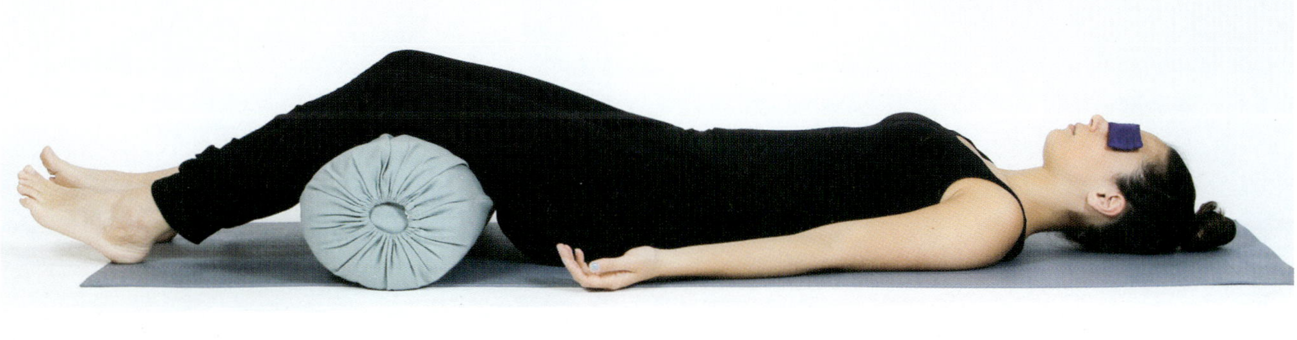

긴 시퀀스

시간: 1시간

필요한 소도구

- 매트
- 벽
- 담요 2장(작은 사각 접기)
- 볼스터 2개
- 블록 2개(선택)
- 눈베개(선택)

하는 방법

1. 우선 **쿰바카 호흡**으로 시작한다. 약 5분간 실시한다.
2. **벽을 이용한 파르스보타나아사나**를 한다. 오른쪽, 왼쪽 각각 2분간 유지한다.
3. **블록이나 볼스터를 이용한 맏스야아사나**로 자세를 바꾼다. 8분간 유지한다.
4. **엎드린 자타라 파리바르타나아사나**를 한다. 오른쪽, 왼쪽 각각 3분간 자세를 유지한다.
5. **볼스터를 이용한 비파리타 카라니**를 한다. 자세를 10분간 유지한다.
6. **모로 누운 사바아사나**를 한다. 이 자세로 15분간 있도록 한다. 원한다면 더 깊은 이완을 위해 눈베개를 사용한다.

❶

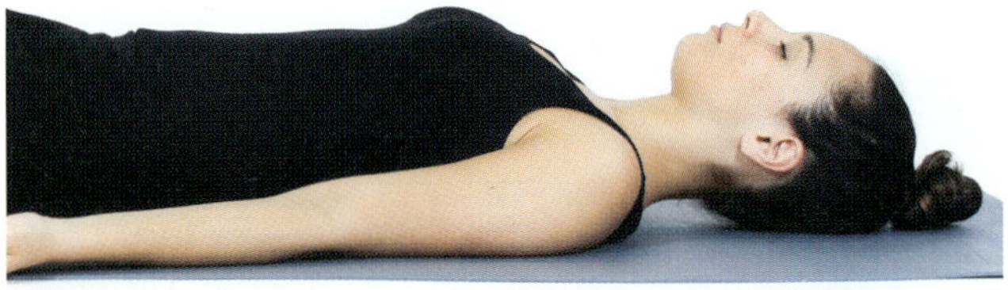

❷

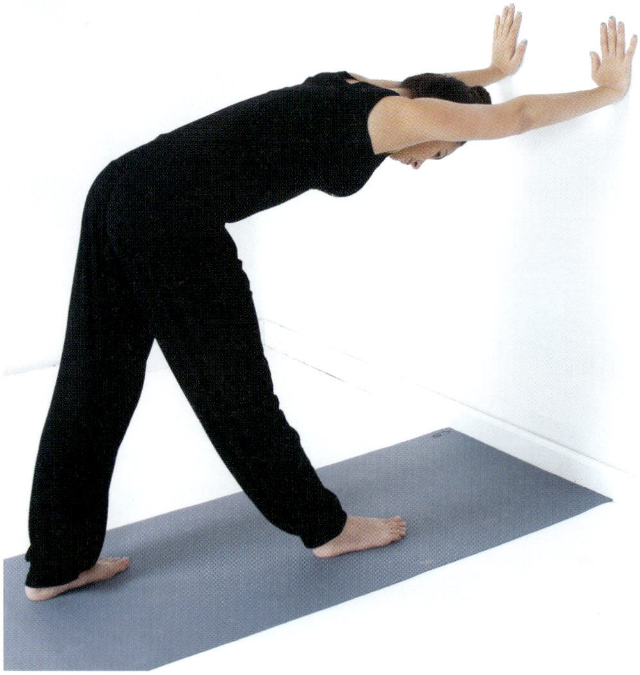

❸

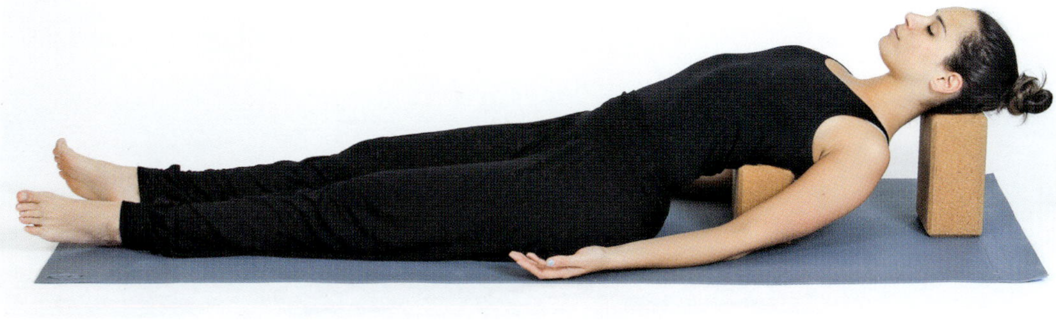

❹

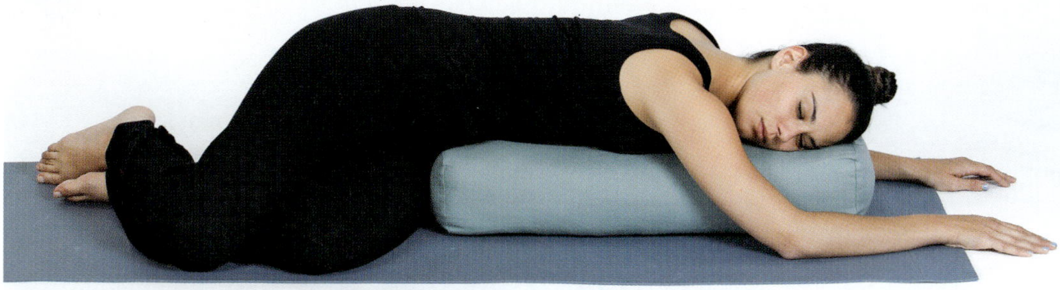

❺

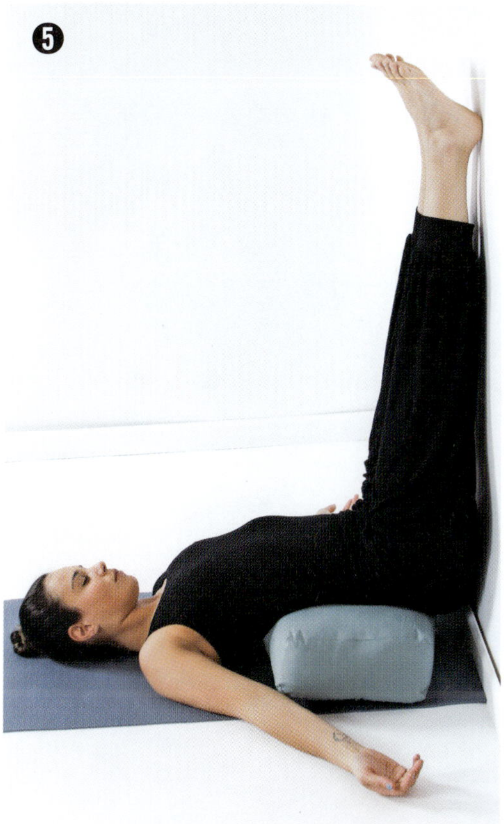

❻

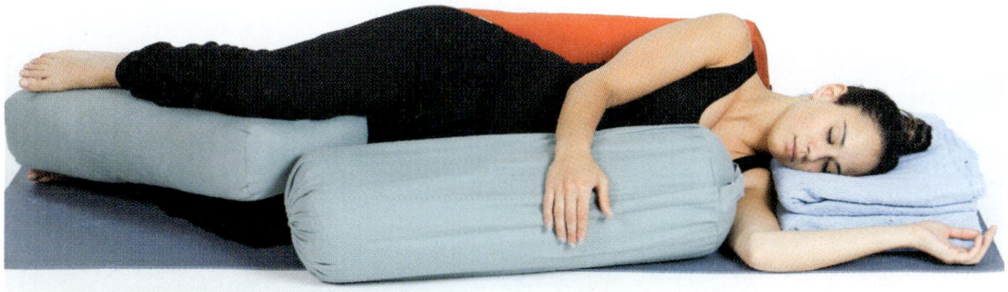

후기

여기서부터는 어디로 가야 할까

"가장 심오한 철학보다도 당신 몸에 더 많은 지혜가 있다."

— 니체 _독일 철학자

당신은 모든 자세를 보았고, 모든 시퀀스를 보았다. 이제 이런 것들을 가지고 작업할 수 있고 회복요가가 도대체 무엇인지도 이해할 기회를 얻었으리라 희망한다. 그럼 이제 무엇을 해야 하는가?

회복요가를 당신 삶에 통합하고 싶다면 한 회기의 순서를 어떻게 짜서 시퀀스를 만들지에 대한 개념을 잡기가 벅찰 것이다. 하지만 그런 것은 집에서도 당신이 직접 할 수 있다. 나는 당신이 모든 자세와 시퀀스로 작업할 기회를 얻은 후에는 당신의 몸과 마음에 특히 와 닿는 자세가 어느 것인지 발견하게 되기를 바란다. 이런 자세들을 모아서 당신에게 더욱 더 잘 맞는 시퀀스를 만들기 바란다.

당신 혼자서 탐구하는 데에 도움이 될 몇 가지 조언을 여기에 소개한다.

- 편한 곳에서 시작한다.
- 자세를 하는 동안뿐만 아니라 하고 나서도 당신 몸이 기분 좋아지게 만드는 자세들을 하도록 한다. 자세를 수행하고 나면 남는 반향이 있기 때문이다.

- 특정한 초점이 없이 그저 기분이 좋아지게 하는 수행을 하려고 한다면 다음을 포함시킨다.
    - 후굴
    - 비틀기
    - 전굴
    - 역자세
    - 사바아사나

각 항목에서 하나씩을 고르면 틀림없을 것이다.

- 소도구를 많이 갖춘다! 자세가 당신에게 효과가 있도록 필요한 만큼 최대한 많은 소도구를 사용한다.
- 불편하다면 그 자세에 절대로 머물러 있지 않도록 한다. 적절하게 몸을 조정한다. 불편함이 있다면 이완할 수가 없다. 모두에게 맞는 자세나 변형이 있기 마련이다. 때로는 소도구를 적게 써야 할 수도 있고, 때로는 더 많이 써야 할 수도 있다. 때로는 당신이 다루고 있는 문제 때문에 특정한 자세를 하지 못하게 됨을 의미할 수도 있다. 이런 경우, 필요하다면 같은 항목 내에서 자세를 유지하기에 더 편하게 느껴지는 것을 고르도록 한다. 회복요가에서는 편안함이 가장 중요함을 명심하기 바란다.
- 이완이 깃들 수 있도록 충분히 오랜 시간 동안 한 자세로 있도록 한다.

한 마디로 이게 전부다. 시퀀스들을 가지고 시험해 보고 책에 나오는 자세들 중 마음에 드는 것들을 골라내고 고쳐 보라. 무엇보다도, 가능한 한 매트 위에 자주 올라가기 바란다!

부록

추천 도서

다음은 이 책에서 다루는 주제들에 대해 더 읽어볼 만한 추천 도서들이다. 요가 일반에 대한 책, 요가의 바탕이 되는 철학에 대한 책, 회복요가 수행을 더 깊이 탐구하는 책들이 포함되어 있다.

- *Relax and Renew* by Judith Hanson Lasater
- *The Relaxation Response* by Dr. Herbert Benson
- *American Veda: From Emerson and the Beatles to Yoga and Meditation: How Indian Spirituality Changed the West* by Philip Goldberg
- *Yoga for Emotional Balance: Simple Practices to Help Relieve Anxiety and Depression* by Bo Forbes
- *Yoga for Pain Relief* by Kelly McGonigal
- *Yoga As Medicine* by Timothy McCall
- *Health Through Yoga: Simple Practice Routines and a Guide to the Ancient Teachings* by Mira Mehta
- *The Breathing Book: Good Health and Vitality Through Essential Breath Work* by Donna Farhi
- *The Yoga Sutras of Patanjali* by Sri Swami Satchidananda
- *Tantra Illuminated: The Philosophy, History, and Practice of a Timeless Tradition* by Christopher Wallis
- *The Tree of Yoga* by B.K.S. Iyengar
- *Tantra: The Path of Ecstasy* by Georg Feuerstein
- *Tantra: The Cult of the Feminine* by Andre van Lysebeth

감사의 글

제 삶이 저를 데려간 길로 따라가면서 든든한 지원을 받는다고 느끼지 않았던 적은 제 삶에 한 번도 없었던 것으로 기억합니다.

저는 제가 좋아하는 일을 하도록 제 평생을 이끌어 주셨던 제 아버지에게 감사합니다. 아버지는 저의 스승이자 안내자이자 훌륭한 부모였습니다. 제가 당신을 얼마나 사랑하고 소중히 여기는지 말로는 다 하지 못할 것입니다.

저의 버팀돌이자 치어리더이자 절친한 친구이자 최고의 친구인 남편 스티븐, 당신의 뒷받침이 없었다면 제 삶은 지금 여기까지 결코 오지 못했을 것입니다. 그리고 저는 제 삶에서 당신을 만나게 되어서 행운이라고 생각합니다. 정말 사랑합니다.

저의 요가 여정은 수년 전에 훌륭한 치유자였던 팀 에이트켄의 격려에서 비롯되었습니다. 그는 어느 날 저에게 책을 써 보라고 했습니다. 저는 그 생각을 까맣게 잊고 있었는데 제가 가는 길에 함께했던 많은 분들이 책을 써 보라고 용기를 주었습니다.

제 첫 요가 스승이셨던 앨런 핑거, 재니스 벤트레스카, 드루 케인과 조앤 케인, 여러분들을 알게 된 덕분에 이 기적적인 수행법을 알고자 하는 제 내면의 불이 지펴졌고, 그 불이 계속 타오를 수 있게 되었습니다. 에밀리 바턴은 처음 저에게 이 회복요가라는 수행법을 소개해 주었습니다. 주디스 핸슨 라서터는 지금 제가 강사가 될 수 있도록 도와준 지식을 전수해 주었고 이 수행법으로부터 얻은 지혜를 키우고 다른 사람들과 나눌 수 있도록 허락해 주었습니다. 코라 웬, 당신을 제가 맞이할 준비가 되었을 때 제 삶에 들어와 주었습니다. 당신은 저에게 너무나 많은 것을 가르쳐 주었고 앞으로도 그러리라고 생각합니다. 우리 우정은 선물이었습니다. 진 아로노프는 아행가요가에 대한 제 지식의 기반을 넓혀 주었습니다. 당신은 지식을 아낌없이 나눠주었고 참스승이자 친구의 정의에 부합하는 사람입니다. 게이브리얼 핼펀과 코피 부지아, 당신들의 지식에 대한 갈망과 그 지식을 나누고자 하는 열정은 저에게 엄청난 양식이 되었고 저는 영원히 당신들에게 감사할 것입니다. 끝으로 저와 어린이 요가를 함께 공부

한 마샤 웨닉에게도 감사합니다. 그녀는 제가 저 자신에 대해 많은 것을 배울 수 있도록 도와주었고 지금도 계속해서 선량한 인간으로서 어떻게 처신해야 하는지를 보여주는 모범으로 남아 있습니다.

저의 옴 스위트 옴 가족들에게도 감사합니다. 학생들, 선생님들, 그리고 직원들, 여러분이 없었다면 이 책은 나올 수 없을 것입니다. 강사로서의 제 삶을 풍요롭게 만들어 주고 다른 사람들이 스스로 도울 수 있는 법을 가르쳐줄 이 책을 만드는 데에 도움을 준 저의 학생들에게도 감사합니다. 한 명 한 명 이름을 언급하고 싶지만, 여러분들이 제 가슴 속에 영원히 남아 있으리라는 것만은 알아주시기 바랍니다.

에리카 파자리, 레노라 짐, 애슐리 카플란, 데이브 오타비아노, 엘렌 에델만, 앨레이나 릭터, 스티븐 그로스먼, 그리고 리즈 라자르, 여러분이 없었다면 저는 이 책을 쓸 수 없었을 것입니다! 시간을 내어 이 책의 모델이 되어 준 여러분에게 감사합니다.

드보라 트로셰인은 아름다운 차크라 그림으로 이 책에 축복을 내려 주었습니다. 이 책을 더욱 완벽하게 만들어 주었습니다! 마음으로 지지해 주고 놀라운 재능을 기부해 준 것에 너무나 감사합니다!

늘 사랑으로 저를 도와주었던 동생 레슬리 케이헌, 그리고 이 여정 내내 저를 지원해 주었던 모든 친구와 가족들에게도 감사합니다. 언급할 이름이 너무 많아서 누군가를 깜빡하고 빼먹었을까 봐 두렵습니다. 당신이 제 친구라는 것은 당신이 더 잘 아실 것입니다.

제가 지식에 대한 근원적인 갈망이 있고 배운 것을 다른 사람들과 나누려는 깊은 욕구가 있음을 늘 이해해 준 제 아이들에게도 감사합니다. 앨릭스와 대니얼, 너희들은 나를 너무나 큰 사랑으로 채워 준단다.

끝으로 이 책을 쓰도록 격려해 주신 데이비드 누스바움에게 감사합니다. 이 책이 결실을 맺을 수 있도록 도와주신 애덤스 미디어의 팀 전체에 감사합니다. 그리고 브라이언의 도움이 없었더라면 이 책은 태어나지 못했을 것입니다.

찾아보기

ㅅ

ㅇ

지은이 소개

게일 부어스타인 그로스먼(Gail Boorstein Grossman)은 뉴욕 주 포트 워싱턴에서 '옴 스위트 옴 요가'의 창립자이자 원장으로 여러 자격(E-RYT 500, CYKT)을 갖추고 있다. 게일은 2000년부터 요가를 가르쳐 오고 있으며 처음에는 아이들을 가르치다가 나중에는 성인들을 대상으로 하게 되었다.

게일은 10살 때부터 명상 수행을 해 왔다. 명상을 통해 그녀가 느낀 교감이 나중에 요가라는 신체 수행에 대한 관심으로 이어지리라고는 그때에는 잘 알지 못했다. 요가와 사랑에 빠진 이후로 그녀는 오로지 요가를 다른 사람들과 나누기만을 바랐다.

게일은 '요가키즈', '특수아동을 위한 요가', '빛나는 어린이 요가' 등에서 어린이 요가 인증을 받았다. 성인 요가 인증은 앨런 핑거와 재니스 벤트레스카와 함께 '비요가'에서, 그리고 코라 웬과 함께 '요가 블룸'에서 받았다. 주디스 핸슨 라서터, 레슬리 카미노프, 게이브리얼 헬펀, 코피 부지아, 레슬리 하워드로부터도 훈련을 받았다. 게일은 2000년 이후 포트 워싱턴의 요가 공동체의 일원이었다. 그녀는 '요가 얼라이언스'와 '국제 요가요법사 협회'의 회원이다.

게일은 멋진 두 아이, 앨릭스와 대니얼의 자랑스러운 엄마이다. 아이들은 그녀의 영혼을 더 이상 살찌우지 못하는 무한 경쟁에서 벗어나 삶을 직접 만들어 나가는 경력을 찾도록 그녀에게 영감을 주었다. 사업을 하는 것이 때로는 힘들지만 그녀의 가족과 요가 수행이 지치지 않고 사업을 꾸려 나갈 수 있는 힘이 된다. 그녀의 가장 큰 소망은 요가를 통해 가능한 한 많은 사람들과 닿고, 그들이 요가가 제공하는 신체적, 철학적 수행을 통해 자기 삶의 균형을 찾도록 도와주는 것이다.

옮긴이 소개

곽미자 _춘해보건대학교 요가과 학과장

이연희 _춘해보건대학교 요가과 겸임교수

박제민 _춘해보건대학교 요가과 외래교수

김경미, 김희정, 민은희, 박민선, 이영미,
전진희, 최우석, 최재연 _춘해보건대학교 요가과 14기

회복요가

2015년 10월 20일 초판 1쇄 발행

지은이 | 게일 부어스타인 그로스먼(Gail Boorstein Grossman)
옮긴이 | 요가릴라
펴낸이 | 권오현
펴낸곳 | 대성의학사
주소 | 서울특별시 중구 을지로 126-1, 3층 (을지로3가)
전화 | 02) 2279-3444
팩스 | 02) 2285-0108
출판등록 | 2009년 06월 22일(제301-2013-095호)
홈페이지 | www.medibook.co.kr

값 35,000원
ISBN 978-89-97436-35-4(13690)